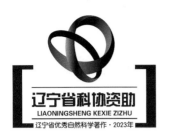

辽宁省科协资助
LIAONINGSHENG KEXIE ZIZHU
辽宁省优秀自然科学著作·2023年

女性生殖超声诊断学

主　编　李　达　王鑫璐　谭季春

科学出版社

北　京

内 容 简 介

本书在充分讲解女性生殖系统与超声诊断基本技术原理的基础上,将二者相结合,详细介绍了超声诊断在生殖医学中的实际应用。全书对经阴道妇科超声检查及超声在辅助生殖技术、输卵管通畅性与子宫内膜容受性评估、生殖相关妇科疾病、正常早期妊娠及相关疾病的临床应用进行了全面而系统的描述。同时,书中还实时收集了大量代表性图片,旨在加深读者对超声诊断在女性生殖领域应用价值的系统认知。

本书适用于妇产科学、生殖医学、超声医学及相关专业的医生、科研人员。

图书在版编目 (CIP) 数据

女性生殖超声诊断学 / 李达,王鑫璐,谭季春主编 . —北京:科学出版社,2024.3
ISBN 978-7-03-078111-6

Ⅰ. ①女… Ⅱ. ①李… ②王… ③谭… Ⅲ. ①女生殖器 – 超声波诊断 Ⅳ. ① R711.704

中国国家版本馆 CIP 数据核字(2024)第 044577 号

责任编辑:沈红芬 许红霞 戚东桂 / 责任校对:张小霞
责任印制:赵 博 / 封面设计:黄华斌

科学出版社 出版
北京东黄城根北街16号
邮政编码:100717
http://www.sciencep.com

北京市金木堂数码科技有限公司 印刷
科学出版社发行 各地新华书店经销

*

2024年3月第 一 版 开本:787×1092 1/16
2025年1月第二次印刷 印张:15 1/4
字数:350 000
定价:**168.00元**
(如有印装质量问题,我社负责调换)

《女性生殖超声诊断学》编委会

前　言

　　超声诊断技术作为现代三大医学影像技术之一，在临床中的应用已有几十年的历史。随着诊疗需求的提高和技术手段的发展，超声仪器的显像能力得到了显著提升，超声诊断技术也由最初的 A 型超声、M 型超声等逐渐发展到目前的 B 型超声、多普勒超声、三维超声等技术，使其在临床诊断与治疗中的应用不断扩展，价值愈加凸显。

　　女性生殖器官如子宫、卵巢、输卵管及阴道等位于盆腔深处，存在早期诊断不及时、生殖周期难以动态监测等难点问题，而超声诊断技术具有无创伤、无放射性、分辨率高、可实时动态观察、操作简单等优势，因此逐渐成为女性生殖科学领域不可或缺的辅助诊疗手段。超声诊断技术的高速发展对辅助生殖技术、妇科疾病诊断、妊娠监测等方面产生了深远影响。随着超声分辨能力的显著提升，妇科病变的超声诊断结果逐步接近术后病理诊断。此外，超声造影技术的研发和应用为子宫腔病变和输卵管通畅度的判断提供了准确、无创并可重复的技术支持。同时，三维超声立体成像和海量图像信息分析功能也已逐渐融入妇产科疑难疾病的日常诊断中。超声诊断技术不仅提高了生殖医学诊断的准确性和效率，而且为患者提供了更加个性化的医疗服务。

　　《女性生殖超声诊断学》共八章，从基础的女性生殖系统解剖与生理、妇科超声基本技术原理开始讲解，从经阴道妇科超声检查逐渐扩展到超声在生殖领域的具体临床应用，包括超声在辅助生殖技术中的应用，以及超声在女性生殖生理及病理状况评估中的重要作用。本书内容全面而系统，将女性生殖医学与超声技术相结合，涵盖了正常生殖超声检查基础知识与生殖常见疾病超声检查基本知识、规范检查技术、临床实践必备知识，并根据关键知识点提供了典型病例及其超声图像表现。本书由基础知识延伸至临床应用，结合实践经验，力求由浅入深、循序渐进地为读者介绍超声在生殖领域的临床应用，指导初学者如何在具有挑战性的生殖超声检查中获取最有价值的临床信息。

本书强调实用性，以系统讲解结合超声图像演示及视频的方式呈现知识，收录了 540 余幅具有代表性的超声图像及示意图，以及 29 段视频。本书图像编排独具一格，通过精准描画示意图、勾画超声图像解剖结构，突出关键图像信息，从图片表象挖掘疾病本质。同时，经过精心的对照编排，使本书以尽量小的篇幅呈现尽量多的信息，使读者对生殖超声诊断内容的理解更加直观、具体。

真诚希望通过对生殖超声领域现状和进展的介绍，能为读者提供一部实用型临床参考书。同时，希望我们能为提升生殖超声扫查技术和诊断水平、推进生殖超声人才培养尽绵薄之力。尽管各位编者和审校专家在编校过程中进行了反复沟通和修改，但书中难免存在疏漏或表述不妥之处，期盼广大读者斧正指教。

李 达

2023 年 6 月

目　　录

第一章

女性生殖系统解剖与生理

第一节　女性生殖系统解剖

女性生殖器官包括内、外生殖器。外生殖器是指生殖器官露在外面的部分，内生殖器位于骨盆内，与盆腔内其他器官相邻。女性生殖器官具有内分泌及生育功能[1]。

一、外 生 殖 器

女性外生殖器前面是耻骨联合，后面是会阴，两侧位于两股内侧间，又被称为外阴，包括阴阜、大阴唇、小阴唇、阴蒂和阴道前庭（图 1-1）。

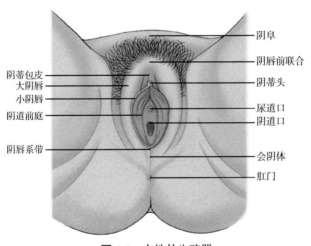

阴阜
阴唇前联合
阴蒂包皮
大阴唇
小阴唇
阴道前庭
阴蒂头
尿道口
阴道口
阴唇系带
会阴体
肛门

图 1-1 女性外生殖器

1. 阴阜　指耻骨联合前面的隆起结构，含有丰富的脂肪组织。青春期开始生长阴毛，呈倒三角形分布。

2. 大阴唇　指两股内侧的一对皮肤皱襞，起自阴阜，止于会阴。外侧面为皮肤，内侧面似黏膜，皮肤侧有色素沉着，内含皮脂腺和汗腺。大阴唇皮下组织疏松，含有丰富的血管、神经、淋巴管，受外伤后易形成血肿。

3. 小阴唇　指大阴唇内侧的一对薄皮肤皱襞，两侧小阴唇前端融合，再分为两叶，前叶形成阴蒂包皮，后叶形成阴蒂系带。大小阴唇在后端汇合，形成阴唇系带。小阴唇湿润、色褐，神经末梢丰富，非常敏感。

4. 阴蒂 位于两侧小阴唇顶端下方，由海绵体构成，具有勃起功能。阴蒂分为3个部分：前为阴蒂头，暴露于外阴，对性刺激敏感；中为阴蒂体；后为两阴蒂脚，各附着于两侧耻骨支。

5. 阴道前庭 指两侧小阴唇之间的菱形区域，前为阴蒂，后为阴唇系带。阴道口与阴唇间有一浅窝称为舟状窝，又称阴道前庭窝，经产妇经阴道分娩后此窝消失。

（1）尿道口：位于阴蒂下方，呈圆形，边缘折叠合拢。两侧尿道外口后壁有尿道旁腺，开口小，易潜伏细菌。

（2）前庭球：由前庭两侧具有勃起功能的静脉丛组成，又称球海绵体。前端与阴蒂相接，后端与前庭大腺相连，表面被球海绵体肌覆盖。

（3）前庭大腺：指大阴唇后部被球海绵体肌覆盖的一对黄豆大的腺体。腺管开口于阴道前庭后方小阴唇与处女膜之间的沟内，分泌黏液起润滑作用。正常情况下无法触及此腺体，若腺管口闭塞则会形成前庭大腺囊肿或脓肿。

（4）阴道口：位于尿道外口后方，周缘覆有一层黏膜皱襞，称为处女膜，内含有结缔组织血管和神经。处女膜中央有一孔，孔的大小差异很大，甚至可以闭锁或者缺如。处女膜可因性交或剧烈运动破裂，产后仅余处女膜痕。

二、内 生 殖 器

女性内生殖器包括阴道、子宫、输卵管和卵巢（图1-2）。

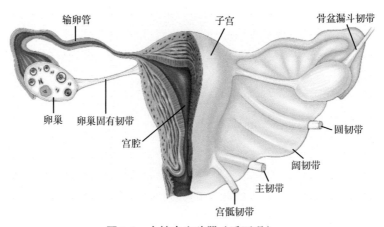

图 1-2 女性内生殖器（后面观）

1. 阴道 位于真骨盆下部中央，为一上宽下窄的管道，阴道前壁长 7～9cm，后壁长 10～12cm，是性交器官，也是月经血排出、胎儿娩出的通道。

（1）位置：阴道前壁与膀胱和尿道相邻，后壁与直肠贴近，上端包绕子宫颈阴道部，下端开口于阴道前庭。子宫颈和阴道间的隐窝称为阴道穹窿，按照位置分为前、后、左、右 4 个部分。其中阴道后穹窿最深，与直肠子宫陷凹（盆腔最低点）相邻，临床上可经此穿刺引流。

（2）组织结构：阴道壁由内向外依次为黏膜层、肌层、纤维组织层。黏膜层由非角化复层鳞状上皮覆盖，无腺体，因有较多皱襞，伸展性较强，阴道上端 1/3 处黏膜层受性激素影响，出现周期性变化。肌层由内环和外纵两层平滑肌构成。肌层外覆纤维组织膜。阴道壁有丰富的静脉丛，受伤后易出血或形成血肿。

2. 子宫　是孕育胎儿、产生月经的中空肌性器官。子宫呈前后略扁的倒置梨形，由子宫体和子宫颈组成。子宫体和子宫颈的比例随年龄和卵巢功能变化，青春期前为 1∶2，生育期为 2∶1，绝经后为 1∶1。子宫重 50～70g，长 7～8cm，宽 4～5cm，厚 2～3cm，容量约 5ml。子宫上部较宽，称为子宫体（简称宫体）。宫体顶部为子宫底（简称宫底），宫底两侧为子宫角（简称宫角）。宫体与子宫颈（简称宫颈）之间形成最狭窄的部分，称为子宫峡部，上端因解剖学狭窄称为解剖学内口，下端因子宫内膜变为子宫颈黏膜，称为组织学内口。妊娠期子宫峡部变长，妊娠末期可达 7～10cm，形成子宫下段，成为软产道的一部分，是剖宫产常用切口部位。子宫腔（简称宫腔）为上宽下窄的三角形，两侧与输卵管相通，下方与子宫颈管（简称宫颈管）相连。宫颈管是梭形的腔，下端为宫颈外口，与阴道相通，成年妇女宫颈管长 2.5～3cm。宫颈以阴道为界分为宫颈阴道上部和宫颈阴道部。未产妇的宫颈外口呈圆形，经产妇经阴道分娩后形成横裂，将宫颈分为前唇和后唇。

（1）位置：位于盆腔中央，宫底位于骨盆入口平面以下，宫颈外口位于坐骨棘水平稍上方。前方为膀胱，后方为直肠，下端连接阴道，两侧有输卵管和卵巢。膀胱空虚时，成人子宫的正常位置呈轻度前倾前屈位。

（2）组织结构：宫体由内向外分为子宫内膜层、肌层、浆膜层。子宫内膜层分为致密层、海绵层和基底层。内膜表面 2/3 为致密层和海绵层，称为功能层，受卵巢激素调节发生周期性变化。基底层为靠近子宫肌层 1/3 的内膜，不受激素影响，不发生周期性变化。子宫肌层由大量平滑肌组织、少量弹力纤维和胶原纤维组成，分为 3 层。内层肌纤维呈环形排列，痉挛性收缩形成子宫收缩环。中层肌纤维交叉排列，呈"8"字形围绕血管，收缩可压迫止血。外层肌纤维纵行排列，是子宫收缩的起始点。子宫浆膜层为覆盖宫底部及其前后面的脏腹膜，子宫前面峡部的腹膜向前反折形成膀胱子宫陷凹，子宫后面宫颈后方及阴道后穹窿腹膜向后反折形成直肠子宫陷凹，也称道格拉斯陷凹。宫颈主要由结缔组织构成，含少量平滑肌、弹力纤维及血管。宫颈管黏膜为单层高柱状上皮，黏膜内腺体分泌碱性黏液，形成黏液栓，黏液栓性状受性激素影响发生周期性变化。宫颈阴道部由复层鳞状细胞覆盖。柱状上皮与鳞状上皮交接处是宫颈癌好发部位。

（3）子宫韧带：共四对，第一对为子宫阔韧带，位于子宫两侧呈翼状双层腹膜皱襞，是子宫前后壁的腹膜由子宫侧缘向两侧延伸至盆壁而成。阔韧带分为前后叶，上端游离，内 2/3 包绕输卵管，输卵管伞部无腹膜覆盖，外 1/3 包绕卵巢动静脉，形成骨盆漏斗韧带，又称卵巢悬韧带。卵巢内侧与宫角之间的阔韧带稍增厚，称为卵巢固有韧带或卵巢韧带。卵巢与阔韧带后叶相接处称为卵巢系膜。输卵管以下、卵巢附着处以上的阔韧带称为输卵管系膜，内含中肾管遗迹。宫体两侧的阔韧带中有丰富的血管、神经、淋巴管及大量疏松结缔组织，称为宫旁组织。子宫动静脉和输尿管均从阔韧带基底部穿过，阔韧带可以限制子宫向两侧倾斜。第二对为子宫圆韧带，呈圆索状，由平滑肌和结缔组织构成，起自宫角前面输卵管近端稍下方，在阔韧带前叶下面向前外侧走行，到达两侧骨盆侧壁后，经腹股沟管止于大阴唇前端，长 12 ～ 14cm，圆韧带维持子宫前倾位置。第三对为子宫主韧带，又称宫颈横韧带，是一对坚韧的平滑肌和结缔组织纤维束，在阔韧带的下部，横行于宫颈两侧和骨盆壁之间。主韧带固定宫颈位置，防止子宫脱垂。第四对为宫骶韧带，韧带由腹膜覆盖，内含平滑肌、结缔组织和支配膀胱的神经。起自宫体和宫颈交界处后面的上侧方，向两侧绕过直肠到达第 2、3 骶椎前面。宫骶韧带向后向上牵引宫颈，维持子宫前倾位置。

3. 输卵管 为卵子与精子结合场所及运送受精卵的肌性管道，位于阔韧带上缘内，内侧与子宫角相连通，外侧游离呈伞状，靠近卵巢，长 8 ～ 14cm（图 1-3）。

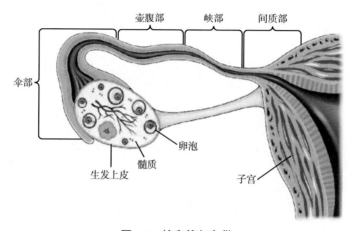

图 1-3 输卵管与卵巢

（1）形态：输卵管由内向外分为四部分。输卵管间质部位于子宫壁内，管腔最窄，长约 1cm；峡部在间质部外侧，细而较直，长 2 ～ 3cm；壶腹部在峡部外侧，壁薄，管腔宽大且弯曲，内含丰富的皱襞，受精常发生于此，长 5 ～ 8cm；伞部在输卵管最外侧，呈开口状，管口有许多指状突起，具有"拾卵"作用，长 1 ～ 1.5cm。

（2）组织结构：由内向外分为黏膜层、肌层、浆膜层。黏膜层由单层高柱状上皮细胞覆盖，上皮细胞分为纤毛细胞、无纤毛细胞、楔状细胞和未分化细胞。纤毛细胞能协助运送受精卵，无纤毛细胞有分泌作用，楔状细胞可能是无纤毛细胞的前身，未分化细胞又称游走细胞，是上皮的储备细胞。肌层肌肉收缩可以协助拾卵、运送受精卵及一定程度地阻止经血逆流和宫腔感染向腹腔扩散。肌肉的收缩和黏膜上皮细胞受性激素的影响发生周期性变化。外层为浆膜层，为腹膜的一部分。

4. 卵巢 是一对扁椭圆形的性腺，卵巢的大小、形状随年龄的增长发生变化，青春期前卵巢表面光滑，排卵后卵巢表面逐渐凹凸不平，育龄期妇女卵巢大小约 4cm×3cm×1cm，重 5 ～ 6g，灰白色，绝经后卵巢逐渐萎缩变硬（图 1-3）。

（1）位置：外侧连接骨盆漏斗韧带，内侧连接卵巢固有韧带，悬吊于子宫与盆壁之间，借卵巢系膜与阔韧带相连，卵巢前缘中部有卵巢门，神经、血管通过骨盆漏斗韧带经卵巢系膜在卵巢门出入卵巢，卵巢后缘游离。

（2）组织结构：卵巢表面无腹膜，由单层立方上皮覆盖，称为生发上皮，上皮的深面有一层致密纤维组织，称为卵巢白膜，再往内为卵巢实质，又分为外层的皮质和内层的髓质，皮质是卵巢的主体，由大小不等的各级发育卵泡、黄体和它们退化形成的残余结构及间质组织组成，髓质与卵巢门相连，由疏松结缔组织及丰富的血管、神经、淋巴管及少量平滑肌纤维构成。

三、血管与淋巴

女性生殖器官的血管与淋巴管相伴行，女性生殖器官和盆腔具有丰富的淋巴系统，各器官间静脉与淋巴管以丛状、网状相吻合。

1. 动脉 女性内、外生殖器的血供主要来自卵巢动脉、子宫动脉、阴道动脉及阴部内动脉（图 1-4）。

（1）卵巢动脉：由腹主动脉发出，在腹膜后沿腰大肌前行，向外下行至骨盆缘处，跨过输尿管和髂总动脉下段，经骨盆漏斗韧带向内横行，再向后穿过卵巢系膜，分支经卵巢门进入卵巢。卵巢动脉进入卵巢前，有分支走行于输卵管系膜内供应输卵管，其末梢在宫角附近与子宫动脉上行的卵巢支相吻合。

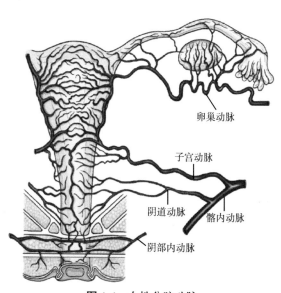

图 1-4 女性盆腔动脉

（2）子宫动脉：髂内动脉前干分支，在腹膜后沿骨盆侧壁向下向前行，经阔韧带基底部、宫旁组织到达子宫外侧，相当于宫颈内口水平约 2cm 处，横跨输尿管至子宫侧缘，此后分为上下两支：上支较粗，沿宫体侧缘迂曲上行，称为宫体支，至宫角处又分为宫底支、输卵管支及卵巢支；下支较细，分布于宫颈及阴道上段，称为宫颈 - 阴道支。

（3）阴道动脉：为髂内动脉前干分支，分布于阴道中下段前后壁、膀胱顶及膀胱颈。阴道动脉与宫颈 - 阴道支和阴部内动脉分支相吻合。阴道上段由子宫动脉宫颈 - 阴道支供应，阴道中段由阴道动脉供应，阴道下段主要由阴部内动脉和痔中动脉供应。

（4）阴部内动脉：为髂内动脉前干终支，经坐骨大孔的梨状肌下孔穿出骨盆腔，环绕坐骨棘背面，经坐骨小孔到达坐骨肛门窝，并分出 4 支：①痔下动脉，分布于直肠下段及肛门部；②会阴动脉，分布于会阴浅部；③阴唇动脉，分布于大、小阴唇；④阴蒂动脉，分布于阴蒂及前庭球。

2. 静脉 盆腔静脉与同名动脉伴行，数目比动脉多，并形成静脉丛，相互吻合，当出现盆腔静脉感染时，易于蔓延。卵巢静脉与同名动脉伴行，右侧汇入下腔静脉，左侧汇入左肾静脉，行腹主动脉旁淋巴结切除达肾静脉水平时应避免损伤左侧卵巢静脉。因肾静脉较细，回流容易受阻，故左侧盆腔静脉曲张较多见。

3. 淋巴　女性内、外生殖器和盆腔具有丰富的淋巴系统，淋巴结通常沿相应的血管排列，成群或成串分布，数目及位置变异很大，当内、外生殖器发生感染或肿瘤时，可以沿各部回流的淋巴管扩散或转移（图 1-5）。

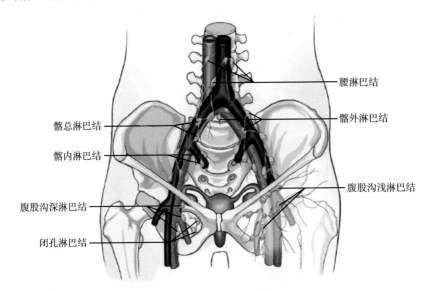

腰淋巴结

髂外淋巴结

髂总淋巴结

髂内淋巴结

腹股沟浅淋巴结

腹股沟深淋巴结

闭孔淋巴结

图 1-5　女性生殖器淋巴结

（1）外生殖器淋巴结：分为深、浅两部分，包括腹股沟浅淋巴结和腹股沟深淋巴结。

（2）盆腔淋巴结：包括髂淋巴组、骶前淋巴组和腰淋巴组（腹主动脉旁淋巴组），其中髂淋巴组由闭孔淋巴结、髂内淋巴结、髂外淋巴结及髂总淋巴结组成。

第二节　卵巢周期与排卵

卵巢为女性的性腺，有生殖和内分泌双重功能。在女性一生的不同阶段，卵巢的功能和形态有较大变化，青春期至绝经期，卵巢形态和功能呈周期性变化[2]。

一、青春期前卵泡发育与调节

卵泡自胚胎形成后即进入自主发育和闭锁的轨道，此过程不依赖于促性腺激素的调节。胚胎 6 ～ 8 周时，原始生殖细胞不断进行有丝分裂，细胞数增多，体积增大，称为卵原细胞，约 60 万个。自胚胎 11 ～ 12 周开始卵原细胞进入第一次减数分裂，并静止于前期双线期，称为初级卵母细胞，胚胎 16 ～ 20 周时生殖细胞数目达到高峰，两侧卵巢共含 600 万～ 700 万个细胞，其中卵原细胞占 1/3，初级卵母细胞占 2/3。胚胎 16 周至出生后 6 个月，单层梭形前颗粒细胞围绕着停留于减数分裂双线期的初级卵母细胞形成始基卵泡，这是女性的基本生殖单位，也是卵细胞储备的唯一形式。胎儿期的卵泡不断闭锁，出生时约剩 200 万个，儿童期多数卵泡退化，至青春期只剩下约 30 万个。卵泡自胚胎形成后进入自主发育和闭锁轨道，不依赖促性腺激素，目前机制尚不清楚。

二、青春期后卵泡发育和成熟

从青春期开始到绝经前，卵巢在形态和功能上发生周期性变化，称为卵巢周期。卵泡由自主发育至规律发育成熟的过程依赖于促性腺激素的调节。进入生育期后，每个月发育一批（3～11个）卵泡，经过募集、选择，其中一般只有一个优势卵泡可达完全成熟，并排出卵子，其余卵泡发育到一定程度通过细胞凋亡机制自行退化，称为卵泡闭锁。女性一生中一般只有400～500个卵泡发育成熟并排卵，仅占总数的0.1%左右。

1. 始基卵泡　始基卵泡到初级卵泡的转化是卵泡发育的起始点，始基卵泡可以在卵巢内休眠数十年，由初级卵母细胞被单层梭形前颗粒细胞围绕而成。从始基卵泡至形成窦前卵泡需经过9个月以上的时间，从窦前卵泡发育到成熟卵泡经历持续生长期（1～4级卵泡）和指数生长期（5～8级卵泡），共需85天。

2. 窦前卵泡　随着机体的生长发育，肾上腺的功能逐渐完善，肾上腺皮质中网状带及脂肪组织生成的雄激素逐渐增多，使血液内雄激素处于一个较高水平。始基卵泡在雄激素的作用下开始自主发育，卵泡内的颗粒细胞在其作用下产生卵泡刺激素（follicle-stimulating hormone，FSH）受体、雌激素（estrogen，E）受体及雄激素（androgen，A）受体，同时使卵泡内膜细胞生成黄体生成素（luteinizing hormone，LH）受体。上述受体的生成使颗粒细胞和卵泡内膜细胞具备了对上述激素的反应性，但此时产生的受体数量相对较少。上述发育是一个漫长的过程，此过程也称为开始生长期，经过270天以上的发育，始基卵泡成为窦前卵泡，也称为次级1阶卵泡。

3. 窦卵泡　在FSH的持续作用下，窦前卵泡的颗粒细胞生成少量雌激素，在雌激素与FSH的共同作用下，颗粒细胞间的卵泡液生成增多，融合形成卵泡腔，卵泡增大，直径达500μm，称为窦卵泡。在雄激素的刺激下，窦卵泡中颗粒细胞上的FSH受体与卵泡内膜细胞的LH受体不断增加，使细胞对信号的敏感性加强。随着受体及细胞的增多，需要更多的FSH配体支持卵泡生长发育，但因青春期前下丘脑发育未完善，下丘脑-垂体-卵巢轴（hypothalamic-pituitary-ovarian axis，HPO轴）长期处于抑制状态，导致机体内FSH及LH处于一个相对稳定的低水平状态，在低FSH状态下，窦卵泡仅仅能发育到4阶卵泡，共经过60天左右，上述过程称为持续生长期。

4. 排卵前卵泡　进入青春期后，随着下丘脑的发育趋于完善，生成的促性腺激素释放激素（gonadotropin-releasing hormone，GnRH）逐渐增加。在GnRH的作用下，垂体生成的FSH和LH不断增多，当血液中的FSH水平超过一定阈值后，卵泡内的一批4阶卵泡（3～11个）开始同时发育，此过程称为募集。FSH作用于颗粒细胞表面受体，使其生成雌激素，下丘脑和垂体感知到雌激素水平后，负反馈轻度抑制FSH生成，仅有阈值最低（最敏感的，受体最多）的一枚卵泡可以在低FSH作用下继续正常生长发育，最终发育成优势卵泡，其余卵泡则停止发育，进而退化闭锁，上述现象称为选择。优势卵泡在FSH刺激下继续发育，同时使颗粒细胞产生LH受体及泌乳素受体，为黄体的生成与黄素化做准备，最终4阶卵泡经过25天左右发育成排卵前卵泡，此时的卵泡成为成熟卵泡

（8阶卵泡），此时卵泡液增加，卵泡腔增大，卵泡体积显著增大，直径可达 18～23mm，上述过程为卵泡的指数生长期（图 1-6）。

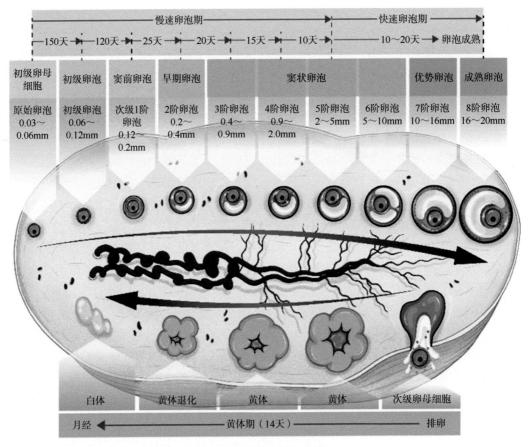

	慢速卵泡期						快速卵泡期	
150天	120天	25天	20天	15天	10天	10～20天	卵泡成熟	
初级卵母细胞	初级卵泡	窦前卵泡	早期卵泡		窦状卵泡		优势卵泡	成熟卵泡
原始卵泡 0.03～0.06mm	初级卵泡 0.06～0.12mm	次级1阶卵泡 0.12～0.2mm	2阶卵泡 0.2～0.4mm	3阶卵泡 0.4～0.9mm	4阶卵泡 0.9～2.0mm	5阶卵泡 2～5mm	6阶卵泡 5～10mm	7阶卵泡 10～16mm	8阶卵泡 16～20mm

白体　黄体退化　黄体　黄体　次级卵母细胞

月经 ← 黄体期（14天） → 排卵

图 1-6　卵泡发育与成熟

三、排　卵

　　排卵是指卵母细胞及其外面的透明带、放射冠和卵丘共同形成的卵冠丘复合体一起从卵巢排出的过程，包括卵母细胞完成第一次减数分裂、卵泡壁胶原层的分解、小孔形成后卵子的排出。排卵多发生于下次月经来潮前 14 天左右。卵子可由双侧卵巢交替排出，也可由单侧卵巢连续排出[3]。

　　排卵前成熟卵泡细胞分泌雌二醇峰值（$E_2 \geqslant 200pg/ml$）对下丘脑起正反馈作用，促使下丘脑 GnRH 大量释放，引起垂体释放促性腺激素，形成 LH/FSH 峰。LH 峰出现于卵泡破裂前 36 小时，是即将排卵的可靠标志。排卵前卵泡黄素化，产生少量孕酮，LH/FSH 峰与孕酮协同作用，激活卵泡液内蛋白溶酶活性，使卵泡胶原消化形成小孔，称为排卵孔。排卵前卵泡液中前列腺素显著增加，可促进卵泡壁释放蛋白溶酶，促进卵巢内平滑肌收缩，有助于排卵。

四、黄体形成及退化

排卵后卵泡液流出，卵泡腔内压下降，卵泡壁塌陷，形成许多皱襞，卵泡壁的卵泡颗粒细胞和卵泡内膜细胞向内侵入，周围由卵泡外膜包裹，共同形成黄体。卵泡颗粒细胞和卵泡内膜细胞在 LH 排卵峰的作用下进一步黄素化，分别形成颗粒黄体细胞和卵泡膜黄体细胞，黄体直径由原来的 12～14μm 增大到 35～50μm。在排卵后的 7～8 天，相当于月经周期的第 22 天左右，黄体体积和功能达到高峰，直径 1～2cm，外观为黄色。

若排出的卵子受精，黄体在胚胎滋养细胞分泌的绒毛膜促性腺激素作用下增大，转变为妊娠黄体，至妊娠 3 个月末退化，此后胎盘形成并分泌甾体激素维持妊娠。

若卵子未受精，黄体功能局限于 14 天，在排卵后 9～10 天开始退化。黄体退化时细胞逐渐萎缩变小，周围结缔组织及成纤维细胞侵入黄体，组织纤维化，外观色白，称白体。黄体衰退后月经来潮，新的卵泡发育，开始新的周期。

第三节　子宫内膜与月经

一、子宫内膜周期性变化

子宫内膜从形态学上分为功能层和基底层，功能层受激素变化的调节，具有周期性变化，根据组织变化将月经周期分为增殖期、分泌期、月经期 3 个阶段。基底层靠近肌层，不发生剥脱，不受激素变化的调节。基底层能够再生并修复子宫内膜创面，重新形成功能层。

下面以正常月经周期 28 天为例，详细描述增殖期、分泌期、月经期的生理特点（图 1-7）。

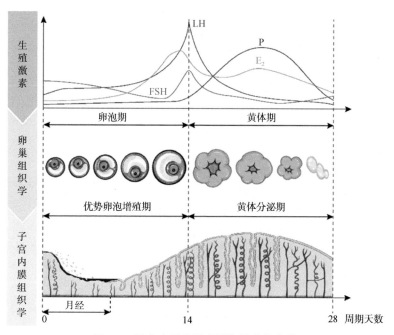

图 1-7　子宫内膜及激素周期性分泌变化

1. 增殖期   月经周期第 5～14 天，与卵巢周期中的卵泡期相对应，该期子宫内膜厚度在雌激素作用下，自 0.5mm 增生至 3～5mm，子宫内膜表面上皮、腺体、间质、血管均呈增殖性变化，称为增殖期。增殖期腺体细胞的重要变化为纤毛细胞和微绒毛细胞的增加。增殖期又可分为早、中、晚 3 期（表 1-1）。

表 1-1   增殖期的生理特点

分期	月经周期天数	特点
增殖早期	第 5～7 天	此期子宫内膜薄，仅 1～2mm，子宫内膜腺体短、直、细且稀疏，腺上皮细胞呈立方形或低柱状，间质致密，间质细胞呈星形，间质中小动脉较直、壁薄
增殖中期	第 8～10 天	此期子宫内膜腺体数增多、伸长并稍有弯曲，腺上皮细胞增生活跃，细胞呈柱状，开始有分裂象，间质水肿在此期最为明显，螺旋小动脉逐渐发育，管壁变厚
增殖晚期	第 11～14 天	此期内膜增厚，达 3～5mm，表面高低不平，略呈波浪形，腺上皮变为高柱状，增殖为假复层上皮，核分裂象增多，腺体更长，形成弯曲状，间质细胞呈星状，并结合成网状，组织内水肿明显，小动脉增生，管腔增大，呈弯曲状

2. 分泌期   月经周期第 15～28 天，与卵巢周期中的黄体期相对应。黄体分泌的雌孕激素使子宫内膜继续增厚，腺体及血管进一步增长、弯曲，出现分泌现象，间质疏松并水肿，此期内膜厚且松软，含有丰富的营养物质，有利于受精卵发育。分泌期也分为早、中、晚 3 期（表 1-2）。

表 1-2   分泌期的生理特点

分期	月经周期天数	特点
分泌早期	第 15～19 天	此期内膜腺体更长，弯曲更明显，腺上皮细胞开始出现含糖原的核下空泡，为该期的组织学特征，间质水肿，螺旋小动脉继续增生、弯曲
分泌中期	第 20～23 天	此期子宫内膜较前更厚并呈锯齿状，间质更加疏松、水肿，螺旋小动脉进一步增生并卷曲。腺体内的分泌上皮细胞顶端胞膜破裂，细胞内的糖原溢入腺体，称为顶浆分泌。内膜的分泌还包括血浆渗出，血液中的免疫球蛋白与上皮细胞分泌的结合蛋白结合，进入子宫内膜腔，该分泌活动在月经中期 LH 峰后第 7 天达到高峰，与囊胚植入同步
分泌晚期	第 24～28 天	此期为月经来潮前期，相当于黄体退化阶段。该期子宫内膜呈海绵状，厚达 10mm。内膜腺体开口面向宫腔，有糖原等分泌物溢出，间质更疏松、水肿。表明上皮细胞下的间质分化为肥大的蜕膜样细胞和小圆形的有分叶核及玫瑰红颗粒的内膜颗粒细胞，螺旋小动脉迅速增长，超出内膜厚度，更加弯曲，血管管腔也扩张

3. 月经期   月经周期第 1～4 天，为子宫内膜功能层从基底层崩解脱落期，这是由于卵子未受精，卵巢内黄体退化，体内雌孕激素含量骤然下降的最后结果。经前 24 小时，子宫内膜螺旋动脉节律性收缩及舒张，继而出现逐渐加强的血管痉挛性收缩，导致远端血管壁及组织缺血坏死、剥脱，脱落的内膜碎片及血液一起从阴道流出，即月经来潮。

二、正 常 月 经

月经是指伴随卵巢周期性变化而出现的子宫内膜周期性脱落及出血。规律月经的建立是生殖功能成熟的重要标志。月经初潮年龄与营养、遗传、体质状况等因素有关，多在13～15岁，随着营养条件的改善，月经初潮年龄有提前趋势，可能早在11～12岁，如果16岁以后月经尚未来潮应当引起临床重视。

月经血呈暗红色，除血液外，还有子宫内膜碎片、炎症细胞、宫颈黏液及脱落的阴道上皮细胞。月经血中含有前列腺素及来自子宫内膜的大量纤维蛋白溶酶。由于纤维蛋白溶酶对纤维蛋白的溶解作用，故月经血不凝，但在血量较多或出血速度过快时也可形成血块。

正常月经具有周期性及自限性，出血第1天为月经周期的开始，两次月经第1天的间隔时间为一个月经周期。一般为21～35天，平均28天。每次月经的持续时间称为经期，一般2～8天，平均4～6天。经量为一次月经的总失血量，正常为20～60ml，多于80ml为月经过多。月经属生理现象，一般无特殊症状，但月经期由于盆腔充血、前列腺素的作用，有些女性出现下腹痛及腰骶部不适或子宫收缩痛，还可能出现头痛及轻度神经系统不稳定症状。

三、月经周期调节

月经周期的调节是一个复杂的过程，主要涉及下丘脑、垂体和卵巢。下丘脑分泌GnRH，并通过GnRH调节垂体促性腺激素的分泌来调控卵巢功能。卵巢分泌的性激素对下丘脑 - 垂体又有反馈调节作用。下丘脑、垂体与卵巢之间相互调节、相互影响，形成一个完整而协调的神经内分泌系统，称为HPO轴。HPO轴的神经内分泌活动受到大脑高级中枢的影响。除下丘脑、垂体和卵巢激素之间的相互调节外，抑制素 - 激活素 - 卵泡抑制素系统及其他内分泌腺也参与对月经周期的调节[4]。

GnRH是下丘脑弓状核神经细胞分泌的一种十肽激素，通过垂体门脉系统输送到腺垂体，调节垂体促性腺激素的合成和分泌。GnRH的分泌特征是脉冲式释放，脉冲频率为每60～120分钟分泌1次，脉冲频率与月经周期时相有关。正常月经周期的生理功能和病理变化均伴有相应的GnRH脉冲式分泌模式变化。GnRH的脉冲式释放可调节LH/FSH值。

1. 垂体生殖激素 包括促性腺激素和催乳激素，其中促性腺激素是指腺垂体的促性腺激素细胞分泌卵泡刺激素和黄体生成素。它们对GnRH的脉冲刺激起反应，自身亦呈脉冲式分泌，并受卵泡性激素和抑制素的调节。

2. 月经周期的调控过程

（1）卵泡期：月经周期的长短取决于卵泡期的长短，在黄体萎缩后，雌孕激素和抑制素A水平降至最低，对下丘脑和垂体的抑制作用解除，下丘脑又开始分泌GnRH，垂体分泌FSH增加，促进卵泡发育，使卵泡分泌雌激素，子宫内膜发生增殖期变化。随着雌激素逐渐增加，抑制下丘脑GnRH分泌，使垂体FSH减少。随着卵泡逐渐发育，卵泡分泌的雌激素达到高峰，并持续48小时以上，对下丘脑和垂体产生正反馈作用，形成LH和FSH高峰，促进排卵。

（2）黄体期：排卵后LH和FSH急剧下降，黄体形成并逐渐发育成熟。黄体分泌的孕激素使子宫内膜发生分泌期变化。排卵后的7～8天孕激素达到高峰，雌激素达到第二个小高峰。在雌、孕激素及抑制素的共同负反馈作用下，垂体的LH和FSH分泌减少，黄体开始萎缩，雌、孕激素分泌减少，子宫内膜失去激素支持，发生剥脱而月经来潮。雌、孕激素和抑制素减少后，对脑和垂体的负反馈作用解除，FSH 分泌增加，卵泡开始发育，进入新的月经周期。

参 考 文 献

[1] 谢幸，孔北华，段涛 . 妇产科学 . 9 版 . 北京：人民卫生出版社，2018.
[2] 沈铿，马丁 . 妇产科学 . 3 版 . 北京：人民卫生出版社，2015.
[3] 梁湛威 . 多囊卵巢综合征完全指南 . 北京：北京科学技术出版社，2021.
[4] 陈子江，乔杰，黄荷凤 . 多囊卵巢综合征指南解读 . 北京：人民卫生出版社，2019.

第二章

超声诊断基础及妇科常用超声技术

第一节　超声诊断基础

超声医学（ultrasound medicine）是近半个世纪以来发展最为迅速的医学成像方式，诊断性超声具有安全、无创伤、便携、易于使用、费用相对低，以及实时显示等优点。虽然它已经是一项成熟的技术，但是仍在不断进步，从传感器设计的改进到信号处理算法的创新，包含了新模式及应用的引入，如弹性成像、三维（three dimension，3D）成像等。本章将重点讲述超声技术与妇科，尤其是女性生殖方面相关的基础和应用内容。

一、超　声　波

超声波为物体的机械振动波，属于声波的一种，其振动频率超过 20kHz。医学超声就是利用超声波的物理特性，即利用超声波在人体组织器官中传播的声学特性，为临床提供诊断和治疗。

在人体组织传播的超声波主要是纵波，它的频率极高，波长很短，能够沿着一定的方向传播。超声波在人体组织的传播过程中可以发生反射、折射、散射、衍射等物理现象，这些现象是临床超声成像的基础。

二、超　声　探　头

各类超声诊断仪最重要的组成部分即是探头（probe），也就是超声换能器。超声探头的基本成像原理：探头内的核心元件——压电晶片将交流电转化为超声短脉冲（逆压电效应）并进入人体传播，声波在行进过程中不断遇到介质的界面，发生反射，回声返回探头，原始脉冲继续向深部传播，直到最大深度。由浅至深，每个反射界面产生的回声依次抵达探头，经超声换能器处理后（正压电效应），转换为电信号，最终在显示器屏幕上显示为超声图像（图 2-1）。

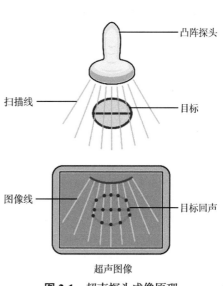

图 2-1　超声探头成像原理

超声探头具有声学特性和使用特性两大特性。声学特性是指探头中换能器的阻抗特性、频率特性、换能特性、暂态特性、辐射特性和吸收特性等；使用特性主要包括工作频率、频带宽度、敏感度、分辨率等[1]。日常临床工作中，需要根据扫查部位及扫查目的来选择适合的探头，因此应熟悉常用的超声探头的特点及适用范围。下面重点介绍生殖科常用的超声探头。

1. 腹部超声探头 腹部超声探头的频率多为 3.5 ～ 6.0MHz，可分为二维探头和容积探头（图 2-2）。容积探头是探头内部安装自动扫查的电子晶片，扫查过程中探头不动，但声束可自动移动方向，获取感兴趣的全部容积数据，经计算机重建三维数据后，获得感兴趣的立体三维图像。腹部探头的主要特点是与人体接触面较小，近场视野较小，远场视野较大，扩展视野最大可达 90°，成像特点呈扇形（图 2-3）。腹部探头主要应用于腹部检查和妇产科检查，在生殖科其主要应用于超声引导下的胚胎植入。

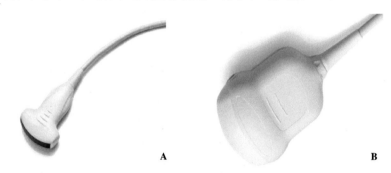

A   B

图 2-2 腹部超声探头
A. 腹部二维探头；B. 腹部容积探头

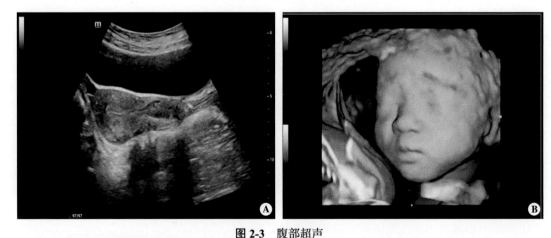

图 2-3 腹部超声
A. 腹部二维超声（经腹扫查子宫纵切图）；B. 腹部容积超声（胎儿颜面部容积图像，表面模式）

2. 腔内超声探头 腔内超声探头的频率可为 2 ～ 11MHz，可分为二维探头和容积探头（图 2-4）。腔内超声探头的主要特点是与人体接触面小，近场视野小，远场视野大，扩展视野最大可达 230°，成像呈扇形（图 2-5）。腔内超声探头可经阴道或经直肠两种方式进行扫查。在生殖科可用于常规子宫附件扫查、卵泡监测等。

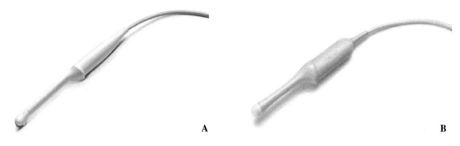

图 2-4　腔内超声探头

A. 腔内二维探头；B. 腔内容积探头

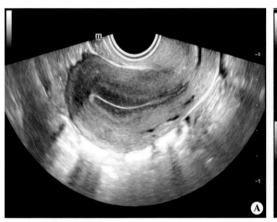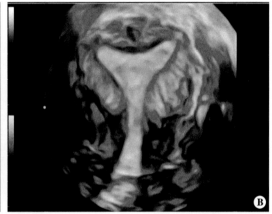

图 2-5　腔内超声

A. 腔内二维超声（子宫长轴图像）；B. 腔内容积超声（子宫冠状面三维超声图像）

3. 介入用超声探头　可分为专用穿刺探头和配备穿刺架的介入用超声探头。专用穿刺探头是将单晶体探头制成中空圆形或在多阵元探头（多个晶片组成阵元排列而成）内留一个楔形槽（图 2-6A），而配备穿刺架的介入用超声探头是在探头的左侧（或右侧）附加一个引导装置（图 2-6B），在显示图像的屏幕上标出穿刺针进入组织后的穿刺轨迹，以利于准确定位。目前，临床介入超声主要应用于超声引导穿刺活检、超声引导穿刺抽液、超声引导消融治疗等。在生殖科主要用于超声引导取卵及减胎等。

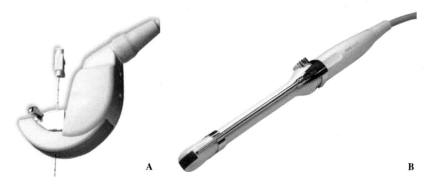

图 2-6　介入用超声探头

A. 专用穿刺探头；B. 介入用超声探头及穿刺架

三、超 声 仪

B 型超声仪主要由探头、发射/接收单元、数字扫描转换器、外部控制装置和电源装置等部分组成。近 10 年，超声影像技术在成像方法、探头、信号检测与处理方法及临床应用软件等方面取得了巨大的进步，使图像质量和分辨率越来越高[2]。

随着计算机平台技术的发展，基于计算机平台的超声仪被称为电脑化超声诊断仪。

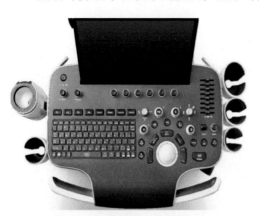

超声仪实现电脑化之后，使电影的回放、图像处理、档案管理及图像传输都能方便实现。操作者使用超声诊断仪时就像面对一台"大型计算机"，因此熟悉超声诊断仪的操作可以提高工作效率。

虽然超声诊断仪的控制面板看起来很复杂（图 2-7），但是可以通过调取机器内的快速操作卡（图 2-8）查看按钮的使用说明，也可以通过超声诊断仪厂家的技术指导来学习仪器的使用，从而达到操作人员可熟练操作机器并了解设备特有功能的目的。

图 2-7 高档超声仪的控制面板

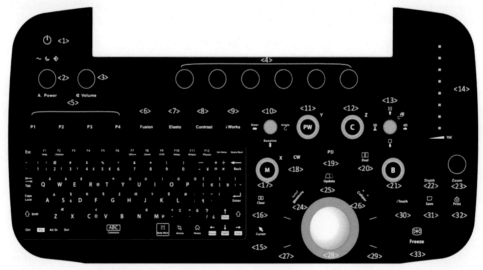

1. 电源开关	2. 声输出调节	3. 音量调节	4. 可按旋钮	5～9. 自定义按键（K1～K8）10. 可拨旋钮
11. PW模式	12. Color模式	13. 3D/4D模式	14. TGC	15. 光标按键　16. 清除
17. M模式	18. CW模式	19. Power模式	20. 双窗口	21. B模式　22. 深度调整
23. 放大	24. 应用测量	25. 切换键	26. 常规测量	27. 确认按键（左）28. 轨迹球
29. 确认按键（右）	30. 一键优化	31. 存键图像/电影	32. 打印按键	33. 冻结

图 2-8 高档超声仪内置的快速操作卡

第二节　妇科常用超声技术

一、二维超声成像原理及应用

二维超声又称 B 型超声，20 世纪 50 年代美国学者首次将该技术应用于临床。到 20 世纪 60 年代初，我国开始将 B 型超声应用于临床。随着科技的发展、技术的革新，二维超声能够更清晰、直观地显示各器官、各结构的空间位置及连续关系，诊断准确率也得到了提高。

二维超声工作原理是以亮度或辉度方式显示回声信号的强弱，将单条声束传播途中遇到的各个界面所产生的一系列散射和反射信号，在示波屏扫描线上以亮度或辉度形式表达。因此，扫描线上回声信号的分布代表了声束一条线上的组织结构[3]。每一条扫描线的获得都需要一定的时间，因此获得每一帧完整图像所需的时间与扫描线的数量及图像深度直接相关。

B 型超声诊断是通过对切面声像图的分析而做出的。人体不同的组织有不同的回声强度和不同程度的声衰减，这也是 B 型超声图像分析的依据。其他成像模式，如彩色多普勒、频谱多普勒及三维成像，都是在 B 型超声图像基础上获得的，因此临床实际工作中需要重视获得高质量的二维图像。

二、多普勒超声成像原理及应用

多普勒超声技术的原理为多普勒效应（Doppler effect），是奥地利物理学家克里斯汀·约翰·多普勒于 1842 年首先提出的，指在振动源与观察者做相对运动时出现振动频率变化的现象。当振动源与观察者做相向运动时声波密集，背向运动时声波疏散，这种声波频率的变化称为多普勒频移，这种现象即为多普勒效应（图 2-9）。

将多普勒技术应用于观察人体红细胞运动时，声束与血流方向的夹角可以影响血流速度的测量。一般情况下尽可能将两者的夹角调整到 30° 以内，因为此时的误差较小。

探头获取的多普勒信号经过各种方式的计算和处理后，以不同的显示方式应用于临床。以频谱方式显示的被称为频谱多普勒，以色彩显示的有彩色多普勒血流成像和彩色多普勒血流能量图。

1. 频谱多普勒　根据多普勒建立的血流测量方法有连续多普勒（continuous wave Doppler，CW）、脉冲多普勒（pulsed wave Doppler，PW）和高脉冲重复频率多普勒（high pulsed repetition frequency Doppler，HPRF）。

（1）连续多普勒：通常有两个换能器，一个连续发射超声波，一个连续接收超声波。其优点是可以在同一频谱中显示不同深度的

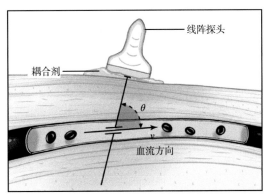

图 2-9　多普勒效应示意图

θ 为声速与血流方向的夹角；v 为血流速度

血流信号，不受高速血流的限制；缺点是不能定位信号源的位置。临床常用于检测心脏的高速血流（图 2-10）。

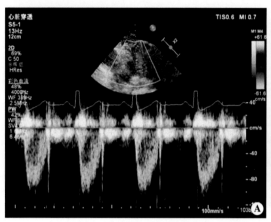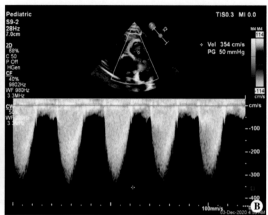

图 2-10　应用脉冲多普勒技术检测肺动脉瓣和连续多普勒技术检测肺动脉瓣狭窄

正常肺动脉瓣口脉冲多普勒频谱（A）；肺动脉瓣狭窄连续多普勒频谱（B）

（2）脉冲多普勒：是间断发射脉冲波和应用距离选通技术（选择某一深度血流的定位分析），选择性接收背向散射信号，进行定位信号分析和处理。探头发射一组脉冲波，一定的时间之后脉冲波传送到采样容积位置，再返回到换能器。

影响脉冲多普勒的因素较多，主要为脉冲重复频率（pulse repetition frequency，PRF）、取样深度、探头频率等。脉冲重复频率指单位时间内发射的脉冲波组数，两组脉冲波之间的时间间隔与脉冲重复频率成反比，也就是脉冲重复频率越高，时间间隔越短。脉冲重复频率的一半又称为 Nyquist 极限频率，当探测频移大于 Nyquist 极限频率时，将出现频移混叠，不能显示正确的频谱形态和完整性，也不能显示频谱的方向和大小。使用脉冲多普勒时，脉冲重复频率可限制检测的最大速度（多为 1 ～ 2m/s 及以下），导致不能测量高速血流的速度，尤其是心血管病变状态下 5 ～ 6m/s 的异常高速血流；取样深度与脉冲重复频率成反比，当探头频率一定时，取样深度越大，能探测的最大血流速度越低。

在生殖科主要可以使用脉冲多普勒测量子宫动脉血流、子宫内膜下动脉血流速度等。下面以子宫动脉（图 2-11）为例简述频谱分析内容。

频谱的方向代表血流的方向，常规设置下将朝向探头流动的血流频谱设为正向，对应方向的频谱则在基线的上方（图片中红蓝双色的条形框代表血流方向，红色朝向探头，蓝色背离探头）。基线一般位于频谱标尺的中位，但是可以根据测量速度的大小上下调节，图中子宫动脉为正向频谱，将基线向下进行调节，使频谱波形位于中间的位置。正常非妊娠期子宫动脉呈高阻力型，根据频谱的时相分为收缩期和舒张期，收缩期呈尖峰状，舒张期呈驼峰样，可见舒张早期切迹。子宫动脉收缩期尖峰的最高点代表血流的峰速度，通常用"cm/s"表示。不同部位血流频谱形态不同，如图 2-10A 中正常肺动脉瓣口血流频谱形态不同于子宫动脉的血流频谱形态。另外，频谱的灰度也代表取样容积内相同速度红细胞的数量，颜色越深，相同速度红细胞数量越多，反之越少。伴随频谱的音频可以反映血流是否为湍流，出现湍流时可伴有粗糙的噪声。

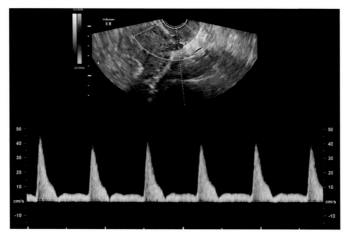

图 2-11 非妊娠期子宫动脉血流频谱

2. 彩色多普勒 彩色多普勒血流成像（colour Doppler flow imaging，CDFI）是在脉冲多普勒技术上改良发展而来，是人类第一次无创性实时显示心脏和血管内的血流。其成像机制与频谱多普勒一致，但将血流的分布和方向以二维图像呈现，可显示血流速度大小、方向及血流状态的信息，并将提取的信号转变为红色、蓝色及绿色的色彩显示。

影响彩色多普勒显像技术的指标主要有时间分辨率、速度分辨率及空间分辨率。时间分辨率指实时显示血流的能力，过低的彩色帧频会影响结构和血流的显示。速度分辨率指实时显示不同速度血流的能力，当超过 Nyquist 极限频率时，可出现彩色混叠。空间分辨率指实时显示血流束向性的能力，主要用彩色血流束的宽度来显示。

图 2-12 为正常非妊娠期子宫动脉彩色多普勒图像：白色扇形框为取样框，其大小的设置可影响彩色血流的显示，一般情况下选择大小正好包括观察区域即可；取样框内的颜色代表血流的方向，常规设定为红色朝向探头，蓝色背离探头；彩色的亮度代表血流速度的大小，颜色越明亮，血流速度越快，反之越慢；另外，需要根据观察部位的血流速度调节合适的速度标尺和彩色增益，检测低速血流时可以减小速度标尺，增加低速血流的检

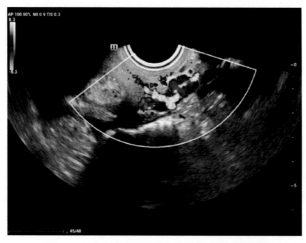

图 2-12 非妊娠期子宫动脉彩色多普勒图像

出，反之检测高速血流时可以增大速度标尺，防止发生彩色混叠。彩色增益（即彩色亮度）也要根据检测血流的速度进行调整，增益过大时会出现弥漫、闪烁的彩色斑点，此时可以逐渐降低增益到彩色斑点正好消失即可。

3. 能量多普勒 能量多普勒超声成像又称能量多普勒显像（power Doppler imaging，PDI）。PDI 是利用血流中红细胞的密度散射强度或能量分布来成像（图 2-13）。CDFI 反映的是血流的速度、方向和速度变化。受探测角度的影响，CDFI 检测低速血流能力有限。而 PDI 中彩色信号的亮度代表多普勒信号的能量，对低速血流较敏感。

与 CDFI 相比，PDI 具有较多优点，如对低速血流显示敏感度提高，可以同时显示较大速度范围内的血流信号；显示的血流相对不受角度的影响，可以显示不同部位血流分布和灌注模式；不易发生混叠，可以在超过 Nyquist 极限频率时也不出现五彩镶嵌的血流信号。

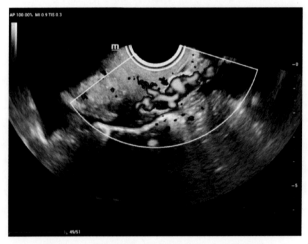

图 2-13 非妊娠期子宫动脉能量多普勒图像

三、三维超声成像原理及应用

20 世纪 50 ～ 60 年代首先提出了三维超声扫描的概念，但是直到 90 年代才将三维超声真正应用于临床。二维成像在任意时间内获得的仅仅是一个切面图，诊断者必须在脑海中将许多二维图像组合成解剖学和病理学所需的三维图像。而三维超声技术能够克服二维超声空间显像不足的弱点，成为二维超声技术的重要辅助手段。

1. 三维成像原理 三维超声技术基于二维超声技术，高质量的三维图像需要以高质量的二维图像为基础。三维成像分为静态三维成像和实时三维成像。静态三维成像在扫描期间，观察目标及探头是固定的，将探头放置在探测部位，不能移动，每次扫查获得一个静止图像。实时三维成像是在静态三维成像基础上增加了时间变量，也就是能连续容积采集和同步重建。此时观察目标和探头是可以适当移动的。

一般说来，每一个三维超声成像过程包含下面几个步骤：数据采集、三维重建、三维图像显示及三维图像切割和分析。

（1）数据采集：超声诊断系统从人体某一感兴趣区的几个不同位置获取若干数量的二维图像的过程就是数据采集。数据采集的方法包括机械定位扫查、自由臂扫查、二维阵列探头及矩阵探头扫查等。目前大多数超声仪采用矩阵探头扫查[3]。

由于是对二维超声得到的图像进行重建，三维超声的时间分辨率和空间分辨率往往低于传统二维超声。另外，三维超声成像的速度也是制约实时三维超声成像发展的瓶颈，适当地增大扫查的扇角、提高每秒获取图像的帧数都可以提高实时三维超声图像的质量。

（2）三维重建：三维成像技术重建方法有立体几何构成法（GCS 模型）、表面轮廓提取法、体元模型法（Voxel 模型）等[4]。目前多采用容积重建方式，常用的是基于体素的算法。将每一个体素投射到其对应的三维位置容积中，建立体元容积模型。

（3）三维图像显示及三维图像切割和分析：三维超声有多种图像显示模式，可以根据不同病变器官、部位及性质来选择最适合的显示模式。常用的有立体渲染模式、三平面模式、断层超声成像（tomographic ultrasound image，TUI）、自由解剖成像（OmniView）、容积对比成像（volume contrast imaging，VCI）等。

立体渲染模式主要分为三大类：表面模式、透视模式、HDLive 模式。而在这三种模式中，调整两种模式混合比例又可以得到不同渲染效果，如表面模式、最大模式、X 线模式、最小模式、HDLive 模式、iLive 模式。同一病变部位使用不同的模式可以观察到不同的效果（图 2-14）。表面模式常用于观察子宫内膜、早孕胎儿、输卵管造影等；最大模式常用于显示胎儿骨骼；X 线模式常用于显示胎儿颅内结构、宫内节育器、子宫内膜等；HDLive 模式可通过光源的方向获得立体感更强烈、细节更丰富的图像。

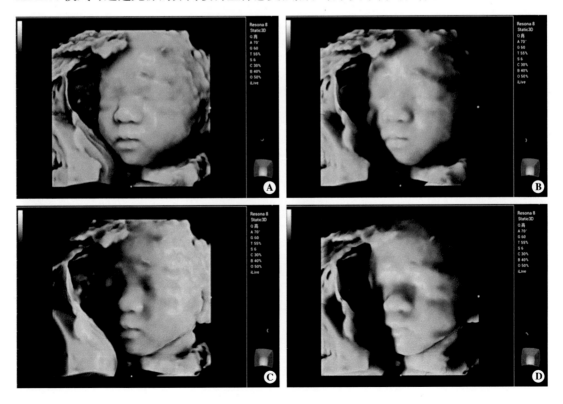

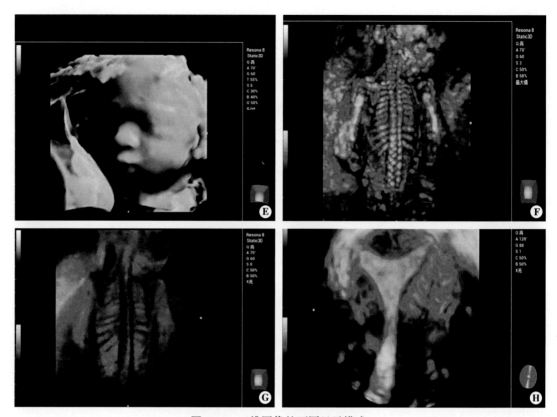

图 2-14 三维图像的不同显示模式

A. HDLive 模式；B ~ E. iLive 模式下同一胎儿颜面选择不同光源位置时的图像；F. 最大模式显示胎儿脊柱；G. X 线模式显示
胎儿脊柱；H. X 线模式显示子宫内膜

　　断层超声成像是以多个平行平面的模式来显示容积数据，其显示的方式类似 CT、MRI。图像所显示的平面层数、层间距、位置、倾斜度等参数均可根据观察部位、观察目的进行调节（图 2-15）。虽然不同厂家超声仪关于该技术的名称略有不同，但是其原理及使用方法基本相同。

　　自由解剖成像提供的是曲线的切割，可以根据所观察部位的形状任意勾画切割。例如，三维冠状面观察评估子宫畸形时，前倾位或后倾位子宫可导致子宫内膜不在同一平面，不能显示所有信息（图 2-16）。而自由切割可以实现沿着子宫内膜的走行方向来成像，显示整个子宫的冠状面图像。

　　2. 三维超声在妇科中的应用

　　（1）三维超声辅助诊断子宫畸形：在正常育龄女性中，女性生殖器官畸形的发病率仅为 5.5%，而在有过复发性流产的育龄女性中发病率可达 24.5%[5]。女性生殖器官畸形与妊娠不良结局、原发性闭经、生殖道梗阻等多种临床症状有关，对患者身心健康造成诸多不良影响[6]。临床上对不同类型的子宫畸形的治疗方法不同，因此在临床中正确诊断子宫畸形及其类型十分重要。

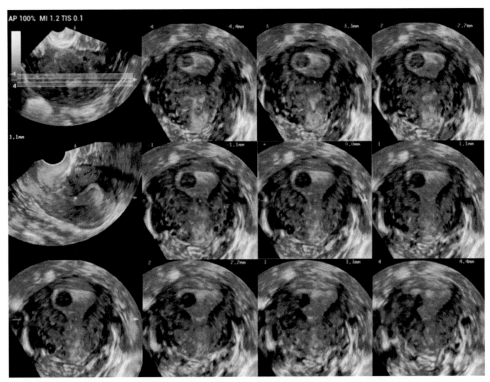

图 2-15 断层超声成像显示子宫黏膜下肌瘤与宫腔及肌层关系

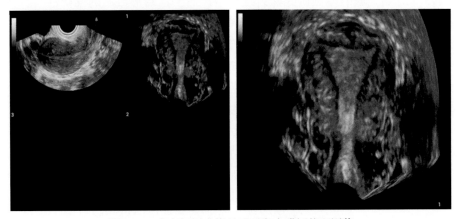

图 2-16 自由解剖成像显示子宫内膜冠状面图像

目前临床诊断女性生殖器官畸形的方法较多,如宫腔镜、腹腔镜、MRI、子宫输卵管碘油造影术及超声成像等。宫腔镜和子宫输卵管碘油造影能够反映宫腔和内膜形态,但无法观察子宫外形轮廓。另外,宫腔镜属于侵入性检查方式,子宫输卵管碘油造影具有放射性,也会在一定程度上影响患者身体健康。MRI 软组织分辨率高,具有较高的诊断准确率,但诊断费用较高,不易作为常规检查方法;腹腔镜检查可帮助医生更为直观地观察子宫外形轮廓,但需结合宫腔镜才能对宫腔和内膜形态进行有效的显示。

超声成像是临床最常用的诊断子宫畸形的方法(图 2-17)。经阴道二维超声能在一定程度上反映患者子宫发育异常情况，但不能全面、准确地反映子宫冠状切面图像，因此临床诊断过程中极易出现误诊和漏诊的现象，特别是某些较为复杂的子宫畸形患者。三维超声以二维超声为基础，可以更加直观立体地观察子宫外形轮廓、宫底部切迹、内膜形态及宫腔纵隔的长度等情况，可在任意切面自由转换，如矢状面、水平面、冠状面等，从而提高诊断结果的准确性。

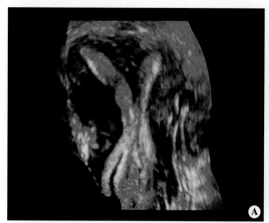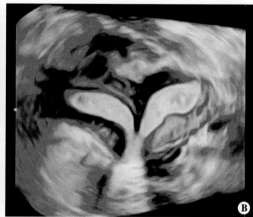

图 2-17　子宫畸形
A. 完全纵隔子宫；B. 双角子宫

从 1995 年开始，就有多项研究探讨三维超声对子宫畸形诊断的准确性[7]。有学者以美国生殖协会（American Fertility Society，AFS）米勒管缺陷分类系统（1988）作为分类标准，比较了 MRI 与三维超声对子宫畸形的诊断准确性，结果表明两者具有较好的一致性（κ值 0.880；95% CI 0.769 ～ 0.993）[8]。Graupera 等[9] 以欧洲人类生殖与胚胎学会/欧洲妇科内镜协会（ESHRE/ESGE）关于先天性女性生殖道发育异常的分类作为分类标准，同样比较了 MRI 与三维超声对子宫畸形的诊断准确性。结果表明，无论是对正常子宫的鉴别，还是对半子宫、纵隔子宫及双角子宫等的鉴别，三维超声都得到较高的一致性。Kougioumtsidou 等[10] 以 ESHRE/ESGE 关于先天性女性生殖道发育异常的分类作为标准，比较了三维超声与宫腔镜、腹腔镜对子宫畸形诊断的准确性。结果表明，三维超声诊断纵隔子宫的敏感度、特异度、阳性预测值及阴性预测值分别为 100%、92.3%、98%、100%（κ值 0.950），诊断双角子宫、半子宫或单角子宫等的敏感度、特异度、阳性预测值及阴性预测值均为 100%（κ值 1.0）。综上所述，三维超声可以准确诊断子宫畸形，其具有较高的临床价值，可作为子宫畸形诊断的常用检查方法。

在实际临床工作中，使用三维超声技术诊断子宫畸形也需要关注以下几点：

1）二维图像是三维图像的基础，为了获取更清晰、准确的三维图像，需要保证二维图像的清晰度。诊断子宫畸形时尽量选择子宫内膜增殖期，这样可以增加子宫内膜与肌层的对比度；过度屈曲或者呈水平位的子宫，可以通过加压改变子宫的位置获取更准确的三维图像；经阴道超声图像分辨率高于经腹超声，三维成像也更加清晰，对于没有性生活的女性可以通过直肠超声检查提高诊断的准确率。

2）改进三维成像技术的显示方法同样可以提高三维图像的清晰度。例如，自由切割模式可以任意切割，减少因子宫屈曲度导致的宫体与宫颈未在同一平面上显示而导致的诊断误差。

（2）三维超声辅助诊断多囊卵巢：多囊卵巢综合征（polycystic ovary syndrome，PCOS）是一种以高雄激素血症、排卵功能障碍和多囊卵巢（polycystic ovary，PCO）为特征的疾病，育龄女性患病率为 8%～13%[11, 12]。美国国立卫生研究院（NIH）1990 年制定的标准是第一个得到广泛认可的 PCOS 诊断标准，但是直到 2003 年 ESHRE 与美国生殖医学会（ASRM）在鹿特丹提出的 PCOS 标准中，首次将卵巢的影像学评估纳入诊断标准中[13]。

超声检查是评估多囊卵巢形态（polycystic ovarian morphology，PCOM）的首选检查方法。然而，二维超声对于多囊卵巢的评估存在一定的主观性。随着技术的不断提高，三维超声可自动测量并定量分析窦卵泡的数量、平均直径及卵巢体积（图 2-18），结合能量多普勒还可以定量分析卵巢间质血流指标（卵巢间质动脉的血管化指数、血流指数、血管血流指数），并取得更准确的测量结果[14-16]。但也有学者认为三维超声检查与二维超声相比，可能会高估或低估窦卵泡的计数，造成这种结果的原因主要是目前超声测量相关参数的方法尚缺乏统一的标准[17]。因此，三维超声辅助诊断 PCOS 仍需进一步研究。

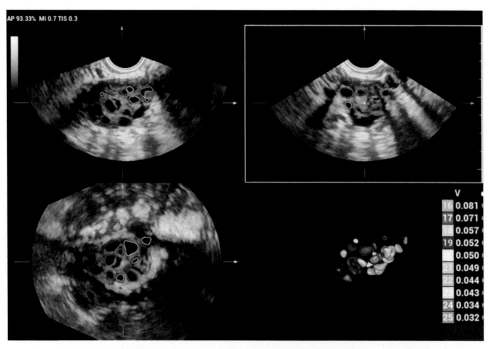

图 2-18 三维超声 Smart FLC 功能自动计数卵巢内卵泡数量、平均直径

（3）子宫内膜容受性检查：胚胎着床是影响妊娠能否成功最关键的因素，也是一个胚胎与子宫内膜相互作用的复杂过程。据文献报道，胚胎质量占着床失败的 1/3，而不理想的子宫内膜容受性和胚胎与子宫内膜相互应答的改变占 2/3[18]。子宫内膜容受性（endometrial receptivity，ER）是指子宫内膜允许胚胎定位、黏附、侵入并最终使之着床的能力，胚胎

只有种植在容受期子宫内膜才能实现着床和妊娠。种植窗（window of implantation，WOI）是指分泌中期子宫内膜具有容受性，允许胚胎种植，是妊娠的最佳时间，一般认为在正常月经周期的第 22 ～ 24 天 [19]。因此，子宫内膜容受性已经成为生殖领域一个广泛的研究热点。

目前常用于评估子宫内膜容受性的方法是子宫内膜活检和超声。子宫内膜活检获得子宫内膜标本后，可通过形态学特征、分子学标志物和蛋白质组学检查等方法进行评估。但该方法属于有创性检查，不能实时完成检测，因此该方法的应用受到一定的限制。而超声检测具有实时、无创的优点，是目前评估子宫内膜容受性最常用的方法。

超声评估子宫内膜容受性主要包括子宫内膜形态学特点（子宫内膜厚度、体积及分型）、子宫内膜血流特点（子宫动脉血流指标和螺旋动脉血流指标）及子宫内膜蠕动波。三维超声可更精确地测量子宫内膜容积，结合能量多普勒还可以观察整个子宫内膜血流（血流指数、血管化指数、血流血管化指数）情况。多项研究探讨了三维超声对评估子宫内膜容受性的价值 [20-22]。但是超声评估子宫内膜容受性仍存在着敏感度较高、特异度较低、预测价值较低的问题，而且尚缺乏大样本量的随机对照研究证实其评估效果，也无统一标准和评分体系衡量子宫内膜容受性的高低。期待在未来将超声评估子宫内膜容受性的方法逐渐规范化、模式化，形成一个完善的评价体系，从而更加有效地服务于临床。超声评估子宫内膜容受性的具体方法及意义将在第六章详细叙述。

（4）三维超声在其他妇科疾病诊断中的应用：从三维超声技术应用以来，子宫冠状面的获取可以为妇科疾病的诊断提供更多的信息 [23]。宫腔疾病可以影响胚胎的着床，从而导致患者不孕，如子宫黏膜下肌瘤、子宫内膜息肉及宫腔粘连。三维超声的冠状面可以帮助宫腔镜手术前判断肌瘤突向宫腔的程度，子宫内膜息肉的大小、位置及数量，宫腔粘连带的大小、数量和位置等 [24]，为临床提供更多的诊断信息。三维超声可以在早孕期判断妊娠囊着床的位置，尤其是在鉴别宫角妊娠和间质部妊娠时提供更多的诊断信息 [25]。三维超声还可用于观察宫内节育器形态、位置等信息，帮助判断子宫内节育器有无移位、嵌顿或嵌入子宫肌层的深度等 [26, 27]（图 2-19）。

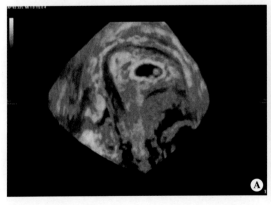
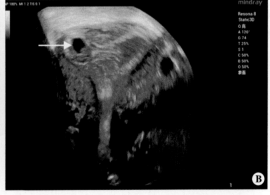

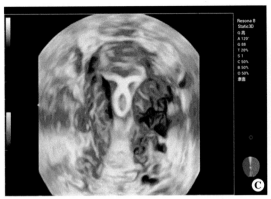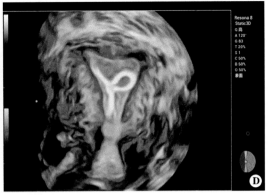

图 2-19　三维超声图像显示妊娠囊及节育环位置

正常早孕（A）；妊娠囊位于宫角区（箭头所示）（B）；正常节育环（C）；节育环在宫腔内发生旋转（D）

子宫结合带（junctional zone，JZ）是连接子宫肌层和内膜之间的区域，1983 年由 Hricak 等[28]首次报道。JZ 与子宫内膜的胚胎起源都是米勒管，而子宫外肌层来源于间叶组织，这使得 JZ 组织学特点与子宫外肌层明显不同[29]。JZ 在 MRI T$_2$ 加权像中通常表现为位于高信号（子宫内膜）和中信号（肌层）之间的一个低信号带状区域[30]。

JZ 有雌、孕激素受体表达，因此其厚度和子宫内膜一样受激素水平的影响而呈现周期性变化[31]。JZ 的正常厚度为 5～8mm。有文献报道增厚的 JZ 与不孕和流产相关[32-34]。子宫的收缩起源于 JZ，而 JZ 蠕动收缩的改变可以导致生殖异常及不良妊娠结局的发生[35,36]。

评估 JZ 的影像学方法主要包括 MRI 和三维超声。虽然 MRI 可作为 JZ 评估的标准方法，但三维超声冠状面测量 JZ 也具有较好的组间和组内一致性[37]。多项研究通过三维超声冠状面测量 JZ 厚度，表明 JZ 厚度的改变与复发性流产有关，并可以帮助预测人工授精的结局[35,38,39]。但是三维超声测量 JZ 所用冠状面的获取、测量的时间及测量的方法等都缺乏规范化的标准，尚需进一步研究。

四、超声造影剂及超声造影技术

由于血液对超声信号的反射性差，因此使用常规多普勒超声检测较深部位组织血管和病变内低速血流时，往往图像检出率低。为了提高超声诊断准确性，提出了超声造影（contrast-enhanced ultrasound，CEUS）技术。超声造影是通过注射超声造影剂（ultrasound contrast agent，UCA）增强超声对机体组织血流灌注的探测能力，该检查可清晰显示正常和病变组织的细微血管结构。

1. 超声造影的原理　超声造影的物理基础是利用血液中的超声造影剂在声场中所产生的非线性效应和强烈背向散射作用来获取对比增强图像。

随着超声造影剂的研发，超声造影成像技术先后经历了二次谐波显像技术、反向脉冲谐波成像技术、相干对比造影成像技术、对比脉冲系列成像技术及编码相位反转技术等[40]。随着成像技术的提高，超声造影效果得到极大提高。

2. 常用超声造影剂　理想的超声造影剂应该具备几个特点：大小和特性与人体红细胞

相似；无生物活性；不影响人体血流动力学；经静脉注入人体后能稳定地通过肺循环。超声造影剂主要包含两部分：气态的内核及外部包裹的外壳。根据内核及外壳的不同，超声造影剂分为三代：第一代造影剂内含空气，第二代造影剂内含惰性气体，第三代造影剂正在研制之中。目前国内外常用的超声造影剂如下：

（1）Levovist：又称为利声显，是一种糖类多普勒信号增强剂，它由 99.9% D- 半乳糖和 0.1% 棕榈酸组成，与水混合后即产生微气泡，99% 以上的微泡直径小于 8μm（平均 1 ～ 3μm），可通过肺循环进入体循环，在二维图像的基础上增强血流信号的回声强度[41]。Dorn 等[42]观察了 42 位进行 IVF 治疗女性移植前子宫内膜血流的情况，使用 Levovist 可以明显增强三维能量多普勒各血流参数的数值，但是成功受孕女性和未孕女性之间各血流参数比较差异无统计学意义。

（2）Optison：是该产品研发公司的第二代造影剂，由 1% 人体白蛋白经声振降解法制备而成，内含八氟丙烷的微粒。悬液的颗粒浓度为（5 ～ 8）×10^8 个 /ml，平均直径为 3.0 ～ 4.5μm[43]，既可以用于左心室显影，也可以经静脉注射后用于心肌灌注评估[44, 45]。

（3）Definity：属于第二代造影剂，内部为全氟丙烷，外部包裹磷脂，使用时需要机械振荡器激活。与 Optison 相似，美国 FDA 批准其可用于左心腔显影，但是在加拿大和澳大利亚，其也可以用于肝脏及肾脏的显影[43]。

（4）SonoVue：商品名为声诺维，是全世界获得最多国家及地区批准上市的造影剂。其属于第二代造影剂，内层为惰性六氟化硫气体，具有较好的超声增强性，外层为单层磷脂，稳定性好。其平均直径为 2.5μm，属于血池显像，不会进入组织内部[43]。SonoVue 在我国使用广泛，既可用于输卵管超声造影，也可以用于妇科静脉造影[46, 47]。

（5）Sonazoid：商品名为示卓安，之前主要应用于韩国、日本和挪威，现已在我国上市，它的直径为 2 ～ 3μm，主要成分为全氟正丁烷（PFB），外面包被磷脂外壳。Sonazoid 比 SonoVue 稳定性更好，而且可以聚集在内皮网状系统，如肝和脾。这一特点与肝实质内库普弗细胞的吞噬作用有关[48]。由于 Sonazoid 在我国获批时间较晚及其特殊的库普弗细胞吞噬作用，在我国多用于肝脏疾病的研究[49]。

（6）雪瑞欣：为全氟丙烷人血白蛋白微球注射液，全氟丙烷常温下为无色无味的惰性气体，无毒、无药理活性，人血清白蛋白为人血浆的提取物，无不良反应且不易致敏[50]。雪瑞欣目前多用于输卵管超声造影以评估输卵管通畅度[51, 52]。

3. 超声造影技术在妇科的应用

（1）子宫输卵管超声造影：输卵管性不孕占 25% ～ 35%，是女性不孕最常见的原因之一[53]。《输卵管性不孕诊治的中国专家共识》指出，在评估输卵管通畅程度的方法中，子宫输卵管造影（hysterosalpinggraphy，HSG）是诊断输卵管通畅性的首选方法（1A），超声子宫输卵管造影（hysterosalpingo-contrast sonography，HyCoSy）在评估输卵管通畅性方面有一定的价值（2B）[54]。HyCoSy 与 HSG 相比，具有无电离辐射及碘过敏者禁用等优点，且检查的敏感度、特异度较高。但是 HyCoSy 检查的准确度依赖于超声检查医生，因此 HyCoSy 的推广及普及仍需进一步研究。

HyCoSy 的具体检查方法将在第五章中详细叙述。

（2）妇科静脉超声造影：在妇科疾病的诊断与鉴别诊断中，病灶内血流灌注特点起到重要作用。常用的彩色多普勒技术对病灶内低速或微小血流的检出敏感度低，限制了其应用。经静脉超声造影不仅在心脏、肝脏、小器官疾病诊断中应用广泛，在妇科方面的应用及研究也越来越受到重视。

　　静脉超声造影在妇科方面应用广泛，可以用于妇科疾病的术前诊断及鉴别诊断，如子宫内膜癌或宫颈癌的术前分期、卵巢肿瘤的鉴别诊断等[55-57]；也可以用于妇科非手术治疗效果的评估，如子宫肌瘤或子宫腺肌瘤介入术后效果的评价[58, 59]。总之，静脉超声造影安全、无创，为妇科疾病的诊断与治疗提供了有用的信息。但是，静脉超声造影在妇科领域尚缺乏标准化诊断的建立及多中心大样本的研究数据，随着分子生物学技术和超声造影剂的发展及联合，其必将在妇科领域发挥越来越重要的作用。

参 考 文 献

[1] 安玉林，周锡明，沙宪政. 医用超声探头的研究进展. 中国医疗设备，2015，30（3）：71-73，62.

[2] 陈基明，季家红，李国栋. 超声诊断仪的基本原理及新技术的应用. 医疗设备信息，2006，（12）：28-30.

[3] 任卫东，马春燕. 超声诊断基础与临床应用图谱. 北京：化学工业出版社，2020.

[4] 高少佳，潘侠. 三维医学超声技术及展望. 医疗装备，2007，（4）：7-9.

[5] Chan YY，Jayaprakasan K，Zamora J，et al. The prevalence of congenital uterine anomalies in unselected and high-risk populations：a systematic review. Hum Reprod Update，2011，17（6）：761-771.

[6] 中华医学会妇产科学分会. 女性生殖器官畸形诊治的中国专家共识. 中华妇产科杂志，2015，50（10）：729-733.

[7] Jurkovic D，Geipel A，Gruboeck K，et al. Three-dimensional ultrasound for the assessment of uterine anatomy and detection of congenital anomalies：a comparison with hysterosalpingography and two-dimensional sonography. Ultrasound Obstet Gynecol，1995，5（4）：233-237.

[8] Bermejo C，Martínez Ten P，Cantarero R，et al. Three-dimensional ultrasound in the diagnosis of Müllerian duct anomalies and concordance with magnetic resonance imaging. Ultrasound Obstet Gynecol，2010，35（5）：593-601.

[9] Graupera B，Pascual MA，Hereter L，et al. Accuracy of three-dimensional ultrasound compared with magnetic resonance imaging in diagnosis of Müllerian duct anomalies using ESHRE–ESGE consensus on the classification of congenital anomalies of the female genital tract. Ultrasound Obstet Gynecol，2015，46（5）：616-622.

[10] Kougioumtsidou A，Mikos T，Grimbizis GF，et al. Three-dimensional ultrasound in the diagnosis and the classification of congenital uterine anomalies using the ESHRE/ESGE classification：a diagnostic accuracy study. Arch Gynecol Obstet，2019，299（3）：779-789.

[11] Teede H，Deeks A，Moran L. Polycystic ovary syndrome：a complex condition with psychological，reproductive and metabolic manifestations that impacts on health across the lifespan. BMC Med，2010，8（1）：41.

[12] Azziz R，Carmina E，Chen Z，et al. Polycystic ovary syndrome. Nat Rev Dis Primers，2016，2：16057.

[13] Rotterdam ESHRE/ASRM-Sponsored PCOS consensus workshop group. Revised 2003 consensus on diagnostic criteria and long-term health risks related to polycystic ovary syndrome（PCOS）. Hum Reprod，2004，19（1）：41-47.

[14] Sujata K，Swoyam S. 2D and 3D trans-vaginal sonography to determine cut-offs for ovarian volume and follicle number per ovary for diagnosis of polycystic ovary syndrome in Indian women. J Reprod Infertil，2018，19（3）：146-151.

[15] Garg N，Khaira HK，Kaur M，et al. A comparative study on quantitative assessment of blood flow and vascularization in polycystic ovary syndrome patients and normal women using three-dimensional power Doppler ultrasonography. J Obstet Gynaecol India，2018，68（2）：136-141.

[16] Bozkurt M，Bozkurt DK，Kurban D，et al. 2D and 3D ultrasonographic characteristics of the ovary in women with PCOS and multifollicular ovaries. J Obstet Gynaecol，2021，41（6）：920-926.

[17] Brink HV，Pisch AJ，Lujan ME. A comparison of two- and three-dimensional ultrasonographic methods for evaluation of ovarian follicle counts and classification of polycystic ovarian morphology. Fertil Steril，2021，115（3）：761-770.

[18] Craciunas L，Gallos I，Chu J，et al. Conventional and modern markers of endometrial receptivity：a systematic review and Meta-analysis. Hum Reprod Update，2019，25（2）：202-223.

[19] Bergh PA，Navot D. The impact of embryonic development and endometrial maturity on the timing of implantation. Fertil Steril，1992，58（3）：537-542.

[20] Tong R，Zhou Y，He Q，et al. Analysis of the guidance value of 3D ultrasound in evaluating endometrial receptivity for frozen-thawed embryo transfer in patients with repeated implantation failure. Ann Transl Med，2020，8（15）：944.

[21] Elsokkary M，Eldin AB，Abdelhafez M，et al. The reproducibility of the novel utilization of five-dimensional ultrasound and power Doppler in the prediction of endometrial receptivity in intracytoplasmic sperm-injected women：a pilot prospective clinical study. Arch Gynecol Obstet，2019，299（2）：551-558.

[22] Sini I，Handayani N，Harahap A，et al. Role of three-dimensional Doppler ultrasonography and leukemia inhibitory factor from endometrial secretion in predicting endometrial receptivity in IVF treatment: a pilot study. Arch Gynecol Obstet，2022，306（1）：259-265.

[23] Grigore M，Popovici R，Himiniuc LM，et al. The added value of three-dimensional ultrasonography in uterine pathology. Exp Ther Med，2021，22（5）：1261.

[24] Jiang X，Chen X，Li J，et al. Clinical application of three-dimensional transvaginal ultrasonography in the diagnosis of intrauterine adhesions. J Int Med Res，2021，49（11）：3000605211024520.

[25] Durand YG，Capoccia-Brugger R，Vial Y，et al. Diagnostic dilemma between angular and interstitial ectopic pregnancy：3D ultrasound features. J Ultrasound，2022，25（4）：989-994.

[26] Graupera B，Hereter L，Pascual MA，et al. Normal and abnormal images of intrauterine devices：Role of three-dimensional sonography. J Clin Ultrasound，2012，40（7）：433-438.

[27] Andrade CM，Araujo Júnior E，Torloni MR，et al. Three-dimensional versus two-dimensional ultrasound for assessing levonorgestrel intrauterine device location：a pilot study. J Clin Ultrasound，2016，44（2）：72-77.

[28] Hricak H，Alpers C，Crooks LE，et al. Magnetic resonance imaging of the female pelvis：Initial experience. American Journal of Roentgenology. AJR Am J Roentgenol，1983，141（6）：1119-1128.

[29] Tanos V，Lingwood L，Balami S. The importance of the junctional zone of the endometrium in human reproduction. Hum Fertil（Camb），2022，25（1）：4-12.

[30] Imaoka I，Nakatsuka T，Araki T，et al. T2* relaxometry mapping of the uterine zones. Acta Radiol，2012，53（4）：473-477.

[31] Brosens I，Pijnenborg R，Benagiano G. Defective myometrial spiral artery remodelling as a cause of major obstetrical syndromes in endometriosis and adenomyosis. Placenta，2013，34（2）：100-105.

[32] Fusi L，Cloke B，Brosens JJ. The uterine junctional zone. Best Pract Res Clin Obstet Gynaecol，2006，20（4）：479-491.

[33] Kunz G，Beil D. Characterization of the uterine junctional zone prior to IVF/ICSI：an observational study. Arch Gynecol Obstet，2010，281（5）：945-953.

[34] Meylaerts LJ，Wijnen L，Ombelet W，et al. Uterine junctional zone thickness in infertile women evaluated by MRI. J Magn Reson Imaging，2017，45（3）：926-936.

[35] Lazzarin N，Exacoustos C，Vaquero E，et al. Uterine junctional zone at three-dimensional transvaginal ultrasonography in patients with recurrent miscarriage：a new diagnostic tool? Eur J Obstet Gynecol Reprod Biol，2014，174：128-132.

[36] Kim A，Young Lee J，Il Ji Y，et al. Do Endometrial Movements Affect The Achievement of Pregnancy during Intrauterine Insemination? Int J Fertil Steril. 2015，8（4）：399-408.

[37] Rasmussen CK，Glavind J，Madsen LD，et al. Repeatability of junctional zone measurements using 3-dimensional transvaginal sonography in healthy fertile women. J Ultrasound Med，2016，35（7）：1497-1508.

[38] Maged AM，Ramzy AM，Ghar MA，et al. 3D ultrasound assessment of endometrial junctional zone anatomy as a predictor of the outcome of ICSI cycles. Eur J Obstet Gynecol Reprod Biol，2017，212：160-165.

[39] Liu Y，Wang L，Wang M，et al. A Study on the Prediction of Reproductive Outcomes in Frozen Embryo Transfer Cycles by Calculating the Volume of Uterine Junctional Zone with Three-Dimensional Ultrasound. Ultraschall Med，2021，44（2）：e126-e135.

[40] 梁娜，吴青青. 静脉超声造影在妇科的应用及研究进展. 中国医刊，2015，50（7）：22-26.

[41] Choi BI，Kim AY，Lee JY，et al. Hepatocellular carcinoma：contrast enhancement with Levovist. J Ultrasound Med，2002，21（1）：77-84.

[42] Dorn C，Reinsberg J，Willeke C，et al. Three-dimensional power Doppler ultrasound of the subendometrial blood flow under the administration of a contrast agent（Levovist）. Arch Gynecol Obstet，2004，270（2）：94-98.

[43] Frinking P，Segers T，Luan Y，et al. Three decades of ultrasound contrast agents：a review of the past，present and future improvements. Ultrasound Med Biol，2020，46（4）：892-908.

[44] Zhao H，O'Quinn R，Ambrose M，et al. Contrast-enhanced echocardiography has the greatest impact in patients with reduced ejection fractions. J Am Soc Echocardiogr，2018，31（3）：289-296.

[45] 姚桂生，张运，室生卓，等. 应用实时心肌造影超声心动图对心肌灌注的定量评价. 中华超声影像学杂志，2004，12（2）：124-126.

[46] 王莎莎. 子宫输卵管超声造影临床应用与进展. 中华医学超声杂志（电子版），2020，17（2）：100-102.

[47] 中国医师协会超声医师分会妇产学组. 妇科超声造影临床应用指南. 中华医学超声杂志（电子版），2015，12（2）：94-98.

[48] Kotopoulis S，Popa M，Mayoral Safont M，et al. SonoVue® vs. Sonazoid ™ vs. Optison ™：Which Bubble Is Best for Low-Intensity Sonoporation of Pancreatic Ductal Adenocarcinoma? Pharmaceutics，2022，14（1）：98.

[49] 吴旋音，田果，曹红翠，等. Sonazoid超声造影与增强磁共振成像对肝脏局灶性病变的诊断价值比较. 中华超声影像学杂志，2021，30（6）：494-499.

[50] 张玉，魏学聪，葛丽娜，等. 全氟丙烷人血白蛋白微球注射液在实时三维子宫输卵管超声造影评价输卵管通畅性中的应用. 中国超声医学杂志，2019，35（10）：932-935.

[51] 樊秋兰，陈霰，于春洋，等. 雪瑞欣及声诺维经阴道动态三维子宫输卵管超声造影评价输卵管通畅性的对比研究. 中国超声医学杂志，2022，38（1）：91-94.

[52] 邓敏，连秋波，王新梅. 阴道雪瑞欣超声造影检查对输卵管性不孕症患者诊断准确率的影响. 影像研究与医学应用，2020，4（2）：42-43.

[53] Honoré GM，Holden AE，Schenken RS. Pathophysiology and management of proximal tubal blockage. Fertil Steril，1999，71（5）：785-795.

[54] 林小娜，黄国宁，孙海翔，等. 输卵管不孕诊治的中国专家共识. 生殖医学杂志，2018，27（11）：1048-1056.

[55] 周克松，李明星. 子宫内膜癌超声造影与经阴道彩色多普勒超声表现比较. 中国超声医学杂志，2015，31（1）：50-52.

[56] 朱燕，刘政，梁金泽，等. 超声造影评估宫颈癌化疗疗效的价值. 中国超声医学杂志，2017，33（3）：256-259.

[57] 王霞丽，杨舒萍，吕国荣，等. 妇科超声影像报告和数据系统联合三维超声造影鉴别诊断卵巢良恶性肿块. 中国医学影像技术，2018，34（6）：888-892.

[58] 余秀华，施红，罗蓉蓉，等. 二维及三维超声造影评估子宫肌瘤射频消融早期疗效的临床价值. 中华超声影像学杂志，2010，19（7）：600-603.

[59] 卫春芳，胡兵，姜立新. 超声造影评价高强度聚焦超声治疗子宫腺肌瘤的疗效. 中华医学超声杂志（电子版），2010，7（1）：54-59.

第三章 规范化经阴道妇科超声检查

妇科超声检查途径分为经腹超声检查、经阴道超声检查、经直肠超声检查及经会阴超声检查。经腹超声检查前患者需充盈膀胱作为透声窗，皮下脂肪及肠内气体均会导致超声图像质量下降。经腹超声检查适用于无性生活或有阴道畸形的女性患者，同时也作为经阴道超声检查的联合检查方式。经阴道超声检查使用腔内超声探头直接置入患者阴道内，可密切地扫查患者盆腔脏器情况，是生殖门诊开展临床诊疗不可或缺的辅助检查，也是每一位生殖临床医生需要熟练掌握的基本操作技能。对于行经阴道超声检查有禁忌，且行经腹超声检查不能给出明确结论的患者，可行经直肠超声检查，但极少使用。经会阴超声检查适用于幼女和盆腔脏器脱垂的老年女性。统一规范的妇科超声检查可以减小不同医生间、同一医生不同时间测量结果的差异，使操作在本领域内具有高度的一致性及可重复性。本章主要针对生殖门诊常规使用的经阴道妇科超声检查进行阐述。

第一节　经阴道妇科超声检查前的准备及注意事项

一、检 查 对 象

经阴道妇科超声检查的被检查者应确认为有性生活史的女性。辅助生殖门诊接待的女性大多为有性生活的求育者，但偶有无性生活史或青春期女性咨询者，临床医生需注意禁止为其行经阴道超声检查。因男方勃起功能障碍或其他原因所致的性生活异常者也需做好充分的告知和交代方可检查。

二、检查体位及注意事项

检查时患者取膀胱截石位，也可用小枕头或紧握双拳垫于臀下抬高臀部，在妇科检查床上进行检查更便于多角度观察。

检查过程需保护患者隐私，需在密闭及有遮挡的环境中进行。男性医生为患者进行检查时室内需同时有一名女性医务工作者，避免发生纠纷。

三、检查前的准备

超声检查前需对仪器进行预设，在保证诊断质量的前提下使用最小的超声能量并减少患者的暴露时间。检查过程中根据实际图像调整合适的扫查深度、增益、焦点等，尽量得到最优化的超声图像，也可选择局部放大功能以获得图像的细节。

检查过程中需佩戴一次性手套，为患者提供一次性使用臀垫及一次性超声探头隔离套1～2枚（月经期及阴道出血患者可使用两枚隔离套，并在两枚隔离套间填充耦合剂）。隔离套需下拉延伸至超声探头的手柄处，避免检查过程中探头近端暴露于患者外阴处造成交叉感染（图 3-1），检查时需在患者可视范围内完成准备动作以消除患者的安全顾虑。超声探头需定期消毒清洁。

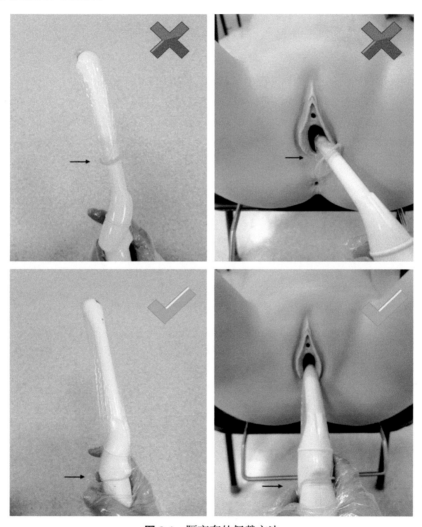

图 3-1 隔离套的佩戴方法

四、图像存储

检查过程中留取各脏器典型切面图像，并在超声工作站中存储足够的阳性图像或动态视频，一方面有利于后期图像的处理及对患者既往情况的查询比对；另一方面如发生医疗纠纷，其可作为医生自我保护的证据。

五、检查人员资质

独立完成妇科超声的检查人员必须取得执业医师证。生殖医生兼具临床医生及超声医生两种身份。在详细的病史采集后为患者行超声检查，检查过程中仍可继续补充追问患者病史及询问疾病特点，将患者的临床资料和超声图像紧密结合，为患者提供更全面而客观的诊断结果，降低误诊及漏诊的概率。

第二节　正常子宫图像及测量方法

一、宫　　颈

推送超声探头至阴道顶端，显示宫颈正中矢状面。宫颈分为前唇及后唇，宫颈管呈梭形，当宫颈管内黏液较多时表现为宫颈管内无回声区。观察宫颈与宫体及阴道上端的关系并全面扫查宫颈，明确是否存在占位性病变。

宫颈测量的 3 条径线分别为宫颈长径、前后径及横径。宫颈长径为宫颈内口至外口的距离，长度为 2.5 ～ 3cm；宫颈前后径即垂直于宫颈长径的最大前后距离；宫颈横径为宫颈横切面的最大宽度（图 3-2）。

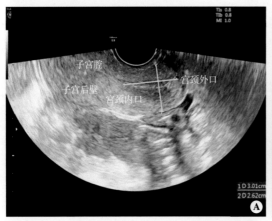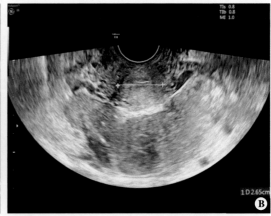

图 3-2　宫颈测量
A. 宫颈长径及前后径；B. 宫颈横径

二、宫　　体

1. 判断子宫的位置　观察子宫外形轮廓是否规整，肌层是否均匀，是否存在占位性病变。显示子宫的正中矢状面，以显示宫腔线与宫颈管线相连的切面为子宫标准矢状切面。子宫位置大致分为前倾位、前倾前屈位、后倾位和后倾后屈位。"倾"为子宫纵轴与人体纵轴的关系，子宫纵轴位于人体纵轴前方称为前倾位，超声图像显示宫底指向膀胱方向（图 3-3A）；子宫纵轴位于人体纵轴的后方称为后倾位，超声图像显示宫底指向直肠方向（图 3-3B）。"屈"

为宫体纵轴与宫颈纵轴的夹角，夹角向前即为前屈（图 3-3C），向后即为后屈（图 3-3D）。另有特殊位置的子宫较少被定义，由于其可能影响生殖手术操作，因此经查阅文献对其进行描述：子宫中轴线自宫颈外口开始，从后向前发出至宫体再转向后，称为前倾后屈位（人群中占 4.8%）（图 3-3E）；子宫中轴线自宫颈外口开始从前向后发出至宫体再转向前，称为后倾前屈位（人群中占 0.3%）[1]（图 3-3F）。此两种特殊位置的子宫扭曲，导致在进行输卵管造影时宫颈造影管的置入、胚胎移植时移植管外管的置入、宫腔镜检查及人工流产术中的器械操作等宫腔操作时难度增加，手术时间延长及副损伤可能会增大，临床医生术前及术中需充分了解子宫的解剖特点及管腔的走行方向，减少手术时间并避免副损伤的发生。

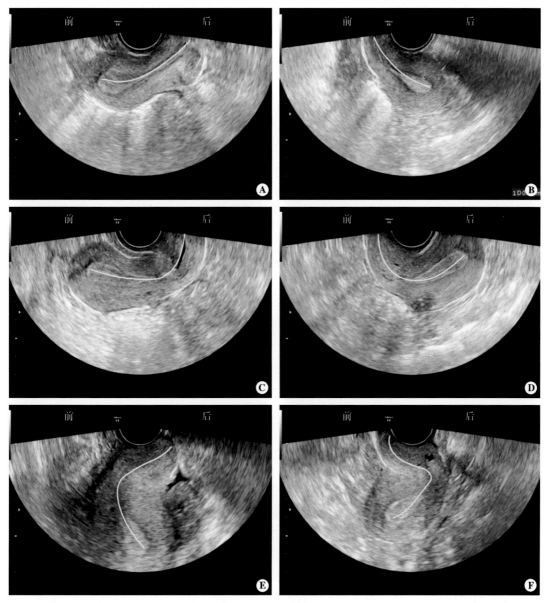

图 3-3　子宫超声表现

A. 前倾位子宫；B. 后倾位子宫；C. 前倾前屈位子宫；D. 后倾后屈位子宫；E. 前倾后屈位子宫；F. 后倾前屈位子宫

2. 测量宫体三条径线 显示宫体正中矢状面以测量宫体的长径，即宫底部浆膜层到宫颈内口的距离，育龄期正常参考值为 5.0 ～ 7.5cm；与宫体长径垂直的最大子宫前后壁的距离为子宫前后径，育龄期正常参考值为 3.0 ～ 4.5cm；探头旋转 90° 显示子宫底部的横切面宫腔线最宽处，于两宫角稍下方测量子宫的最大横径，参考值为 4.5 ～ 6cm。一般宫体 3 条径线的和小于 15.0cm[2]（图 3-4）。

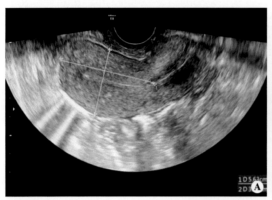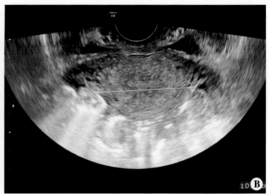

图 3-4 宫体三条径线的测量

A. 宫体长径及前后径；B. 宫体横径

三、子宫内膜

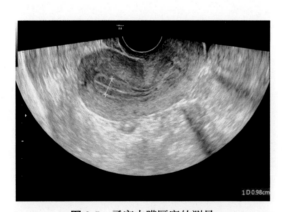

图 3-5 子宫内膜厚度的测量

1. 子宫内膜厚度的测量 于宫体正中矢状面垂直于子宫内膜中线测量子宫内膜最厚位置的厚度，测量点落在子宫内膜与子宫肌层的交界处，包括两侧的基底层[3, 4]（图 3-5）；如有宫腔积液，应分别测量前壁及后壁内膜的厚度[2]（图 3-6）。月经期子宫内膜脱落，子宫内膜厚度为 2 ～ 3mm；增生早期（月经第 5 ～ 7 天）子宫内膜厚度为 5 ～ 6mm；增生中期（月经第 8 ～ 10 天）子宫内膜厚度为 7 ～ 8mm；增生晚期（月经第 11 ～ 14 天）子宫内膜厚度为 9 ～ 10mm；分泌期子宫内膜厚度可达 12mm，偶可达 15mm[2]。子宫内膜厚度存在个体差异，参考范围并不绝对，实际情况需具体分析。

2. 子宫内膜形态的评价 子宫内膜在卵巢分泌激素的作用下发生周期性改变。随着卵泡的增大和雌激素分泌的增加，子宫内膜逐渐增厚，此时的子宫内膜主要受到雌激素的作用，为增殖期子宫内膜（与卵巢周期的卵泡期对应）。增殖期子宫内膜的超声特点：基底层为强回声，功能层为低回声，前后壁内膜相接处为线性强回声，称为宫腔线。排卵后子宫内膜受到雌、孕激素的共同作用，子宫内膜腺体分泌、血管增殖，此时的子宫内膜为分泌期内膜（与卵巢周期的黄体期对应）。分泌期子宫内膜的超声特点：子宫内膜功能层回声逐渐增强，宫腔线清晰度逐渐下降，至分泌后期，子宫内膜全层呈均匀的中强回声。根据 Gonen 内膜形态评价标准，子宫内膜形态可分为 3 型：A 型子宫内膜呈现清晰的三线征，表现为基底层及宫腔中线呈强回声，功能层呈低回声；B 型子宫内膜在 A 型子宫内膜的基础上回声逐渐升高，子宫内膜分层结构不清，但与肌层分界清晰，是 A 型子宫内膜至 C 型子宫内膜的过渡阶段；C 型子宫内膜呈现均质高回声，无宫腔中线回声，边界清楚（图 3-7）。不同的子宫内膜形态反映了体内不同的激素状态，是一种临床上推测患者所处月经时期的方法。

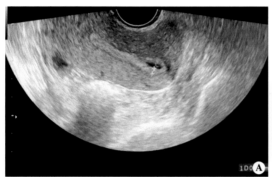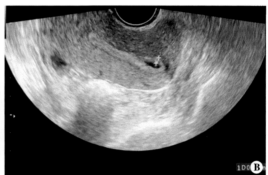

图 3-6 子宫内膜厚度的测量

A. 前壁子宫内膜厚度；B. 后壁子宫内膜厚度

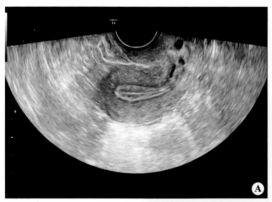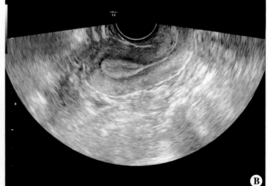

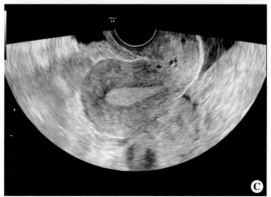

图 3-7 子宫内膜形态

A. A 型子宫内膜；B. B 型子宫内膜；C. C 型子宫内膜

第三节　正常卵巢图像及测量方法

一、卵　　巢

　　将超声探头移至宫体旁侧，正常卵巢位于髂血管前方。观察双侧卵巢及附件区有无占位性病变。在卵巢最大长轴切面测量卵巢长径及前后径，超声探头旋转90°于上述切面的垂直面测量卵巢横径[3]（图3-8）。正常卵巢大小约为4cm×3cm×1cm。

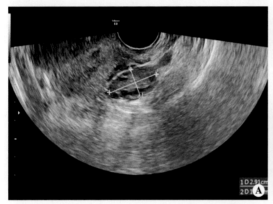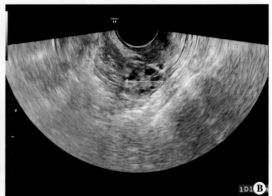

图3-8　卵巢的测量

A. 卵巢长径和前后径的测量；B. 卵巢横径的测量

二、卵泡大小的测量

　　目前尚无卵泡大小测量的共识及指南[5]。

　　对于形状规则的卵泡，临床上常取其最大切面上的两条互相垂直的径线进行测量，取其平均数代表卵泡大小（图3-9），成熟卵泡的直径可达18～25mm。然而实际上卵泡是三维立体的，其形状往往是不规则且多样的，特别在超促排卵过程中有多枚较大的卵泡同时发育时，测量的可靠性降低[6,7]。卵泡容积无疑是评价卵泡大小最准确的方法[7]

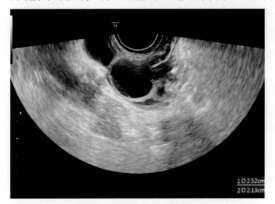

图3-9　卵泡大小的测量

（图3-10），然而其对图像质量的要求较高，5%的患者不能测出准确数值，15%的患者需要对图像进行后期处理后方可得到可靠的数值[5]，临床上也不作为常规的检测方法。测量特殊形状的卵泡时，需要临床医生全面扫查优势卵泡，选择有代表性的径线进行测量，避免片面地测量过大切面或过小切面，同时配合患者的月经时期、内膜厚度形态的评价及外周血激素的检测全面评估卵泡的发育阶段和成熟情况。

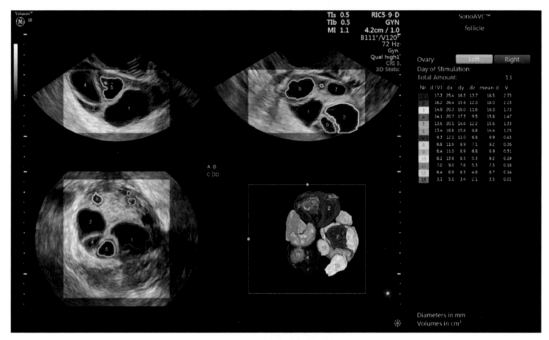

图 3-10 卵泡容积的测量

三、窦卵泡计数标准

于月经期第 2 ~ 4 天行超声检查测量卵泡大小，2 ~ 10mm 的卵泡称为窦卵泡。超声下可见的卵巢内针尖大小的无回声区或经放大处理后不满足窦卵泡大小的无回声区不能计数为窦卵泡。双侧卵巢窦卵泡总数能够反映卵巢储备功能及预测卵巢对促性腺激素的反应 [8]，其对超促排卵方案的选择及决定促性腺激素的使用剂量有着至关重要的作用 [9]，详见第六章第四节。

第四节 规范的图文报告书写

一张规范的超声图文报告主要包括患者的基本信息、脏器或病灶典型切面图像存储、超声检查所见描述、超声诊断及建议、医生签名等。报告中需使用专业、规范的术语，从主要到次要并针对性地进行客观描述。

一、超声检查所见描述

1. 子宫

（1）宫体：描述子宫位置、宫体大小、宫区回声情况、有无占位性病变及描述病变的位置、大小、边缘、回声及其与子宫肌层或内膜的解剖关系。

（2）宫颈：描述宫颈大小、有无占位性病变及病变特点。

（3）内膜：描述内膜厚度、形态、有无占位性病变及病变特点。

2. 卵巢 描述卵巢大小、优势卵泡大小、双侧卵巢窦卵泡数量，对卵巢占位性病变进行形态学描述。

3. 输卵管 正常输卵管不能清晰显像，当输卵管存在病变如积水、积脓时能够被发现，此时需对其大小、形态及回声特点进行描述。

4. 盆腔情况 是否存在盆腔积液及描述积液的回声性质、宽度、深度。盆腔有无其他占位性病变及对病变特点进行描述。观察盆腔脏器活动度情况。

二、超声诊断及建议

超声诊断包括解剖学定位、物理诊断、可能的疾病诊断及临床建议4个部分。诊断中首先明确是否存在病变及病变的性质；对于能够明确疾病类型者，可以直接给出超声诊断，如子宫畸形、子宫腺肌症等；对于未明确诊断但有诊断倾向者，结合个人经验给出可能的诊断倾向，如"考虑……的可能性大"；对于不能给出确切诊断者，需描述病变的物理性质（如实性回声、囊实混合性回声、无回声、高回声、中低混合回声等）。最后可以给予一定的临床建议，如对宫腔回声异常的不能明确诊断者，可以建议进一步完善宫腔镜检查；如月经前的子宫内膜回声欠均匀，可建议月经干净后复查超声等。

参 考 文 献

[1] Sanders RC，Parsons AK. Anteverted retroflexed uterus：a common consequence of cesarean delivery. AJR Am J Roentgenol，2014，203（1）：W117-W124.

[2] 中国医师协会超声医师分会. 中国妇科超声检查指南. 北京：人民卫生出版社，2017，1-192.

[3] 陈毅智. 生殖超声诊断学. 北京：科学出版社，2018.

[4] 北京协和医院. 超声诊断科诊疗常规.2版. 北京：人民卫生出版社，2012.

[5] Vandekerckhove F，Bracke V，De Sutter P. The value of automated follicle volume measurements in IVF/ICSI. Front Surg，2014，1：18.

[6] Forman RG，Robinson J，Yudkin P，et al. What is the true follicular diameter：an assessment of the reproducibility of transvaginal ultrasound monitoring in stimulated cycles. Fertil Steril，1991，56（5）：989-992.

[7] Ata B，Seyhan A，Reinblatt SL，et al. Comparison of automated and manual follicle monitoring in an unrestricted population of 100 women undergoing controlled ovarian stimulation for IVF. Hum Reprod，2011，26（1）：127-133.

[8] Iliodromiti S，Anderson RA，Nelson SM，Technical and performance characteristics of anti-Müllerian hormone and antral follicle count as biomarkers of ovarian response. Hum Reprod Update，2015，21（6）：698-710.

[9] Hsu A，Arny M，Knee AB，et al. Antral follicle count in clinical practice：analyzing clinical relevance. Fertil Steril，2011，95（2）：474-479.

第四章 超声在辅助生殖治疗过程中的应用

超声检查在生殖医学临床工作中有着至关重要的作用，从观察患者生殖器官的发育情况到对其生育力的评估；从监测卵泡及内膜的生长发育过程到预测妊娠结局的子宫内膜容受性的评估；从对促排卵用药方案及用药起始剂量的选择指导到取卵术、胚胎移植术及减胎术的操作引导等，都不能脱离超声技术而单独实现。辅助生殖中心的超声检查大多由生殖专业的临床医生完成，生殖医生兼有检查者及诊疗者两种身份，在做超声检查时不仅需要对患者超声图像进行客观形态学上的描述，还要将超声图像与患者的病史、月经周期、用药史及血液生化指标进行综合评估，最终完成临床诊断。本章对超声检查在辅助生殖治疗过程中的实际临床应用进行了总结归纳。

第一节 卵巢储备功能评估

女性生育力指女性能够产生卵母细胞、正常受精并孕育胎儿的能力。生育力的评估涵盖 3 个方面：卵巢储备功能、生殖道结构和功能及全身因素。卵巢储备功能是指卵巢皮质区卵泡生长、发育并形成可受精卵母细胞的能力，即卵巢内卵子的数量和质量。卵巢储备功能的评估是评估女性生育力及生育潜能的核心指标，是每一位不孕症女性患者在生殖门诊就诊时需要首先检查及评估的项目。对卵巢储备功能进行评估还可以识别及预判卵巢对外源性促性腺激素（gonadotropin，GN）的反应能力，为制定个体化促排卵方案提供依据。

一、卵巢储备功能的评估指标

1. 年龄 女性年龄是评估生育力的首要因素。随着年龄的增长，卵巢内卵泡的数量逐渐下降，这与卵泡的不断耗竭及卵泡闭锁有关；评估卵母细胞质量最佳的指标是年龄，卵巢的异常血管化、氧化应激、自由基失衡等均会引起卵母细胞质量的下降，从而导致受精失败及胚胎质量下降[1, 2]。对人类胚胎的研究表明，女性 26 ～ 30 岁时出现非整倍体胚胎的概率最小，随着年龄的增长，出现非整倍体胚胎的风险增加。36 岁患者的胚胎中出现非整倍体的比例超过 35%，39 岁时超过 50%，42 岁时超过 70%，43 岁时超过 80%[3]。虽然国际上对不孕症患者的诊断标准为正常性生活 1 年以上不孕者，但指南中提出对于 ≥ 35 岁的女性在未避孕 6 个月以上仍未获妊娠时，即推荐进行卵巢储备功能的评估和全面的不孕检查；对于 ≥ 40 岁的女性，该评估还需提前，如果有需要也可以采用辅助生殖技术以缩短达孕时间[4]。年龄能够很好地预测妊娠结局，但是年龄仍不能完全评估卵巢储备功能，卵巢年龄与实际年龄并不总是一致的，相同年龄的不同女性的卵巢储备功能也存在很大差异。因此，年龄只作为初步评估卵巢储备功能的指标，仍需结合其他辅助检查共同评估卵巢的储备功能。

2. 内分泌指标

（1）基础卵泡刺激素（basal follicle-stimulating hormone，bFSH）：月经周期第 2～5 天 bFSH 水平对卵巢储备功能的预测能力较年龄更敏感。卵巢储备功能减退的患者雌二醇减少，其对下丘脑 - 垂体 - 卵巢轴的负反馈作用减弱，导致 bFSH 增高。bFSH > 10U/L 提示卵巢储备功能减退。但 bFSH 检测变异度较大，单一对 bFSH 进行检测在年轻患者中的预测价值较低，但当 bFSH 已经明显升高时其预测价值较高。bFSH 亦需结合多个指标综合评估卵巢储备功能。

（2）基础雌二醇（basal estradiol，bE$_2$）：月经期第 2～5 天的 bE$_2$ 不单独作为评估卵巢储备功能的指标，其用于识别 bFSH 正常的卵巢储备功能减退的患者。卵巢储备功能减退的患者 E$_2$ 水平降低，但由于 FSH 的升高可刺激颗粒细胞分泌 E$_2$，导致 E$_2$ 水平短暂性升高。E$_2$ 水平的早期升高是生殖衰老的特征，由于负反馈作用，bFSH 此时可能表现为正常。当 bFSH 正常但 bE$_2$ 水平升高时（> 80pg/ml），仍提示卵巢反应不良及妊娠率降低的可能性增大。E$_2$ 水平容易受到卵巢囊肿及基础药物的影响，需要注意鉴别。

（3）抑制素 B（inhibin B，INH-B）：由窦前卵泡颗粒细胞分泌，其可反映基础状态下卵巢储备功能。研究显示，月经第 3 天血 INH-B < 45ng/L 提示卵巢储备功能下降[5]。但 INH-B 并不是预测卵巢储备功能的敏感性指标，指南中不推荐使用。

（4）bFSH 与基础黄体生成素（basal luteinizing hormone，bLH）比值（bFSH/bLH 值）：能够反映卵巢储备功能的机制，在卵巢功能明显减退的妇女中，由于缺乏雌激素的负反馈作用，bFSH 水平升高，又由于缺乏 INH-B，bLH 水平升高，但 bFSH 的升高早于 bLH，故 bFSH/bLH 值上升，这对于识别 bFSH 正常的卵巢储备功能下降有意义。研究表明，当 bFSH/bLH 值 > 2 时，提示存在卵巢对促性腺激素反应不良的可能[6]；当 bFSH/bLH 值 > 3.6 时，提示卵巢储备功能明显减退[7]。

（5）抗米勒管激素（anti-Müllerian hormone，AMH）：由窦前卵泡及小窦卵泡的颗粒细胞产生，从胎儿时期开始分泌，18 岁达峰值，随后分泌量逐渐下降，至 50 岁左右停止分泌。AMH 调控卵泡生长发育，其不受下丘脑 - 垂体 - 卵巢轴的调控[8]，故 AMH 在月经周期不同的时间段均可准确反映窦卵泡池的大小。在超促排卵周期中，AMH 也可作为预测获卵数的最佳因子之一。有研究表明，AMH 能够间接预测胚胎质量[9]，然而这一说法仍需进一步证实。目前，AMH 存在检测方法及检测试剂的多样化问题，检测费用略高，检测需数小时或更久，目前认为 AMH 是能够反映卵巢储备功能最可靠的指标之一。

3. 超声下卵巢窦卵泡计数（antral follicle count，AFC）　鹿特丹标准定义的窦卵泡为直径 2～10mm 的卵泡，但窦卵泡直径的上限为 10mm 一直存在争议，如有研究将直径 2～8mm 及 2～9mm 作为窦卵泡的定义标准。AFC 为超声下双侧卵巢窦卵泡数量的总和，能够直观地反映卵巢储备功能，并能够预测超促排卵卵巢的反应性及获卵数，且操作简便即时、费用低且准确度高，目前其是评估卵巢储备功能的首选检查指标，也是生殖门诊接待初诊患者时需完善的常规妇科检查项目，但其不能预测胚胎质量。既往认为窦卵泡应在月经期测量，现有研究表明窦卵泡可以在月经周期中任一时间进行测量，其准确性一致[10]。但在临床操作中发现仍存在几种情况可能会影响检查者对卵巢窦卵泡的识别和计数，当卵巢内存在较大的囊肿、黄体或血体时，卵巢内的窦卵泡会由于囊肿的压迫而显示不清，但在囊肿液被穿刺吸出后或在接下来的月经周期中生理性囊肿吸收后，窦卵泡即可逐一显露（图4-1）；黄体期卵巢体积缩小，部分患者窦卵泡也会相应缩小，这增加了观察计数的难度（图4-2），部分患者容易误认为是卵巢储备功能减退；在使用长效GnRH激动剂进行降调节后，特别是连续使用数月后卵巢处于休眠状态，卵巢体积缩小，部分患者卵巢内仅可见针尖样无回声区，窦卵泡显示不清，此时不宜对其直接进行卵巢储备功能减退的诊断，患者卵巢及窦卵泡的变化是由药物影响所致，月经来潮后窦卵泡影像可逐渐恢复，同样的窦卵泡变化也可能出现在长期使用避孕药的患者中（图4-3）；在低促性腺激素性腺功能减退的患者中，超声图像常表现为卵巢小且无确切窦卵泡影像，此时需要与卵巢储备功能减退或卵巢早衰相鉴别，在完善进一步的性激素及AMH检查后，如能够发现极低的E_2和促性腺激素水平及正常的AMH值，可以解释患者异常的卵巢影像是上位中枢病变所致，而患者的卵巢储备功能是正常的，此类型患者需长时间使用大剂量促性腺激素刺激方能有卵泡生长发育并排卵，在促排卵过程中卵巢体积逐渐增大，窦卵泡影像也逐渐被显示（图4-4）。在AFC检查中，由于不同检查设备及不同医生间的检查方法、标准存

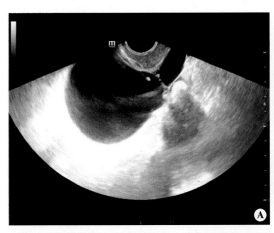
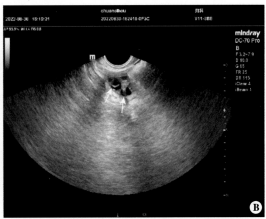

图4-1　输卵管积水穿刺抽出前，此侧卵巢及窦卵泡显示不清（A）；积水穿刺后窦卵泡显示清楚（B）

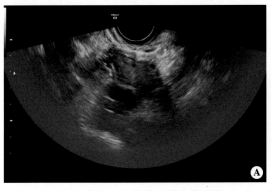
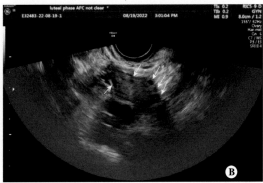

图4-2　黄体晚期卵巢影像（A）；箭头示窦卵泡影像，窦卵泡小（B）

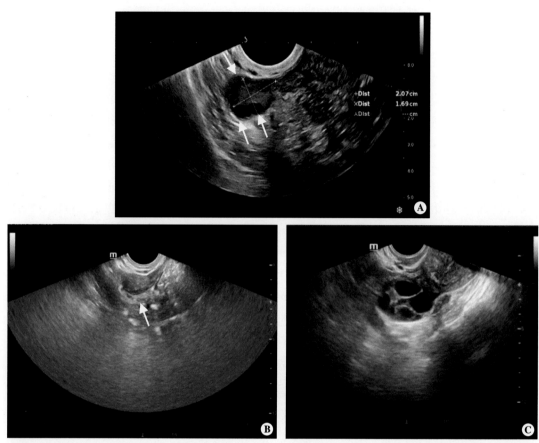

图 4-3　口服达英 -35 前卵巢窦卵泡清晰可见（A）；口服达英 -35 1 个月后卵巢总体较实，其内仅可见极小的窦卵泡影像，易与卵巢储备功能减退相混淆（B）；达英 -35 停药后进行超促排卵，卵巢多个卵泡逐渐发育（C）

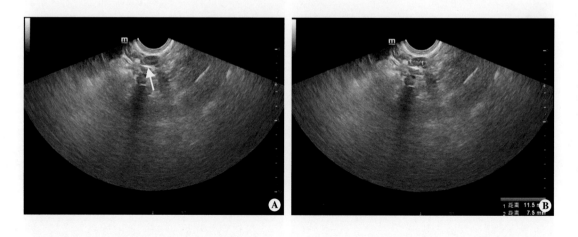

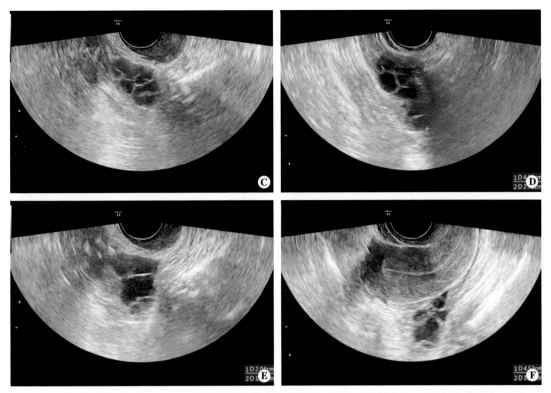

图 4-4　促排卵前卵巢影像（A）；促排卵前卵巢大小的测量（B）；促排卵 50 天右侧卵巢影像（C）；促排卵 58 天右侧卵巢影像（D）；促排卵 58 天左侧卵巢成熟卵泡影像（E）；促排卵 58 天子宫影像及宫体大小（F）

在差异，常在不同医院或不同医生间出现检查结果差别较大的现象。应用图像局部放大功能将卵巢内针尖大小的无回声区放大并将其误认为窦卵泡会增加窦卵泡计数结果，从而遗漏卵巢储备功能减退的诊断，目前这一检查还需广泛统一及规范测量标准和计数方法。

图 4-4 患者病例分享：患者，女，27 岁，以"计划妊娠 7 年不孕"为主诉入院。患者自述无自主月经来潮。7 年前曾就诊于外院行妇科超声检查，提示始基子宫，大小为 2.3cm×0.9cm，未见双侧卵巢确切影像。其后间断用药，激素替代治疗，并完善输卵管造影检查，提示通畅，完善男方精液检查，提示正常。曾尝试促排卵但卵泡不发育。现来笔者所在医院就诊，初诊超声检查提示子宫较前明显增大，宫体大小约 3.6cm×3.1cm，右侧卵巢大小约 1.7cm×1.2cm，左侧卵巢大小约 1.1cm×0.7cm（图 4-4A、B），双侧卵巢内未见确切窦卵泡影像。完善性激素检查，E_2 < 15pg/ml，FSH 0.53U/L，LH < 0.2U/L，P < 0.1ng/ml，PRL 15ng/ml，T 0.18ng/ml，AMH 4.49ng/ml，提示卵巢储备功能正常，低促性腺激素水平，考虑病变位于上位中枢，为进一步明确诊断行头部 MRI 检查，报告为蝶鞍空泡。目前诊断：原发性不孕症，空蝶鞍综合征。拟行促排卵试孕。

促排卵用药遵循小剂量递增原则，剂量从 75U/d 递增至 450U/d 后卵泡开始发育，为预防多个卵泡同时发育，又将剂量减至 300U/d，促排卵用药共历时 59 天，用药过程中卵巢逐渐增大，窦卵泡从计数 0 个到多个卵泡显像，最终有一个卵泡发育成熟，此时宫体大小约为 4.5cm×3.2cm（图 4-4F），较前增大，并予以 hCG 诱发排卵并指导同房。

有研究显示，超声卵巢体积及基质血流能够评估卵巢储备功能，但指南中并不推荐使用。

综上所述，年龄、外周血激素指标及超声参数均能够用来评估卵巢储备功能。目前常用的卵巢储备功能评估方法按预测价值由高到低依次为 AMH、AFC、bFSH、年龄、bFSH/bLH 值，其中 AMH 与 AFC 最常用，不推荐 INH-B 为预测指标[11]。所有的预测指标均存在各自的优缺点，目前尚无能够独立预测卵巢储备功能的指标。AMH 检测逐步演变为更加客观、标准、便捷且可在月经周期内任意时间点完成的检测方法，并逐渐成为评估卵巢储备功能、预测卵巢对促性腺激素反应性的金标准生物标志物。

二、与卵巢储备功能相关的辅助生殖常用名词、概念及处理方式

1. 卵巢储备功能减退（diminished ovarian reserve，DOR） 是由于卵母细胞的数量减少和（或）质量下降，导致卵巢功能不足，引起生育力下降[12]。DOR 分为与高龄相关的生理性 DOR 及与年龄不相符的病理性 DOR（图 4-5）。

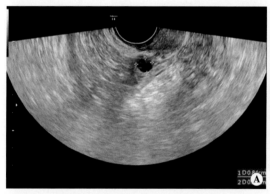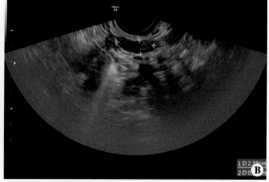

图 4-5 卵巢储备功能减退患者右侧卵巢小，卵巢内仅可见 1 个窦卵泡（A）；左侧卵巢小而实感，卵巢大小 2.39cm×0.87cm，卵巢内未见窦卵泡影像（B）

目前临床上尚无 DOR 的统一诊断标准。《中国高龄不孕女性辅助生殖临床实践指南》指出，AMH < 1.0ng/ml 预示卵巢储备功能下降，AMH < 0.5ng/ml 预示卵巢储备功能低下；AFC 预测 DOR 的界值仍存在争议，范围为低于 5 ～ 7 个；大多数文献以 FSH ≥ 10U/L 作为 DOR 的诊断标准，也有将 FSH > 12U/L 或 15U/L 作为诊断标准；bFSH/bLH 值预测 DOR 的敏感度及特异度较单一检测 FSH 高，但该比值文献报道尚不统一，介于 2.0 ～ 3.6[13]；bE_2 水平的升高早于 bFSH 的升高，bE_2 < 80pg/ml 提示卵巢储备功能正常，bE_2 > 80pg/ml 提示周期取消率可能升高、妊娠率下降，由于 bE_2 与 bFSH 之间存在负反馈关系，建议同时测定 bFSH 和 bE_2[11]。《卵巢储备功能减退临床诊治专家共识》（以下简称为《共识》）中推荐使用 AMH、AFC、bFSH，并结合年龄因素评估 DOR：① AMH < 1.1ng/ml 提示 DOR；②双侧卵巢 AFC 低于 5 ～ 7 个提示 DOR；③连续 2 个月经周期中 bFSH > 10U/L 提示 DOR；④建议 35 岁以上的女性如果积极试孕超过 6 个月仍未获妊娠，需要进行卵巢

储备功能评估。

《共识》中对于已经诊断为 DOR 的已婚、避孕女性，建议通过科普宣传鼓励其解除避孕，通过自然监测排卵或促排卵的方式指导其试孕：对于＜ 35 岁的 DOR 女性，建议试孕半年，对于≥ 35 岁的 DOR 女性，建议试孕 3 个月，在此期间如未获妊娠则按照不孕症处理（完善输卵管检查及男方检查，排除以上因素后需行 IVF-ET 助孕）；如自然状态下不排卵且药物诱导排卵无效，则以"排卵障碍性不孕"建议行 IVF-ET。

2. 早发性卵巢储备功能不全与卵巢早衰　早发性卵巢储备功能不全（premature ovarian insufficiency，POI）是指女性在 40 岁以前出现卵巢功能减退，主要表现为月经异常（闭经、月经稀发或频发）、促性腺激素水平升高（FSH ＞ 25U/L）、雌激素水平下降[15]，初期表现为 DOR，严重者表现为卵巢早衰（premature ovarian failure，POF）。POF 是女性 40 岁以前出现闭经、促性腺激素水平升高（FSH ＞ 40U/L）和雌激素水平降低，并伴有不同程度的围绝经期症状，是 POI 的终末阶段[16]（图 4-6）。

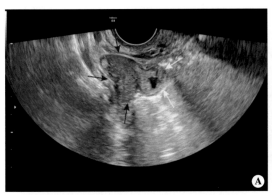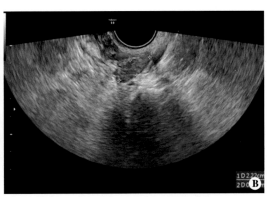

图 4-6　卵巢早衰患者右侧卵巢影像（箭头所示卵巢）（A）；卵巢早衰患者左侧卵巢影像（B）

POI 的诊断标准：①年龄＜ 40 岁；②月经异常至少 4 个月；③至少两次间隔 4 周的 bFSH ＞ 25U/L。常见病因包括遗传因素（如 Turner 综合征）、医源性因素（卵巢手术、放化疗等）、免疫因素、环境因素（不良环境及生活习惯）等。相较 DOR，POI 更强调年龄、病因和月经状态。

目前尚无有效的方法治疗 POI，未干预的 POI 可能会增加心血管疾病风险，从而影响预期寿命，目前主要使用激素替代治疗（hormone replacement therapy，HRT）对 POI 进行干预，方法为使用雌激素 22 ～ 28 天，在后 10 ～ 14 天加用孕激素。生殖门诊常用天然雌激素（戊酸雌二醇）和孕激素（地屈孕酮）进行 HRT；或用雌二醇 / 雌二醇地屈孕酮片（芬吗通）进行 HRT，该药为 17β- 雌二醇与地屈孕酮的组合制剂，是接近天然的雌、孕激素，均对胚胎无致畸作用。原发性 POI 发生在青春期前无内源性雌激素，可补充雌激素以利于骨骼的生长及青春期发育，有子宫合并阴道出血者需加用孕激素以保护子宫内膜[16]，HRT 需贯穿患者整个育龄期。继发性 POI 的治疗参考《中国绝经管理与绝经激素治疗指南（2018）》，在无禁忌的前提下主张尽早开始 HRT，鼓励持续治疗至自然的平均绝经年龄，降低发生心血管疾病及骨质疏松的风险，用药期间注意随访患者用药依从性及不良反应[17]。

图 4-6 患者病例分享：患者，女，28 岁，以"月经不规律 3 年准备试孕"为主诉入

院。患者既往月经规律，周期 30 天，近 5 年月经不规律，呈 5/（30～90）天型，曾口服孕激素撤退出血，末次月经为 2 个月前。患者本周期月经推迟并自行口服孕激素，但未出现撤药出血，为求育遂来笔者所在医院生殖中心就诊。既往未行排卵监测及输卵管造影检查，男方精液检查正常。笔者所在中心对患者进行了子宫附件经阴道超声检查，提示子宫大小、形态正常，子宫区无明显占位性病变，子宫内膜厚 3mm 且连续性好，右侧卵巢大小为 1.8cm×1.1cm×0.9cm，左侧卵巢大小为 2.1cm×0.8cm×0.9cm，双侧卵巢实感且均未见窦卵泡影像。初步诊断：早发性卵巢储备功能不全可能性大。

为进一步明确诊断，完善性激素及 AMH 检查，结果显示 E_2 < 15ng/ml，FSH 108U/L，LH 28U/L，P 0.2ng/ml，PRL 14ng/ml，T 0.4ng/ml，AMH 0.06ng/ml。患者目前诊断：卵巢早衰。向患者交代病情并给予芬吗通激素替代治疗。使用芬吗通前 3 个周期在服用雌二醇阶段监测卵泡发育情况，均未见优势卵泡发育。于第 4 个周期的月经期行性激素检查，结果显示 E_2 60pg/ml，FSH 19.57U/L，LH 7.6U/L，P 1.3ng/ml，在本周期服用雌激素阶段未监测卵泡发育情况，在月经周期第 12 天自行尿 LH 试纸检查，显示强阳性，次日晨返院行超声检查为图 4-6 中影像。超声检查示双侧卵巢实感，无明显窦卵泡影像，内膜厚 9mm，内膜形态 C 型，右侧卵巢（图 4-6A 中红色箭头）边缘见一厚壁回声凸起，由卵巢发出（图 4-6A 中黄色箭头），内伴少量无回声，影像特点结合患者病史及月经史考虑为排卵后黄体的可能性大。指导患者本周期尽快同房并将芬吗通改为后半周期雌二醇地屈孕酮片口服，14 天后验孕提示未孕。于第 5 个周期继续使用芬吗通激素替代治疗，于雌二醇使用第 8 天发现优势卵泡，并在其后的监测中卵泡发育成熟并进行 IVF，获得 1 枚优质胚胎行冷冻保存。患者在接下来的激素替代周期中仍监测到成熟卵泡发育，行 IVF 并冷冻第 2 枚胚胎。复苏周期解冻移植两枚细胞胚后患者成功受孕，宫内单胎妊娠。

3. 卵巢不敏感综合征　又称卵巢抵抗综合征（resistant ovary syndrome，ROS）或 Savage 综合征，因患者卵巢内有正常的卵泡存在，但卵巢对内源性及外源性 GN 均不敏感而得名。ROS 的病因被认为是卵巢缺乏 FSH 受体或受体后反应，或存在 FSH/LH 受体抗体等自身免疫异常。患者多表现为高促性腺激素性闭经；雌激素呈低水平或正常低值（雌激素来源于对促性腺激素有部分反应的卵泡）；卵巢储备功能正常（AMH 正常、经阴道超声检查提示有正常的 AFC）；原发性闭经患者生殖器官及第二性征发育不良，继发性闭经患者第二性征发育正常，内生殖器无明显萎缩，可有潮热及阴道干涩等由于雌激素低下引起的症状[18]。诊断标准：①闭经；②染色体核型正常为 46，XX；③ FSH 水平升高，多数 > 40U/L，LH 升高或正常高值，E_2 低水平或正常低值；④超声检查见卵巢大小正常，AFC 正常。

ROS 需与卵巢早衰相鉴别，两者均表现为高促性腺激素性闭经，且性激素检查及临床表现相似。两者超声表现相差悬殊，前者为有卵泡型，后者为无卵泡型，超声卵巢储备功能评估及 AMH 检查可对二者进行鉴别（图 4-7）。

ROS 治疗方法主要为 HRT，对于青春期女性可促进其性征发育、诱发月经来潮及保护生殖功能；对于育龄期女性可维持其性征及正常的性生活，改善由于雌激低下引发的症状，预防骨质疏松。所有 ROS 患者均需注意补充钙剂及维生素 D 以预防骨质疏松，心理疏导对恢复卵泡发育也有一定的帮助[19]。

对于 ROS 的不孕症治疗，目前尚无特定有效的方案，雌激素对内源性的促性腺激素有负反馈抑制作用，雌激素也可激活卵泡促性腺激素受体，从而恢复卵泡对促性腺激素的敏感性，促使卵泡发育成熟。1977 年首次报道了 ROS 患者应用雌激素自发妊娠的病例[20]。随着辅助生殖技术的发展，垂体抑制、卵巢刺激方案的调整给 ROS 患者的助孕治疗带来了更多成功的希望，口服避孕药或 GnRH 激动剂降调节能够减少绝大多数 ROS 患者内源性 FSH、LH 的分泌，而后加用大剂量外源性 GN 促排卵，卵泡成熟后给予 hCG 诱发排卵并指导同房或行 IVF-ET。然而 ROS 患者的卵巢对内源性及外源性促性腺激素的反应均很差，特别是自身 FSH 极高的患者，其对外源性促性腺激素的反应更差，尽管长时间大剂量地使用外源性促性腺激素，卵巢可能仍旧无反应或呈低反应。未成熟卵体外成熟（in vitro maturation，IVM）技术为 ROS 患者提供了另外一种可能获孕的方式，在卵巢内获取未成熟卵，在体外通过实验室技术将其培养成熟后再行 IVF-ET，目前国内外均有对外源性大剂量促性腺激素无反应的 ROS 患者通过 IVM 技术获得成功妊娠的报道[20]。ROS 患者也为赠卵 IVF-ET 的适应证人群，报道显示其赠卵周期的妊娠率为 35% ～ 40%[18]。

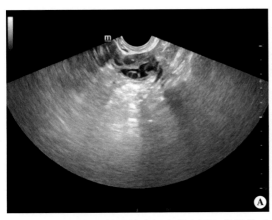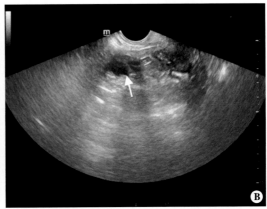

图 4-7　卵巢不敏感综合征患者右侧卵巢影像（A）；卵巢不敏感综合征患者左侧卵巢影像（B）

图 4-7 患者病例分享：患者，女，35 岁，以"计划妊娠 2 年未孕"为主诉入院。月经平素不规律，需口服黄体酮方能月经来潮，末次月经在 50 天前。输卵管造影检查提示双侧输卵管通畅，排卵监测提示无发育卵泡，男方精液检查正常。行子宫附件经阴道超声检查提示子宫大小、形态正常，内膜厚 5mm，连续性佳，形态为 B 型，双侧卵巢大小正常，其中右侧卵巢内见 9 个窦卵泡，左侧卵巢内见 5 个窦卵泡，子宫附件未见明显占位性病变。初步诊断：原发性不孕症，卵巢储备功能正常，排卵障碍性不孕的可能性大。嘱其使用孕激素撤退性出血，月经期第 3 ～ 5 天返院，完善进一步检查并拟行促排卵试孕。

患者月经期第 3 天返院，完善促排卵前期体检检查，其中性激素检查提示 E_2 28pg/ml，FSH 43U/L，LH 9.2U/L，P 0.1ng/ml，PRL 11.38ng/ml，T 0.46ng/ml。子宫附件超声检查提示内膜厚度 3mm，右侧卵巢内见 9 个窦卵泡，左侧卵巢内见 5 个窦卵泡。性激素检查考虑卵巢储备功能明显减退，而超声检查窦卵泡计数再次提示卵巢储备功能正常，二者的矛盾性考虑本病例不除外卵巢不敏感综合征，遂进一步完善 AMH 检查。3 天后 AMH 检查结果示 3.49ng/ml，与超声窦卵泡计数的结果相符合，与性激素反应不相符。补充纠正本病例诊断：原发性不孕症，卵巢不敏感综合征。

给予芬吗通激素替代治疗，用药1个周期后，月经期复查性激素，E_2 52pg/ml，FSH 19.41U/L，LH 7.12U/L，P 0.21ng/ml，FSH 较前明显下降。继续行第2个周期芬吗通激素替代治疗，停药后的月经期复查性激素，E_2 56pg/ml，FSH 23.07U/L，LH 6.65U/L，P 0.46ng/ml，FSH 变化相较上一个周期轻微上升，嘱其本周期尝试使用避孕药"达英-35"降低内源性 FSH 水平，用药1个周期后月经期复查性激素，E_2 145pg/ml，FSH 17.33U/L，LH 4.23U/L，P 0.35ng/ml。向患者交代病情，激素替代治疗及避孕药的使用目的都为降低内源性 FSH 水平，以提高卵巢的敏感性，为接下来促排卵治疗做准备，但由于卵巢不敏感综合征的疾病特点，在接下来的长时间、大剂量促排卵药物的使用过程中仍存在较大的无优势卵泡发育的可能性。

4. 卵巢对促性腺激素的反应性　控制性卵巢刺激（controlled ovarian stimulation，COS）使患者在1个月经周期内能够获得更多的卵母细胞，从而提高 IVF-ET 的妊娠率及累计妊娠率，卵巢对促性腺激素的反应性这一概念由此被提出，并成为决定 IVF 成功与否的关键因素。卵巢对促性腺激素的反应性与卵巢的储备功能直接相关。在一项对获卵数与活产率关系的研究中，患者按照卵巢反应性分为4组，即获卵数1~3个被定义为低反应组，4~9个被定义为次优反应组，10~15个被定义为正常反应组，>15个被定义为高反应组[21]，这也成为目前较多临床研究对不同卵巢反应人群的分组及分类方法。临床实践指南中提出，AMH < 1.0ng/ml 提示卵巢对促性腺激素可能反应不良；1.0ng/ml ≤ AMH ≤ 3.5ng/ml 提示卵巢对促性腺激素有良好的反应；AMH > 3.5ng/ml 提示卵巢对促性腺激素有高反应性。超促排卵用药需谨慎，避免卵巢过度刺激的发生[11]（详见本章第四节中关于卵巢过度刺激综合征的说明）。

卵巢对促性腺激素的反应不良称为卵巢低反应（poor ovarian response，POR），主要表现为促性腺激素用量大、获卵数少、周期取消率高及临床妊娠率低等[22]。2011年欧洲人类生殖与胚胎学会（ESHRE）首次采用博洛尼亚标准（Bologna criteria）定义 POR[23]（表 4-1），但人们在应用过程中发现该定义的 POR 人群存在不同亚组，该定义将 POR 人群统一化而不能对不同亚组患者进行分层识别及管理治疗。因此，2016年多个国家的生殖学者组成了波塞冬小组，提出以患者为导向、基于个体化卵母细胞数量的 POR 分层管理策略（表 4-2）。分层方法是将卵巢储备功能降低导致的"预期 POR"（3、4组）与卵巢对外源性促性腺激素反应差导致的"非预期 POR"（1、2组）进行大分类，两大类 POR 再以年龄35岁为界共分成4组；卵巢储备功能正常的非预期 POR（1、2组）再根据卵巢对前次促性腺激素刺激为低反应性或次低反应性进行亚组的分层[24]。初步研究表明，波塞冬标准的 POR 患者占所有接受辅助生殖治疗患者的一半[25]，波塞冬标准将 POR 患者进行更细致的划分以指导临床医生为其提供个体化的管理方案。

表 4-1　卵巢低反应的博洛尼亚标准：3条中至少符合2条

第一条	年龄 ≥ 40岁或存在 POR 的危险因素，如遗传缺陷、盆腔因素等
第二条	前次刺激周期出现 POR（常规卵巢刺激获卵数 ≤ 3个）
第三条	一个异常的卵巢储备试验结果：AFC 低于5~7个或 AMH 低于0.5~1.1ng/ml

注：在没有高龄和卵巢储备试验异常的情况下，两个最大刺激周期的 POR 足以定义 POR。

表 4-2 卵巢低反应的波塞冬分组

波塞冬 1 组（PG1）	年龄 < 35 岁，卵巢储备功能正常（AFC ≥ 5 个，AMH ≥ 1.2ng/ml），且预期外卵巢低反应或次优反应。其中，1a 亚组（低反应组）获卵数 < 4 个；1b 亚组（次低反应组）获卵数 4 ～ 9 个
波塞冬 2 组（PG2）	年龄 ≥ 35 岁，卵巢储备功能正常（AFC ≥ 5 个，AMH ≥ 1.2ng/ml），且预期外卵巢低反应或次优反应。其中，1a 亚组（低反应组）获卵数 < 4 个；1b 亚组（次低反应组）获卵数 4 ～ 9 个
波塞冬 3 组（PG3）	年龄 < 35 岁，卵巢储备功能低下（AFC < 5 个，AMH < 1.2ng/ml）
波塞冬 4 组（PG4）	年龄 ≥ 35 岁，卵巢储备功能低下（AFC < 5 个，AMH < 1.2ng/ml）

波塞冬 1 组和 2 组患者（非预期 POR）的主要特征是患者卵母细胞产量与卵巢储备功能不一致，建议优化其超促排卵方案，采用基因重组 FSH 代替尿源性 FSH，这种非预期的 POR 可能与卵巢对外源性促性腺激素的敏感性降低有关，增加促性腺激素起始剂量及在 COS 过程中补充重组 LH 以克服卵巢抵抗，能够提高其卵巢的反应性并获得与正常反应者相似的妊娠结局。波塞冬 3 组和 4 组患者的主要特征是卵巢储备功能减退，增大促性腺激素用量不能改善其妊娠结局[26, 27]，可通过多周期促排卵取卵、卵泡期和黄体期双刺激促排卵双取卵的方式提高获卵数，从而提高妊娠率及累积活产率[28]。

5. 低促性腺激素性腺功能减退（hypogonadotropic hypogonadism，HH） 下丘脑 - 垂体病变是 HH 的主要病因，根本原因在于下丘脑分泌 GnRH 或垂体分泌 FSH 和 LH 水平降低或障碍，患者表现为低雌激素状态、无青春期启动、第二性征发育缺失、闭经和不孕。HH 分为先天遗传性 HH 及后天获得性 HH。先天遗传性 HH 主要为特发性低促性腺激素性腺功能减退（idiopathic hypogonadotropic hypogonadism，IHH），根据有无嗅觉缺失分为嗅觉缺失的 Kallmann 综合征和嗅觉正常的 IHH；后天获得性 HH 有多种病因，包括中枢神经系统及垂体肿瘤、过度运动、节食减肥和情绪障碍等[29]。诊断上需依据患者临床症状并参考实验室检查结果综合考虑。

先天遗传性 HH 治疗的主要目的是使用 HRT 建立正常的月经周期，促使第二性征发育并维持其第二性征特点和正常的性激素水平、预防骨质疏松及保持心理健康，这是后期促排卵试孕必不可少的治疗阶段。后天获得性 HH 需首先查找病因、对因治疗，同时需要 HRT 维持月经及预防第二性征萎缩，对于有生育要求者可行促排卵治疗。HH 患者合并输卵管因素、男方因素、既往人工授精治疗失败后或单纯促排卵治疗无效的情况下，可行 IVF-ET 治疗。在超促排卵前需评估卵巢的反应性，但 HH 患者卵巢储备功能标志物 bFSH、bFSH/bLH 值均不能对其卵巢的储备功能进行评估；由于 HH 患者卵巢小、窦卵泡计数困难，超声图像常与卵巢功能减退或卵巢早衰表现相混淆，超声 AFC 计数亦不能反映其卵巢储备功能；相较其他标志物，AMH 更能体现 HH 患者的卵巢储备功能，虽然这一观点受到 2014 年的一个报道质疑[30]，但目前现有的评估方法中只有 AMH 能够最大限度地减少 HH 疾病特点对卵巢储备功能评估的干扰。HH 患者促排卵药物的剂量需采用逐步递增策略，其需要更多的促性腺激素和更长的促排卵时间，在促排卵药物的使用过程中卵巢体积逐渐增大、窦卵泡影像逐渐显露并开始进入生长发育轨道，在促排卵用药期间需观察卵巢的反应性并预防卵巢过度刺激的发生（参见图 4-4 患者的病例分享）。

第二节 自然周期排卵监测及超促排卵卵泡监测

排卵障碍性不孕是女性不孕症的常见病因，经阴道超声检查能够明确发育中卵泡所在的部位，了解卵泡的大小和形态、发育过程及成熟情况，还能够了解子宫内膜的增殖情况。在明确不孕症病因的过程中，需对患者进行排卵监测，同时发育良好的卵泡、合适的内膜及对患者同房时间合理的指导有助于提高患者的受孕率。超声排卵监测为生殖专业基本操作技能，临床医生需熟练掌握。

一、自然周期超声排卵检测

1. 预测排卵期及卵泡监测时机的选择 正常月经周期的患者，月经周期第 3 ～ 5 天双侧卵巢内可见直径 2 ～ 7mm 的窦卵泡，所募集的卵泡中对 FSH 最敏感、阈值最低的卵泡被选择为优势卵泡，其余卵泡闭锁。月经周期第 6 天，优势卵泡直径为 7 ～ 8mm，在卵泡期的前半部分，优势卵泡以每天 1mm 的速度生长，直径达 10mm 后，其生长速度增至每天 2mm，周期第 12 天，优势卵泡直径一般为 16 ～ 18mm，当主导卵泡直径达 18 ～ 20mm 时可出现自发 LH 峰，LH 峰出现后卵泡会快速增长 2 ～ 4mm，LH 峰和卵泡最大径线几乎同时出现。我们可以通过周期第 12 ～ 14 天的卵泡大小结合卵泡的生长速度预测自发 LH 峰和排卵的发生时间。排卵一般发生在下次月经来潮前 14 天左右，周期规律的患者也可根据下次月经第 1 天倒推 14 天计算本次月经周期的排卵期。

月经周期规律患者的监测时机可从推测排卵日的前 3 ～ 5 天开始，每天进行卵泡监测，观察卵泡大小、张力、成熟度及排卵情况；对于月经周期欠规律的患者，可从月经第 8 天开始监测，当最大卵泡直径为 8 ～ 12mm 时，间隔 2 天检查一次，当卵泡直径为 12 ～ 14mm 时，间隔 1 天检查一次，当卵泡直径 ≥ 14mm 时，需每日监测，直到成熟卵泡排卵为止；对于周期欠规律、不能自行推算排卵期且不能够频繁来院系统监测的患者，可告知其观察到拉丝样分泌物时返院进行超声监测，因为出现拉丝样分泌物表明体内出现较高的雌激素，可能为排卵前征象；对于月经周期不规律的患者，卵泡监测可从月经第 5 天开始，间断或持续长程监测，因其排卵期及月经期不确定，因此应延长监测时间，明确排卵障碍后在接下来的月经周期中需行促排卵试孕。

2. 成熟卵泡排卵前影像 成熟卵泡直径为 18 ～ 28mm，呈圆形或椭圆形，成熟卵泡向卵巢表面移动、一侧无卵巢组织覆盖且向外凸出，卵泡外形清晰、光滑，张力大，内为无回声暗区，透声好，出现此影像提示排卵即将发生在 24 ～ 48 小时，部分卵泡一侧内壁可见点状高回声，即为卵丘，意味着排卵过程即将开始。卵泡期随着卵泡的逐渐增大，雌激素逐渐增高，子宫内膜逐渐增厚，此时子宫内膜受单一雌激素作用形态为"三线征"的 A 型内膜；当卵泡发育成熟，雌激素出现第一次峰值，使下丘脑 - 垂体 - 卵巢轴发生周期中唯一的正反馈，随着 LH 峰值的出现，孕激素开始少量合成，此时子宫内膜逐渐从 A 型向 C 型转化（图 4-8）。

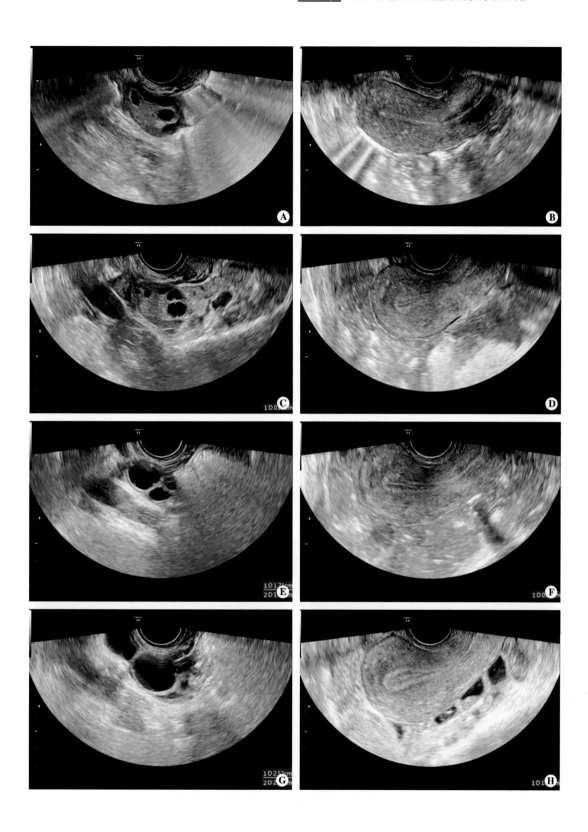

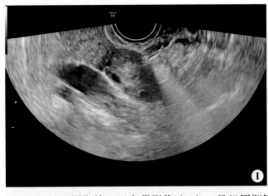
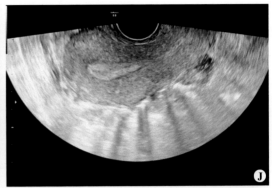

图4-8　月经周期第4天卵巢影像（A）；月经周期第4天子宫影像（B）；月经周期第8天优势卵泡的测量（C）；月经周期第8天子宫及子宫内膜影像（D）；月经周期第12天优势卵泡的测量（E）；月经周期第12天子宫内膜厚度的测量（F）；月经周期第15天优势卵泡的测量（G）；月经周期第15天子宫内膜厚度的测量（H）；月经周期第16天排卵后影像（I）；月经周期第16天子宫及子宫内膜影像（J）

注：月经周期第4天，卵巢内可见窦卵泡，子宫内膜薄。月经周期第8天，优势卵泡平均直径8.8mm，子宫内膜为增殖期，厚7mm，形态为A型。月经周期第12天，优势卵泡平均直径12mm，子宫内膜厚9.2mm，形态为A型。月经周期第15天优势卵泡平均直径23mm，子宫内膜厚10.1mm，形态开始由A型向C型转化，提示内源性LH峰值可能已经出现且孕激素开始上升，预示排卵即将在24～48小时发生。月经周期第16天卵泡消失，子宫内膜形态为C型，呈分泌期改变

排卵为瞬间发生，超声检查很难捕捉，可以通过超声卵泡图像特点结合外周血激素值预估患者排卵发生的时间段，进而指导患者同房。在IVF取卵的过程中偶尔能够捕捉到排卵瞬间的影像。

3. 排卵后超声影像特点（图4-9）　①成熟的卵泡突然消失；②成熟卵泡显著缩小，泡壁模糊，形态不规则，内部回声不均匀；③血体形成，排卵后卵泡壁塌陷，卵泡膜血管破裂，血液流入卵泡腔形成囊性血体结构，大约持续72小时，血体内一般为不凝血液，少数可为血块，超声下表现为囊肿内回声呈细密点状，而后血体进一步演化形成黄体，正常情况下血体不应超过原卵泡大小，如果黄体囊腔出血且直径超过正常血体，称为黄体血肿[31]；④随着卵泡液的排出，该侧卵巢周围或直肠子宫陷凹出现液性暗区，提示排卵。

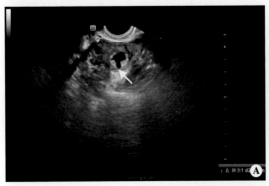
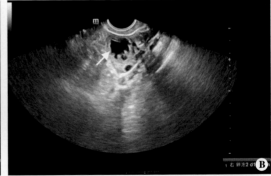

图4-9　卵巢排卵后影像特点

4. 卵泡未发育超声影像特点及诊断　双侧卵巢未见优势卵泡，仅见多个小卵泡，同时子宫内膜薄或由于少量雌激素作用使子宫内膜呈增殖期改变，提示本次月经周期中卵泡未

发育的可能性大，但仍需与排卵后无明显排卵痕迹的卵巢影像相鉴别，可进一步完善外周血雌、孕激素检查以明确诊断。雌、孕激素均呈低值状态提示本周期尚无卵泡发育（除外个别患者为下个月经周期的经期前夕）；孕激素＞3ng/ml 提示本周期已排卵；孕激素＞1.5ng/ml 伴随雌激素略升高不除外排卵刚结束的可能，此时孕激素开始上升，而由于卵泡液的排出，雌激素在此阶段迅速下降，明确诊断需在 3 ～ 5 天后再次复查外周血激素，如孕激素持续上升提示已进入黄体期，排卵已发生，如雌、孕激素变化不大仍考虑本周期无卵泡发育的可能性大；双侧卵巢无优势卵泡，但子宫内膜增厚并呈典型的 C 型分泌样改变，结合患者的月经史也能够推断患者本周期有排卵的可能性较大，也可通过外周血雌、孕激素的检测证实推断。

5. 未破裂卵泡黄素化综合征（luteinized unruptured follicle syndrome，LUFS）　是指成熟的卵泡在 LH 峰出现 48 小时后仍未破裂的现象。LH 刺激卵泡中的颗粒细胞黄素化并开始分泌孕酮，在孕酮的作用下身体发生类似排卵周期的一系列临床表现，如子宫内膜呈分泌样改变、基础体温呈双相型、宫颈黏液呈正常排卵期改变、月经周期正常等，给人已发生排卵的假象，但 LUFS 患者卵泡未破裂不能正常受孕。LUFS 发病机制多认为是内分泌因素和机械因素综合作用的结果，内分泌因素包括卵巢内前列腺素合成酶功能失调或缺陷、围排卵期 LH 峰值减弱及孕激素分泌不足、高泌乳素血症或垂体功能异常等[32, 33]；机械因素包括盆腔粘连、子宫内膜异位症、卵巢白膜增厚阻碍卵泡破裂等[34]；氯米芬诱发排卵（氯米芬抗雌激素效应使 LH 峰值水平下降）及 hCG 扳机时机不当也可能导致医源性 LUFS 的发生。

LUFS 的诊断主要依赖于超声监测，但需与黄体或黄体血肿相鉴别。在发生过程中，前者无明显排卵后征象，而后两者存在正常的排卵征象，故需在临近排卵的几日内连续每日行超声检查方可鉴别。正常黄体的特点是其在排卵期能够看到成熟卵泡直径明显缩小或消失而后又增大，而 LUFS 患者无排卵、卵泡迅速增大且为一个持续增大的过程；黄体血肿更容易发生在排卵后 7 ～ 8 天，因在此阶段黄体功能达到高峰，黄体血管壁容易破裂引起囊内出血，因此黄体血肿常出现在黄体中期，继发于外力或剧烈活动后[35]（图 4-10）。但在实际工作中很难做到每日监测，部分患者于排卵期后出现了黄素化囊肿，却难以鉴别其是排卵后形成的黄体还是 LUFS，临床工作中也偶见诊断 LUFS 的患者于当月自然受孕的病例，观察卵巢旁或直肠子宫陷凹是否产生液性暗区也可以作为推断是否已排卵的线索。

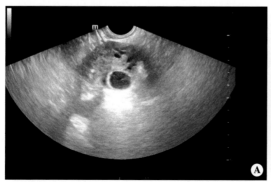
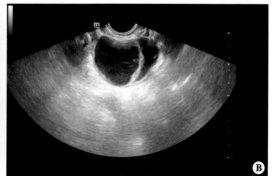

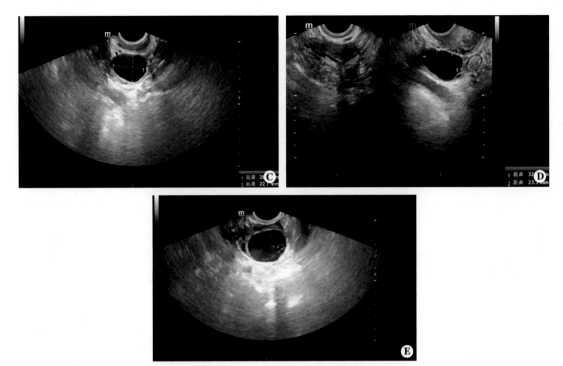

图 4-10 排卵后黄体（A）；黄体血肿（B）；卵巢储备功能减退的患者，月经周期为 30 天型，第 15 天监测卵泡直径 18mm，指导其同房，第 19 天返院检查排卵情况，发现卵泡未排，增大至 28mm×23mm（C）；卵巢储备功能减退的患者，月经周期为 30 天型，第 15 天监测卵泡直径 18mm，指导其同房，第 22 天再次返院检查，发现卵泡仍未排并进一步增大至 32mm×23mm（D）；卵巢储备功能减退的患者，月经周期为 30 天型，第 15 天监测卵泡直径 18mm，指导其同房，第 29 天卵泡进一步增大，透声下降伴少许絮状回声，考虑为 LUFS（E）

　　LUFS 的治疗首先要通过药物或手术消除原发疾病，如高泌乳素血症及子宫内膜异位症等，并非所有的 LUFS 都会连续数月出现。在日常排卵监测中如发现患者发生 LUFS，可在接下来的月经周期中予以干预。对于 LUFS 患者，待卵泡成熟后可使用药物诱发排卵，常使用的药物为大剂量 hCG + 小剂量黄体酮注射液 + 地塞米松口服。机制如下：5000 ～ 10 000U hCG 肌内注射模拟自然 LH 峰值的出现；小剂量孕激素在卵泡破裂的发生中起着至关重要的作用，故待卵泡成熟时补充黄体酮注射液 5mg 肌内注射；因地塞米松可降低肾上腺雄激素的分泌，改善卵泡微环境以提高卵泡对促性腺激素的反应性，故 LUFS 患者可从月经第 1 天开始口服地塞米松 0.75mg/d 直至排卵发生[36]。既往报道，经阴道超声引导卵泡穿刺术可机械性地使卵泡破裂，达到排卵的目的，同时可使外周血雄激素水平下降，从而缓解雄激素对卵泡成熟的抑制[37]，卵泡刺破后立即行人工授精可增加 LUFS 患者的受孕机会，但穿刺手术为有创操作，可能增加感染、出血的风险，临床应用需持谨慎的态度。也有研究者提出使用经阴道超声检查定位优势卵泡，另一只手在患者腹部相应位置用力挤压卵泡并通过外力作用使卵泡破裂，但这种操作方式可能引起患者严重不适，安全性及有效性有待进一步证实。对于反复出现的 LUFS 可考虑行 IVF-ET 助孕治疗，直接穿刺取卵。部分 LUFS 患者的卵泡颗粒细胞可能存在功能缺陷，导致黄体功能不全，需注意排卵后对患者增加黄体支持治疗。

6. 小卵泡排卵及萎缩 小卵泡排卵属于异常排卵的一种，是由于垂体促性腺激素分泌不足或 LH 峰提前出现导致卵泡不能发育成熟而出现萎缩或提前排卵的现象。小卵泡排卵周期卵泡直径及增长速度明显小于正常周期的卵泡测值，卵泡发育不良且发育到一定程度即停止。卵泡发育不良导致卵母细胞的受精能力下降，或虽然能够受精着床，但进一步的分化发育能力下降，从而导致不孕或反复流产[38]。据报道，不孕患者中卵泡发育不良的发生率为 16.5% ～ 29.6%[39, 40]。目前小卵泡排卵的诊断标准尚未统一，卵泡平均直径≥ 18mm 常作为临床工作中卵泡成熟的标志，有研究将卵泡平均直径< 18mm 作为小卵泡的标准，或伴随卵泡的透亮度及张力降低[41]，也有文献将卵泡平均直径≤ 16mm 或 15mm 即排卵作为小卵泡排卵的诊断标准[42]。在卵泡监测的过程中如果发现小卵泡排卵，应避免其妊娠。促排卵治疗能够增加小卵泡排卵患者的妊娠率，改善妊娠结局，降低自然流产的发生风险。采用氯米芬 +HMG+hCG 的促排卵方式有利于提高妊娠率，由于氯米芬具有抗雌激素作用且其半衰期长，因此该药消耗了下丘脑大量的雌激素受体，导致下丘脑促性腺激素释放激素神经元对循环中的雌激素不敏感，使 LH 峰值降低或不能形成峰值，从而避免提前排卵的发生；加用 HMG 后促性腺激素水平增加，促卵泡生长效果增强，卵泡生长速度加快。氯米芬的使用仍旧存在 LUFS 的风险，故待卵泡成熟后需使用大剂量 hCG 诱发排卵[43]。

二、促排卵周期超声检查的注意事项

促排卵周期与自然周期卵泡监测的超声表现相似，但处理上仍存在一些差异。促排卵起始用药时机为月经来潮第 3 ～ 5 天，此时超声需满足如下条件方可开始使用促排卵药物：①子宫内膜厚度应< 6mm，周期第 3 ～ 5 天极度增厚的子宫内膜通常会在 2 ～ 4 天缩减到< 6mm，如果内膜未能变薄则应进一步检查除外宫腔占位或内膜病变。②超声检测窦卵泡数量并排除卵巢囊肿，对于> 1cm 持续存在的清亮囊肿，需完善外周血雌、孕激素检查，如均呈经期低值状态，考虑其为单纯性囊肿可能性大，在充分交代使用促排卵药物可能存在囊肿增大的风险并获得知情同意后方可开始使用促排卵药物。对于≥ 1cm 的黄体囊肿，如外周血测量孕激素≥ 1.0ng/ml，可 2 天后复查超声和激素，多数可下降，如未下降，可观察 1 个月经周期，待黄体囊肿吸收后再行促排卵试孕；对于实性囊肿或混合性囊肿需取消周期并观察肿物变化，如持续存在需进一步检查除外病变可能。③每侧卵巢窦卵泡数量超过 8 ～ 10 个提示卵巢过度刺激及多胎妊娠的风险增加，应减少促排卵药物的用量。

自然周期自发性 LH 峰后的排卵时间与促排卵周期注射 hCG 诱发排卵的排卵时间有所不同。自然周期中，排卵通常发生于 LH 开始升高后的 24 ～ 48 小时或 LH 峰后 24 小时[44]。超声检查结合外周血激素检测能够为患者提供更精准的排卵时间预测。文献报道，在对 20 位女性的观察中，所检测到的 LH 峰值为 31 ～ 95U/L，临床工作中捕捉到的排卵期 LH 峰值最高超过 200U/L。参考孕激素的变化能够为鉴别升高的 LH 值是处于 LH 峰前还是峰后提供依据，如卵泡直径 18mm 时检测患者外周血激素，E_2 200pg/ml，LH 18U/L，P 0.6ng/ml，此时孕激素仍为低值状态，考虑 LH 处于开始上升的爬坡阶段，排卵将发生于

24 ~ 48 小时，但如果此时 P 为 1.7ng/ml，由于孕激素的升高推测优势卵泡的颗粒细胞已在 LH 峰值的作用下黄素化并开始分泌孕酮，此时 LH 高值为峰后的下降阶段，提示排卵将在 24 小时内发生。促排卵周期需根据卵泡发育情况明确 hCG 的给药时间，过早地使用 hCG 可导致卵泡闭锁，延迟使用 hCG 可造成卵泡过度老化和排卵困难，可在优势卵泡直径 ≥ 18mm 且外周血雌激素水平与卵泡数量相符时注射 hCG 诱发排卵（血清雌激素水平应达到每个成熟卵泡 180 ~ 250pg/ml）。在使用 hCG 诱发排卵的周期中，排卵一般发生于 hCG 使用后 30 ~ 40 小时 [45]。

三、控制性超促排卵周期卵泡测量的注意事项

IVF-ET 治疗中，控制性超促排卵能够最大限度地提高卵母细胞产量，从而增加获得整倍体胚胎的可能性。COH 周期卵泡的测量与诱导排卵和自然周期的卵泡测量相比难度增加，因较多的卵泡同时长大后，卵泡之间会产生挤压，使得卵泡呈不规则的立体状。最准确的测量方法为卵泡容积的测量，然而目前三维超声卵泡容积的测量存在诸多局限性，不能在临床工作中被广泛使用。标准卵泡大小的测量方法是取其最大切面的两个互相垂直的径线，然而对于一个形状不规则的切面来说，如何选择这两条径线成为 COH 周期卵泡测量的第一个问题。目前临床上常用面积估算法对形状不规则切面进行测量，即选择能够代表这一切面面积的两条互相垂直的径线进行测量，如方形的长与宽，三角形和梯形可选择两腰边的中线和与之相垂直的高作为测量径线，注意不能随意使用对角线进行测量，这样势必会增大面积的测量结果。然而，一个不规则立体图形的最大切面面积能够代表它的真实大小吗？答案是否定的。对于一个有弹性的球体，其被压扁后的最大切面面积一定大于其自然状态下的最大切面面积，在超促排卵过程中当多个卵泡同时发育并互相挤压时，对被挤压的卵泡的最大切面进行测量势必会使测量结果大于真实值，这成为 COH 周期卵泡测量的第二个问题，即代表性切面的选择问题。一个空间结构极不规则的卵泡在不同的操作者间的测量数据会存在一定的差异，一部分操作者遵循最大切面面积测量原则，而一部分操作者会遵循代表真实卵泡体积的原则选择有代表性的切面而非最大切面进行测量，然而对于这种不规则卵泡的测量方法目前尚无统一标准和原则。临床工作中，卵泡监测工作由同一操作者使用同一台超声仪器，遵循测量标准一致的原则能最大限度地减小测量误差，对于卵泡成熟度的把握也不仅仅依靠当下所测卵泡大小的绝对值，卵泡期晚期外周血激素的日波动情况和卵泡大小的日变化也能够为判断卵泡成熟与否提供依据。

第三节　超声在辅助生殖技术手术中的应用

辅助生殖技术（assisted reproductive technology，ART）包括体外受精胚胎移植及其衍生技术，以及人工授精（intra-uterine insemination，IUI）。辅助生殖技术的手术方式包括经阴道超声引导取卵术、经腹超声引导胚胎移植术和夫精及供精的人工授精术。超声监测

贯穿于整个辅助生殖技术的治疗过程。本节对辅助生殖技术的手术操作进行阐述。

一、人工授精卵泡监测方案及手术时机的选择

人工授精是将精液在体外进行密度梯度离心优化处理后，在女方排卵期将处理后的高活力精液通过导管注入女性宫腔内的一种辅助生殖技术（图4-11），在临床上得到了广泛的应用，适用于男方少弱精、不明原因不孕、宫颈因素不孕、性功能障碍、子宫内膜异位症、多囊卵巢综合征及卵巢功能减退等，术前均需完善输卵管通畅度检查（至少一侧输卵管通畅）。但人工授精的妊娠成功率受多种因素的影响一直偏低，在8%～22%[46]。有效的排卵监测及对授精时机的把握是影响人工授精成功率的关键。

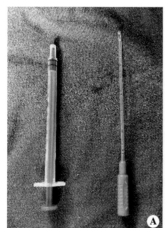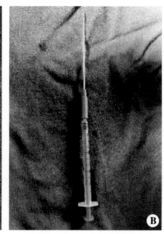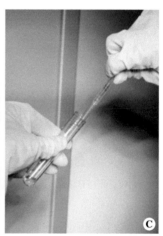

图 4-11 人工授精装置
A. 人工授精导管与注射器；B. 连接导管与注射器；C. 使用人工授精导管吸取试管内处理后的精液

人工授精卵泡监测方案可采用自然周期卵泡监测或促排卵周期卵泡监测。多项研究证实促排卵周期能够提高人工授精的妊娠成功率[47]。多个卵泡发育的人工授精妊娠成功率较单卵泡发育高，但妊娠成功率并不会随着优势卵泡数目的增加而增加，反而会使卵巢过度刺激及多胎妊娠的发生风险增加[48]。对于排卵障碍或经过自然周期人工授精治疗后仍未受孕者，可采用温和的促排卵方案，促排卵药物的使用也遵循小剂量逐步递增原则。当卵泡发育大于3个时应放弃本治疗周期，预防多胎妊娠及卵巢过度刺激综合征的发生。

对于授精次数和时机的选择，理论上，排卵前及排卵后双次宫腔内人工授精应比单次授精妊娠成功率高，因为双次可以使女方宫腔在整个排卵期间保持一定数量的活动精子，增加卵子受精的机会。但多数研究表明，增加人工授精次数并不会使成功率增加[49]，排卵前及排卵后行双次授精与排卵后单次授精的妊娠成功率差异无统计学意义[50]。在促排卵周期中，在注射hCG后的24～40小时行人工授精术，妊娠成功率相同[51]；在自然周期中，人工授精手术可安排在自发LH峰后24小时[52]。

对于极度前倾及后倾位的子宫，人工授精术中可能会出现插管困难，嘱患者放松并充

盈膀胱可能会使宫颈宫体夹角变小，或借助宫颈钳向下牵拉宫颈尝试插管。对于人工授精插管困难者也可使用经腹超声引导辅助插管的走行方向。

二、经阴道超声引导取卵术

卵母细胞的回收是辅助生殖技术的重要环节，在超促排卵后进行。取卵术经历了剖腹取卵、经腹腔镜取卵及经腹部超声引导取卵的过程，操作过程复杂、获卵难度高，且对患者造成的创伤及痛苦较大。阴道超声探头较腹式探头能够更贴近子宫、卵巢及盆腔内大血管，从而使盆腔内脏器及血管图像显示得更清晰。目前常规使用的收集卵母细胞的方法是经阴道超声引导穿刺取卵术，将连有负压吸引装置的穿刺针固定于带有针导（穿刺支架）的阴道超声探头上，超声准确定位卵泡并穿刺吸出卵泡内容物以达到获取卵母细胞的目的，获卵率为 80% ～ 90%。手术操作简单、方便、安全，创伤性小，数月内可连续取卵，提高了 IVF 患者累积妊娠率。

1. 取卵术前准备

（1）患者准备：完善患者重要系统功能检查，如血型、血常规、凝血功能、肝肾功能、心电图、胸部 X 线片等。除外感染性疾病及性传播疾病，如艾滋病、阴道炎、衣原体感染、淋球菌感染等。术前对患者进行手术过程讲解，使其积极地配合手术并缓解其焦虑紧张的情绪。于 hCG 注射日及次日用生理盐水或 0.5% 聚维酮碘液进行阴道冲洗消毒，预防取卵可能造成的逆行性感染。麻醉患者术前晚 24 时后禁食水，取卵日空腹进入手术室。

（2）器械准备：准备 17 ～ 18G 单腔或双腔取卵针、恒温器、试管、含肝素的 HEPES 缓冲液或培养液。检查负压吸引器的连接是否正常，负压保持在 16kPa（120mmHg，1mmHg=0.133kPa）。打开超声设备，并开启显示器上的穿刺辅助线。使用 5 ～ 7.5kHz 的阴道超声探头并用生理盐水擦拭消毒，涂抹耦合剂后套入无菌手套及塑料长护套（用于阴道探头连接线），安装穿刺支架（图 4-12）。

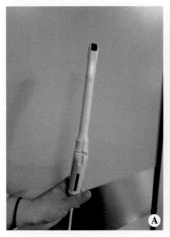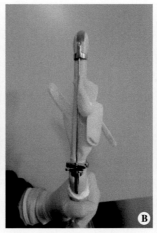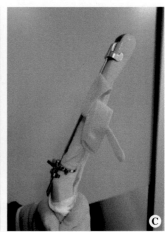

图 4-12 取卵用阴道超声探头

A. 阴道超声探头；B. 安装穿刺支架及塑料长护套（正面观）；C. 安装穿刺支架及塑料长护套（侧面观）

2. 取卵操作步骤

（1）取卵于 hCG 注射 34 ～ 36 小时后进行。

（2）核对患者身份，患者取膀胱截石位，连接监护仪，对患者进行麻醉并开通静脉通路。

（3）手术医生洗手消毒，穿手术衣，戴无菌手套，双手不要接触穿刺针及任何可能与卵泡液接触的器械。

（4）用生理盐水冲洗外阴，铺无菌洞巾。使用生理盐水冲洗阴道直至阴道干净。对于存在阴道感染的患者，给予 0.5% 聚维酮碘进行阴道消毒后，再用生理盐水反复冲洗阴道，直至阴道干净，避免碘液残留混入吸出的卵泡液中。

（5）将带有针导的超声探头置入阴道内，行常规经阴道妇科超声检查以观察子宫及双侧卵巢的位置、卵巢的可及度、穿刺卵泡的数目、拟进针路线与盆腔内脏器及血管的关系。

（6）使用含肝素 HEPES 的缓冲液或培养液对取卵针进行冲洗，确保负压系统连接完好，并弃去冲洗液。选择距离阴道壁最近的卵泡并于卵泡最大切面穿刺进针，穿刺路线避开阴道壁血管、宫颈、膀胱、盆腔内血管及肠管，如卵巢位置较高，可请助手轻微按压患者腹部使卵巢贴近超声探头，如穿刺路径必然经过子宫则尽量避开子宫内膜。针尖进入卵泡后启动负压抽吸卵泡液，微调超声探头并轻微旋转穿刺针，使针尖在抽吸过程中一直保持在卵泡的中央，直至卵泡液被彻底吸净，卵泡壁塌陷，再次转动穿刺针轻刮卵泡四壁以确保卵泡内容物被完全吸出。对于卵泡数量少的患者，可使用双腔取卵针进行取卵，抽净卵泡内容物后，使用培养液冲洗卵泡腔进行卵泡内容物的再次回收以提高获卵率。将收集卵泡液的试管始终置于恒温器内，收集完毕后及时通过传递窗将试管递给 IVF 实验室人员挑出卵冠丘复合物，避免试管体外长时间搁置影响卵母细胞质量。

（7）对位于同一穿刺线上的卵泡，应由近及远逐一穿刺，注意同一切面上的盆腔血管横断面与卵泡影像的鉴别，似卵泡样回声的血管横断面在轻微旋转超声探头时会瞬间变为长条样的管状结构，切记不能将其误认为卵泡而进行针刺。取完一个穿刺线上的卵泡后，将穿刺针退回卵巢表层（不拔出穿刺针，注意避免针尖划伤卵巢表面），选取另一穿刺线上的卵泡逐一抽吸。多数情况下一次进针可将一侧卵巢的卵泡取净。穿刺针离开人体后，使用含肝素 HEPES 的缓冲液或培养液再次冲洗以便将黏附在针管内的卵冠丘复合物冲出。

（8）采用同样的方法对对侧的卵巢进行穿刺取卵。待双侧卵巢取卵结束后，注意观察有无盆腔内脏器出血（包括子宫出血、卵巢出血、膀胱出血、腹膜后出血等），观察阴道内有无活动性出血。对于盆腔内活动性出血可肌内注射止血药物辅助止血；阴道内出血可查找出血点后使用宫颈钳钳夹出血点达到止血的目的，或阴道内填塞纱布进行压迫止血，数小时后取出（图 4-13，视频 4-1）。

（9）取卵后观察 2 小时，患者生命体征平稳且无不适主诉方可离院。术后可给予抗生素预防感染。

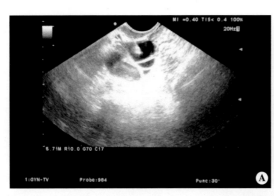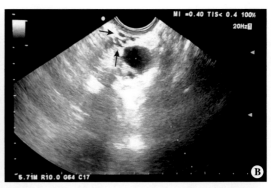

图 4-13 正常穿刺点位置选择（A）；穿刺位置需避开阴道壁及盆腔内小无回声区（血管可能，箭头所示为小无回声区）（B）

视频 4-1 经阴道超声引导下取卵术

三、经腹超声引导胚胎移植术

胚胎移植是将体外培养的胚胎植入宫腔内的过程，是体外受精胚胎移植的最后环节，也是至关重要的临床操作步骤。新鲜胚胎移植术一般在取卵后 2～5 天进行，自然周期复苏胚胎移植术一般在 LH 峰出现后 3～5 天进行，人工周期复苏胚胎移植术一般在使用孕激素的第 4～6 天进行。经腹超声引导胚胎移植时能够使术者掌握子宫的倾屈度，便于术者顺着宫颈管的走行方向进行移植管外管的置入，避免由于移植管外管置入过深破坏宫腔内膜而出血，亦能明确移植管内管顶端的确切位置。目前绝大多数生殖中心采用这种方法进行胚胎移植术[53]。

1. 胚胎移植的术前准备

（1）为患者讲解胚胎移植操作过程，消除患者术前的担忧情绪。对于有移植困难史及预计移植困难的患者（如既往有宫颈锥切或宫颈粘连手术史、造影置管失败史、子宫过度倾屈及生殖道畸形的患者），可在移植前数日或移植前 1～2 个月进行预移植。预移植能够使医生了解移植管外管进入宫腔的通道，有助于在实际胚胎移植操作过程中减少不必要的尝试操作，减少操作器械（宫颈钳、探针）的使用并缩短手术时间，降低子宫收缩及子宫出血的发生概率[54]。

（2）移植前 1 周内完善阴道分泌物检查以除外阴道炎。

（3）移植日需再次确认患者夫妻的身份信息，并完成确认签字。

（4）准备器材：超声仪、腹式超声探头、耦合剂、移植管外管及内管、1ml 注射器。

（5）患者移植前无须排空膀胱。

2. 胚胎移植的操作步骤

（1）患者步入手术室后再次确认患者夫妻双方身份信息。患者取膀胱截石位，常规铺无菌巾。

（2）将扩阴器置入阴道，暴露宫颈，用生理盐水棉球擦净宫颈，用干棉球将阴道内多余液体吸净。用蘸有培养液或生理盐水的棉棒将宫颈管内的黏液去除，避免黏液阻塞移植管尖端使胚胎滞留，或随着移植管的撤离，胚胎被黏液带出。操作动作轻柔，尽量做到无创无痛地完成移植过程，减少对宫颈不必要的牵扯。

（3）根据经腹超声所示的宫颈管及宫腔的弯曲度调整移植管外管的弯曲度，将移植管外管轻轻地插入宫颈管达宫颈内口略上方，尽量减少移植管外管对子宫内膜的刺激。

（4）再次核对患者夫妻双方身份信息及移植胚胎信息。

（5）将装有胚胎并连接了 1ml 注射器的移植管内管插入移植管外管内，缓慢地将移植管内管送入宫腔，将移植管内管顶端置于宫腔内目标位点或子宫内膜最佳处，轻推 1ml 注射器将胚胎推入宫腔内。2018 年美国生殖医学会（ASRM）推荐胚胎移植管顶端应放置在宫腔中部或距宫底 1cm 以上，但胚胎放置的位置还需个体化评估，移植胚胎过程中应尽量避免触碰宫底（图 4-14、图 4-15、视频 4-2）。

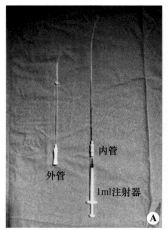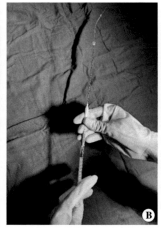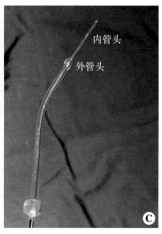

图 4-14　胚胎移植装置
A. 移植管外管及内管；B. 胚胎吸入内管后将内管插入外管中；C. 内、外管组合后的头端

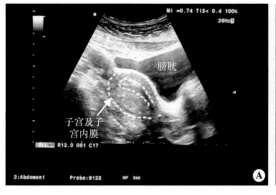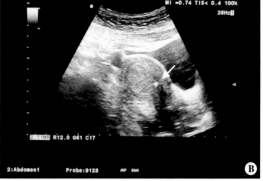

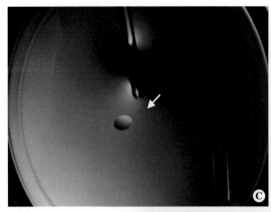
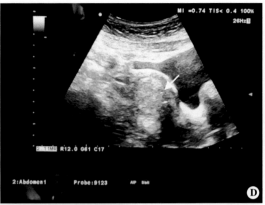
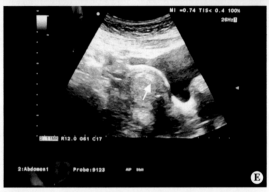

图 4-15 经腹超声引导下膀胱、子宫及子宫内膜影像（A）；自宫颈外口插入移植管外管，使外管头部越过宫颈内口（B）；将胚胎吸入移植管内管中（C）；内管插入外管，沿外管方向将内管头端伸入宫腔中上段内膜（D）；继续将内管伸至宫腔中上段且距离宫底内膜约 1cm 处，轻推连接内管的注射器将管内胚胎推入宫腔（E）

视频 4-2 经腹超声引导胚胎移植术

（6）缓慢撤出移植管，忌放松注射器，避免将胚胎回吸而致胚胎残留。移植管在撤出前是否在宫腔内停留数秒尚存在争议，研究显示是否停留的妊娠结局差异无统计学意义[55]。

（7）在显微镜下观察移植管中是否有胚胎残留。

（8）退出扩阴器，术毕，患者可自行离开手术室至观察室休息 15 ～ 30 分钟后离院。

第四节 辅助生殖治疗过程中的并发症

一、卵巢过度刺激综合征

卵巢过度刺激综合征（ovarian hyperstimulation syndrome，OHSS）是 ART 最为常见的并发症，临床表现为腹胀、腹痛、腹水、少尿、无尿、血液浓缩等，主要病理生理特征为卵巢增大、血管通透性增加、第三体腔积液等（图 4-16）。根据症状的轻重分为轻度、中度、重度（表4-3）[56, 57]；根据起病时间分为早发型和晚发型。早发型发生于注射hCG后的3～7天，其发生与外源性hCG的使用有关，病程7～10天，一般为自限性，对症处理后多可缓解；晚发型于注射hCG后12～17天发生，其发生与妊娠后内源性hCG升高有关，病情常较重，病程长，持续15～45天，因晚发型OHSS合并妊娠使临床处理的难度增加。

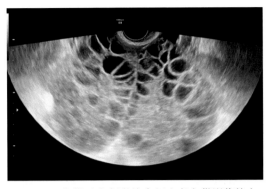

图 4-16 卵巢过度刺激综合征患者卵巢影像特点

表 4-3 卵巢过度刺激的 Golan 标准分期

分度	分级	临床表现
轻度	1 级	腹胀 / 腹部不适
	2 级	1 级表现 + 恶心、呕吐和 / 或腹泻、卵巢增大到 5 ～ 12cm
中度	3 级	轻度表现 + 超声发现腹水
重度	4 级	中度表现 + 临床腹水征和 / 或胸水或呼吸困难
	5 级	以上所有表现 + 血液浓缩、血容量减少、血黏度增加、凝血异常、肾功能减退

　　避免 OHSS 的发生以预防为主，患者年龄、AFC、AMH、BMI、卵泡发育数量、hCG 注射日雌激素水平及获卵数都能够作为 OHSS 的预测因素。超声监测双侧卵巢 AFC 及外周血 AMH 是预测卵巢储备功能及卵巢反应性最常用的方法。对具有高风险 OHSS 的患者，超促排卵方案不使用 GnRH-a 降调节方案（即长方案），采用 GnRH 拮抗剂方案并减少促性腺激素用量，待卵泡成熟后，使用 GnRH-a 扳机内源性 LH 峰值而不使用 hCG，从而降低早发型 OHSS 发生风险；取卵后采用取消新鲜胚胎移植的全胚冷冻策略，虽然全胚冷冻后仍不能避免早发型 OHSS 的发生，但可以防止患者病情恶化及迟发型 OHSS 的发生。取卵后可口服芳香化酶抑制剂（来曲唑）使体内雌激素水平迅速下降，从而消除 OHSS 的诱因，并在排除盆腔活动性出血的前提下应用抗凝血药物降低血栓的发生风险。

　　血栓形成虽是 OHSS 的一种罕见并发症，却是 OHSS 的主要致死原因。ART 中血栓形成的主要危险因素有超促排卵过程中的高雌激素状态所致的血液高凝、OHSS、自身免疫性疾病如系统性红斑狼疮和抗磷脂综合征相关的易栓症、活动减少、血栓家族史及血管畸形等。ART 过程中，需详细询问患者病史及家族史，预防 OHSS 的发生是减少血栓发生的主要方法。

二、取卵后出血

　　患者取卵后最常见的急诊并发症是取卵后出血，包括阴道出血、卵巢出血、膀胱出血、腹腔出血，这与患者凝血功能障碍、穿刺针划伤卵巢表面及盆腔脏器血管有关。临床多表现为腹痛腹胀、恶心呕吐、移动性浊音阳性、腹部压痛及反跳痛等，腹膜后出血症状不典型易被忽略，严重者可致休克，膀胱出血可致血尿及排尿困难。在进行取卵前应检查凝血功能是否正常，并停用具有活血作用的中药及抗凝血药物，同时术中要仔细操作。超声下所见阴道穹隆部的无回声区很可能是阴道壁血管，应尽量避开防止出血，同时应避免反复穿刺阴道壁。尽量使卵巢靠近阴道壁，可以借助让助手轻微下压附件区的方法或行内诊推开宫颈的方法使卵巢位置下移，目的是使穿刺针经过阴道穹隆后能够直接进入卵泡内，降低盆腔脏器及宫旁组织发生损伤的风险，但应注意动作轻柔，避免卵巢蒂扭转的发生。

　　取卵后需仔细检查盆腔有无出血情况，盆腔是否存在活动性出血。若出血量较少且缓慢可观察数分钟，部分可通过人体自身的凝血机制得到控制。若出血发生较急，可术中立即肌内注射止血药物，卧床，严密观察患者血压、脉搏，如患者出现头晕、面色苍白，应立即打开静脉通路并持续监测生命体征变化。取卵后的盆腔内出血多数可自行停止，不需手术。发生大量的、不可控的内出血时应在输液、输血的条件下立即行剖腹手术治疗。

　　取卵前患者均需排空膀胱，避免膀胱损伤，但由于卵巢解剖位置或者粘连的原因，卵巢与膀胱位于同一穿刺径线而不能避开，经膀胱穿刺取卵成为必然，因此会增加膀胱出血的风险。经膀胱穿刺取卵拔出穿刺针后应立即在超声下观察膀胱内是否存在活动性出血的情况，穿刺针孔较小时多数患者能迅速闭合而不发生膀胱损伤症状；如发现活动性膀胱内出血应立即留置导尿并保持引流通畅，避免膀胱内尿液的充盈导致针孔不能闭合，从而发生持续出血及产生血块，此时肌内注射止血药物，待导尿袋中尿液逐渐由血性转为正常清亮颜色方可去除尿袋，并观察自行排尿情况；对于膀胱内血块已产生并影响自主排尿时，应置入三腔导尿管，由于三腔导尿管管径粗，小的血块可顺着三腔导尿管流出体外（图4-17），大的血块也可在使用生理盐水反复冲洗膀胱时流出体外，吸净血块后留置导尿管观察膀胱内尿液变化，笔者所在中心的护理团队使用改良三腔导尿管使膀胱内血块被高效吸出（图4-18）；处理膀胱出血过程中均需注意避免患者憋尿或导尿管阻塞导致膀胱充盈，使已闭合的穿刺针孔再次被撑开而继续出血，冲洗液中可加入肾上腺素促进血管收缩以达到止血的效果。

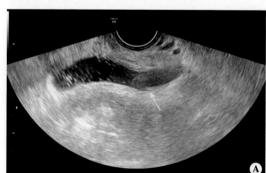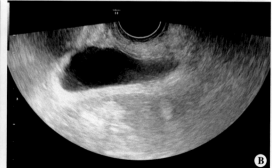

图4-17　取卵后膀胱内少量出血，并形成小血块，患者自主排尿数次，但血块不能排出（箭头所示为膀胱）（A）；三腔导尿管插入膀胱后血块自行流出，膀胱内尿液清亮，无血块影像（B）

三、卵巢蒂扭转

卵巢的固有韧带、骨盆的漏斗韧带、围绕卵巢的输卵管及卵巢输卵管系膜组成了卵巢的蒂部。超促排卵后卵巢体积增大、密度不均，发生卵巢蒂扭转的概率较正常卵巢增加，合并OHSS时，卵巢蒂扭转的发生率进一步增加。患者常表现为盆腔疼痛、盆腔肿物，同时还伴有恶心、呕吐等症状。卵巢蒂扭转后首先静脉回流受损，引起扭转部位充血、水肿，随后动脉血流受损，导致扭转部位局部缺血、坏死，形成不可逆损伤。附件扭转复位后还存在缺血-再灌注损伤，这些均可能影响卵巢储备功能及日后生育能力[58]，且扭转时间越长，卵巢储备功能越差[59]。预防卵巢蒂扭转需将超促排卵的安全宣教贯穿整个治疗过程，特别是OHSS患者，避免其在促排卵阶段及取卵后进行剧烈活动或突然改变体位，从而减少附件扭转的发生。

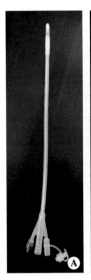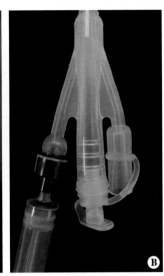

图 4-18　三腔导尿管

A. 三腔导尿管：三个腔头从左往右依次为膀胱冲洗注药口、尿液出液口和球囊口；B. 使用改良三腔导尿管冲洗膀胱：将球囊口的活塞堵于出尿口以防止注入液迅速流出，注药口连接装有生理盐水的注射器对膀胱进行冲洗，在超声引导下将导尿管尖部置入膀胱血块处并将其吸出

发生卵巢蒂扭转时，卵巢蒂部的超声声像图可呈现旋涡征等表现。发生扭转时卵巢蒂部血管与相关韧带或输卵管顺时针或逆时针旋转而形成不均质性包块，称为旋涡征。其可表现为圆形、椭圆形或管形的旋涡，成为卵巢蒂扭转早期超声诊断的重要依据之一[60]（详见第七章第三节）。扭转卵巢的功能可以通过观察扭转卵巢蒂部和（或）卵巢内部的血流信号情况来预测。当动脉及静脉血流能够显示时，预测卵巢发生缺血性坏死的可能性较小，卵巢功能尚好；当仅显示动脉血流时，50%的病例卵巢功能可以通过及时干预得到恢复；当血流信号不能显示时，卵巢发生缺血坏死的可能性较能显示血流信号时大[61]。

四、感　　染

经阴道取卵为有创操作，有逆行感染的风险。阴道病原体上行感染为主要感染源，合并盆腔炎性疾病、输卵管积液、卵巢子宫内膜样囊肿等更容易发生盆腔感染，使用双腔取卵针抽吸培养液反复冲洗卵泡腔以提升获卵率的操作也容易增加感染风险。盆腔感染通常发生在取卵术后数天，但也可发生于取卵后数周甚至数月[62]。急性盆腔感染可引起盆腔脓肿、脓毒血症，严重时可致感染性休克，甚至危及生命。急性期恢复或慢性盆腔炎症亦可导致慢性盆腔疼痛、不孕及异位妊娠，严重影响患者的生活质量和健康[63]。

超声下典型的盆腔脓肿以囊性多见，囊壁较厚，囊腔内显示细弱点状回声及液平分层征。炎症细胞浸润可造成盆腔器官组织充血水肿，盆腔内可出现若干渗出物和纤维膜样粘连带，盆腔出现较强的带状回声。结合患者的临床症状不难做出诊断。

　　预防取卵感染的发生需于术前完善阴道分泌物检查，除外阴道病原体感染，并注意外阴、阴道的清洁和冲洗，手术中尽量减少穿刺次数，避免刺破积水的输卵管及卵巢子宫内膜样囊肿，避免损伤肠管，术后可预防性应用抗生素。取卵后患者如发生腹痛、发热等感染症状，需立即取消新鲜胚胎移植，进行全胚冷冻，并积极给予抗炎对症治疗，使炎症局限并消除，避免炎症加重及盆腔脓肿的发生。

　　ART 助孕过程中需使用雌、孕激素，目前雌、孕激素制剂多通过阴道塞药的方式吸收，特别是近年来胚胎移植术后广泛使用黄体酮阴道给药的方式代替以往的肌内注射。反复阴道上药可能导致阴道菌群失调，使阴道天然屏障受损，增加孕期阴道炎症的发生风险。患者进行胚胎移植后及整个孕期均需注意外阴清洁及阴道分泌物的颜色、性状、是否有异味等，必要时入院行阴道分泌物检测除外病原体感染，从而避免炎症上行感染导致妊娠中期流产、早产。

参 考 文 献

[1] 黄晓燕，武玉蕊. 卵巢储备功能指标评价及预警模型建立的研究. 实用妇产科杂志，2017，33（5）：341-344.

[2] 郭薇，李蓉. 女性生育力的评估. 中国实用妇科与产科杂志，2022，38（6）：585-588.

[3] Munne S. Preimplantation genetic diagnosis for aneuploidy and translocations using array comparative genomic hybridization. Curr Genomics，2012，13：463-470.

[4] 沈浣，罗旭飞，吴丹. 中国高龄不孕女性辅助生殖临床实践指南. 中国循证医学杂志，2019，19（3）：253-270.

[5] 康诠敏，金帆. 卵巢储备功能的影响因素及评估方法. 发育医学电子杂志，2021，9（2）：81-86.

[6] Arat Ö，Deveci D，Özkan ZS，et al. What is the effect of the early follicular phase FSH/LH ratio on the number of mature oocytes and embryo development? Turk J Med Sci，2020，50（2）：420-425.

[7] Kassab A，Sabatini L，Lieberman G，et al. Does measuring early Basal serum follicular luteinising [correction of lutinising] hormone assist in predicting in vitro fertilization（IVF）/intracytoplasmic sperm injection（ICSI）outcome? Reprod Biol Endocrinol，2007，5：32.

[8] Broer SL，Broekmans FJ，Laven JS，et al. Anti-Müllerian hormone：ovarian reserve testing and its potential clinical implications. Hum Reprod Update，2014，20（5）：688-701.

[9] Irez T，Ocal P，Guralp O，et al. Different serum anti-Mullerian hormone concentrations are associated with oocyte quality，embryo development parameters and IVF-ICSI outcomes. Arch Gynecol Obstet，2011，284（5）：1295-1301.

[10] Deb S，Jayaprakasan K，Campbell BK，et al. Intraobserver and interobserver reliability of automated antral follicle counts made usingthree-dimensional ultrasound and SonoAVC. Ultrasound Obstet Gynecol，2009，33（4）：477-483.

[11] 中华医学会生殖医学分会. 中国高龄不孕女性辅助生殖临床实践指南. 中国循证医学杂志，2019，19（3）：253-270.

[12] Practice Committee of the American Society for Reproductive Medicine. Testing and interpreting measures of ovarian reserve：a committee opinion. Fertil Steril，2015，114（6）：1151-1157.

[13] 陈士岭. 卵巢储备功能的评价. 国际生殖健康 / 计划生育杂志，2009，28（5）：281-286.

[14] 卵巢储备功能减退临床诊治专家共识专家组，中华预防医学会生育力保护分会生殖内分泌生育保护学组. 卵巢储备功能减退临床诊治专家共识. 生殖医学杂志，2022，31（4）：425-434.

[15] European Society for Human Reproduction and Embryology（ESHRE）Guideline Group on POI，Webber L，Davies M，et al. ESHRE Guideline：management of women with premature ovarian insufficiency. Human Reproduction，2016，31（5）：926-937.

[16] 陈子江，田秦杰，乔杰，等. 早发性卵巢功能不全的临床诊疗中国专家共识. 中华妇产科杂志，2017，52（9）：577-581.

[17] 中华医学会妇产科学分会绝经学组. 中国绝经管理与绝经激素治疗指南（2018）. 协和医学杂志，2018，9（6）：512-525.

[18] 吕淑兰，曹缵孙. 卵巢不敏感综合征. 中国实用妇科与产科杂志，2006，22（5）：336-338.

[19] 牟珍妮，孙振高，宋景艳，等. 卵巢不敏感综合征发病机制及管理策略的研究进展. 现代妇产科进展，2018，3（27）：232-234.

[20] Shangold MM，Turksoy RN，Bashford RA，et al. Pregnancy following the insensitive ovary syndrome. Fertil Steril，1977，

28（11）：1179-1181.

[21] Drakopoulos P，Blockeel C，Stoop D，et al. How many oocytes do we need to maximize cumulative live birth rates after utilization of all fresh and frozen embryos? Hum Reprod，2016，31（2）：370-376.

[22] 武学清，孔蕊，田莉，等.卵巢低反应专家共识.生殖与避孕，2015，35（2）：71-79.

[23] Ferraretti AP，La Marca A，Fauser BC，et al. ESHRE consensus on the definition of poor response to ovarian stimulation for in vitro fertilization：the Bologna criteria. Hum Reprod，2011，26（7）：1616-1624.

[24] Poseidon G，Alviggi C，Andersen CY，et al. A new more detailed stratification of low responders to ovarian stimulation：from a poor ovarian response to a low prognosis concept. Fertil Steril，2016，105（6）：1452-1453.

[25] Conforti A，Esteves S C，Picarelli S，et al. Novel approaches for diagnosis and management of low prognosis patients in assisted reproductive technology：the POSEIDON concept. Panminerva Med，2019，61（1）：24-29.

[26] Alviggi C，Conforti A，Esteves SC，et al. Recombinant luteinizing hormone supplementation in assisted reproductive technology：a systematic review. Fertil Steril，2018，109（4）：644-664.

[27] G A R，Cheemakurthi R，Prathigudupu K，et al. Role of LH polymorphisms and r-hLH supplementation in GnRh agonist treated ART cycles：a cross sectional study. Eur J Obstet Gynecol Reprod Biol，2018，222：119-125.

[28] 黄愈，施文浩，师娟子.波塞冬标准低预后患者的累积活产率分析.中华生殖与避孕杂志，2020，40（5）：361-366.

[29] 江抒恬，匡延平.低促性腺激素性腺功能减退症患者助孕治疗的研究进展.上海交通大学学报（医学版），2017，37（1）：128-133.

[30] Chan C，Liu K. Clinical pregnancy in a woman with idiopathic hypogonadotropic hypogonadism and low AMH：utility of ovarian reserve markers in IHH. J Assist Reprod Genet，2014，31（10）：1317-1321.

[31] 乐杰.妇产科学.5版.北京：人民卫生出版社，2000.

[32] 李研芳，周素玲，杨雅梅.黄素化未破裂卵泡综合征病因及治疗探讨.生殖医学杂志，2005，14（3）：169-170.

[33] 王海芳，宋学茹，随笑琳，等.未破卵泡黄素化综合征的研究进展.国外医学：计划生育分册，2005，24（4）：185.

[34] 李红，黄艳丽，袁兵，等.经阴道超声引导下卵泡穿刺术加人工授精在LUFS不孕患者中的应用.山东医药，2010，50（43）：97-98.

[35] 王宁，姜涛，刘晓华，等.不破裂的黄素化卵泡经阴道超声图像研究.实用临床医药杂志，2009，13（13）：94-95.

[36] 陈美英，吕玉珍，王娟，等.联合用药治疗未破裂卵泡黄素化综合征的探讨.医药论坛杂志，2007，28（9）：43-44.

[37] 张晓薇.腹腔镜在多囊卵巢综合征诊治中的应用.中国实用妇科与产科杂志，2002，18（11）：659.

[38] 沈浣，田莉，刘斌.不孕及反复自然流产患者小卵泡排卵的诊治意义.北京大学学报（医学版），2003，35（2）：166-169.

[39] 归绥琪，张珏华.双相型基础体温不育症妇女卵泡发育类型的探讨.中华妇产科杂志，1993，28：21-23.

[40] Queenan JT，O'Brien GD，Bains LM，et al.Ultrasound scanning of ovaries at detect ovulation in women.Fertil Steril，1980，34（2）：99-105.

[41] 张丽珠.临床生殖内分泌与不育症.北京：科学出版社，2001.

[42] 王霞，郭丰.自然周期排卵监测在不明原因不孕诊断及治疗中的应用研究.南通大学学报（医学版），2019，39（2）：156-158.

[43] 黎平，阮晓红，郭江华，等.五种方法治疗小卵泡排卵的分析比较.中国医师进修杂志，2006，29（33）：27-29，31.

[44] Duffy DM，Ko C，Jo M，et al. Ovulation：parallels with inflammatory processes. Endocr Rev，2019，40（2）：369-416.

[45] 理查德.宫腔内人工授精与促排卵.全松，陈雷宁，译.北京：人民卫生出版社，2011.

[46] Merviel P，Heraud MH，Grenier N，et al. Predictive factors for pregnancy after intrauterine insemination（IUI）：an analysis of 1038 cycles and a review of the literature. Fertil Steril，2010，93（1）：79-88.

[47] Khalil MR，Rasmussens PE，Erb K，et al. Homologous intrauterine insemination：an evaluation of prognostic factors based on a review of 2473 cycles. Acta Obstet Gynaecol Scand，2001，80（1）：74-81.

[48] 徐仰英，王海燕，乔杰，等.影响宫腔内人工授精妊娠率的临床因素分析.北京大学学报（医学版），2013，45（6）：887-891.

[49] Alborzi S，Motazedian S，Parsanezhad ME，et al. Comparison of the effectiveness of single intrauterine insemination（IUI）versus double IUI per cycle in infertile patients. Fertil Steril，2003，80（3）：595-599.

[50] 欧妙娴，林菡，许培，等.四种宫腔内人工授精时机对妊娠结局影响的对比研究.中国实用妇科与产科杂志，2021，37（9）：948-953.

[51] Starosta A，Gordon CE，Hornstein MD. Predictive factors for intrauterine insemination outcomes：a review. Fertil Res Pract，

2020，6（1）：23.

[52] Blockeel C，Knez J，Polyzos NP，et al. Should an intrauterine insemination with donor semen be performed 1 or 2 days after the spontaneous LH rise? A prospective RCT. Hum Reprod，2014，29（4）：697-703.

[53] 梁晓燕．辅助生殖临床技术实践与提高．北京：人民卫生出版社，2018.

[54] 黄荷凤．实用人类辅助生殖技术．北京：人民卫生出版社，2018.

[55] 周灿权，乔杰．辅助生殖临床技术．北京：人民卫生出版社，2022.

[56] Golan A，Ron-el R，Herman A，et al. Ovarian hyperstimulation syndrome：an update review. Obstet Gynecol Surv，1989，44（6）：430-440.

[57] 刘芸．辅助生殖技术并发症及防治．中华临床医师杂志（电子版），2012，6（3）：562-566.

[58] Kaya C，Turgut H，Cengiz H，et al. Effect of detorsion alone and in combination with enoxaparin therapy on ovarian reserve and serum antimüllerian hormone levels in a rat ovarian torsion model. Fertil Steril，2014，102（3）：878-884.

[59] Yasa C，Dural O，Bastu E，et al. Impact of laparoscopic ovarian detorsion on ovarian reserve. J Obstets Gynaecol Res，2017，43（2）：298-302.

[60] 姜立新，沈国芳，胡兵．超声"漩涡征"诊断卵巢囊肿蒂扭转．中国医学影像学杂志，2012，20（7）：545-547.

[61] 文益，欧阳妍，龚斐，等．辅助生殖助孕后卵巢扭转的超声特点及病例报道．中国优生与遗传杂志，2020，28（11）：1393-1394，1397.

[62] Moini A，Riazi K，Amid V，et al. Endometriosis may contribute to oocyte retrieval-induced pelvic inflammatory disease：report of eight cases. J Assist Reprod Genet，2005，22（7-8）：307-309.

[63] Brunham RC，Gottlieb SL，Paavonen J. Pelvic inflammatory disease. N Engl J Med，2015，372（21）：2039-2048.

第五章

输卵管通畅性的超声评估

第一节　概　　述

一、输卵管性不孕症

在女性不孕因素中，输卵管因素和排卵障碍是主要因素，各占 40% 左右；其他因素包括子宫因素、宫颈因素、免疫因素等不常见因素，约占 10%；不明原因约占 10%[1, 2]。因此，输卵管因素是女性不孕最常见的原因之一。

引起不孕的输卵管病变包括输卵管近段梗阻、远段梗阻、全程阻塞及输卵管周围炎、输卵管功能异常和先天性输卵管畸形等[3]。输卵管性不孕的高危因素包括盆腔炎性疾病、异位妊娠史、盆腹部手术史、阑尾炎、宫腔操作史、子宫内膜异位症等[4, 5]。随着辅助生殖技术及生殖外科的发展，输卵管因素在不孕症发生中的作用越来越受到重视，如何准确诊断输卵管性不孕、评估病变的严重程度、选择相应的治疗手段，一直是临床研究与探索的重要课题。

评估输卵管通畅性的主要检查方法：①子宫输卵管通液术（hydrotubation，HDT）；② X 线子宫输卵管造影（X-ray hysterosalpingography，X-ray HSG）；③子宫输卵管超声造影（hysterosalpingo-contrast sonography，HyCoSy）；④腹腔镜下输卵管亚甲蓝通液术（laparoscopy with chromotubation）；⑤输卵管镜（falloposcopy）检查；⑥ CT/MRI 子宫输卵管造影检查等。

二、子宫输卵管超声造影

子宫输卵管超声造影是将超声造影剂经置入宫腔的导管注入宫腔和输卵管，显示宫腔和输卵管腔的形态、位置，发现宫腔和输卵管内病变、畸形及评估输卵管通畅性的一种检查方法。自 1984 年 Richman 等[6]首次采用经腹二维超声造影技术评估输卵管的通畅性以来，子宫输卵管超声造影经历了从二维平面、三维立体到现今的四维动态立体模式。随着技术不断飞跃，子宫输卵管超声造影在女性不孕症中逐步得到推广使用。

子宫输卵管超声造影主要有经阴道二维超声造影及经阴道三维超声造影（transvaginal

three-dimensional hysterosalpingo-contrast sonography，TVS 3D-HyCoSy）。经阴道二维超声造影可清晰显示宫腔形态和输卵管走行，但二维超声技术存在不易在同一扫查平面显示输卵管全段的缺陷，且追踪扫查需要一定的操作技巧和经验；对于明显扭曲、盘曲、成角反折等形态异常的输卵管，观察其走行方向和形态、判断阻塞部位、评估其通畅性存在一定的难度。TVS 3D-HyCoSy 可获得清晰的输卵管全程空间立体图像，并可多视角观察输卵管空间走行形态，提高走行形态明显异常输卵管的显示率，降低操作者的依赖性，减少观察分析及通畅性评估的时间。TVS 3D-HyCoSy 有静态三维和实时三维技术，实时 TVS 3D-HyCoSy 能够连续显示子宫输卵管造影的全过程，观察造影剂进入宫腔、双侧输卵管及从伞端溢出、弥散至盆腔的顺序，从而获取更为丰富的诊断信息，进一步提高临床诊断准确率。

HyCoSy 中常用的超声造影剂主要有过氧化氢溶液（双氧水）、结晶氧、过氧化碳酰胺、爱诺维、声诺维、雪瑞欣及示卓安等。

2001 年 Kelly 等[7]首先提出了女性不孕症检查的"一站式"概念。2016 年 Groszmann 等[8]建议使用综合超声检查，包括二维超声、三维超声和多普勒超声检查，然后是宫腔水造影评估宫腔，以及 HyCoSy 评估输卵管通畅性。2020 年《不孕症"一站式"子宫输卵管超声造影技术专家共识》提出子宫输卵管超声造影由二维超声、三维超声、宫腔水造影、输卵管超声造影及盆腔水造影组合而成[9]。因此，输卵管通畅性检查通常是以实时 TVS 3D-HyCoSy 为主、静态三维和二维超声造影作为辅助补充检查手段的综合超声检查。

未来还需不断改进 HyCoSy 检查方法，提升对复杂病变部位的诊断准确率，以全面评估输卵管病变情况及功能，并不断规范超声检查流程，消除影响诊断结果的相关因素，减少漏诊和误诊的发生。HyCoSy 检查在输卵管性不孕症中发挥的作用将越来越重要。

第二节　实时三维子宫输卵管超声造影检查

一、实时三维子宫输卵管超声造影检查及流程

（一）子宫输卵管超声造影检查

1. 适应证　①女性不孕的原因评估，包括输卵管通畅性的评估；子宫、输卵管、卵巢器质性病变的评估；盆腔粘连的评估。②输卵管修复成形术、复通术、输卵管妊娠治疗后的疗效评估。

2. 禁忌证　①生殖道急性、亚急性炎症及结核活动期；②月经期、阴道出血；③尚未排除妊娠；④盆腔术后 8 周内、流产或宫腔操作术后 6 周内；⑤生殖道恶性肿瘤；⑥体温超过 37.5℃或有严重的全身疾病不能耐受检查；⑦超声微泡造影剂过敏。

3. 检查时间　一般选择在卵泡期（子宫内膜增殖期）进行检查较为理想。对于月经规律、周期约 28 天的女性，宜选择月经干净后第 3 ～ 7 天；周期长于 35 天者，可适当顺延；周期较短者，可根据基础体温曲线或既往月经周期，选择卵泡中期至排卵前进行检查[9]。

4. 造影前准备

（1）患者准备：血常规、凝血功能、传染病学检查、阴道分泌物检查、心电图为造影前常规检查项目。同时，需排除妊娠，并嘱患者月经干净后至检查前禁止性生活。检查前需排空膀胱，避免空腹。

（2）签署知情同意书（附录1），采集病史（附录2），术前谈话和心理疏导。交流沟通时语气亲切，增强患者信任感和配合度，必要时使用解痉、镇痛药物，做好人文关怀不仅有利于检查顺利进行，并可减少输卵管痉挛及不良反应的发生。

（3）仪器调节及造影剂配制

1）超声仪器：具备特异性造影成像技术的彩色多普勒超声诊断仪，如 GE Voluson E6/E8/E10，并配备经阴道腔内容积超声探头，探头型号 RIC5-9-D，频率 5～9MHz，机械指数 0.11～0.15，仪器设置以 E8 为例，详见附录3。

2）常用超声造影剂品种及配制

A. 声诺维：常温保存。配制时取一支 59mg 冻干粉剂并注入生理盐水 5ml 混合振荡，配制成乳白色微泡混悬液；造影时抽取 2.5～5.0ml 混悬液与生理盐水混合配制成 20ml 造影混悬液。

B. 全氟丙烷人血白蛋白微球注射液（雪瑞欣）：需冷藏保存。配制时需恢复至常温；造影时抽取 1～3ml 药液与生理盐水混合配制成 20ml 造影混悬液。

C. 注射用全氟丁烷微球（示卓安）：常温保存。配制时取一支 16μl 药剂并注入 2ml 灭菌注射用水摇晃混匀，配制成乳白色微泡混悬液；造影时抽取 0.5～2ml 混悬液与生理盐水混合配制成 20ml 造影混悬液。

D. 负性造影剂：加入生理盐水 20～200ml，可适当加温，接近人体体温较适合。

5. 宫腔置管

（1）宫腔置管的场所：建议在符合超声介入要求的超声检查室进行，与超声造影检查同步完成。

（2）操作步骤

1）患者取膀胱截石位，常规消毒外阴及大腿根部，铺无菌手术单。

2）置入扩阴器，常规消毒阴道及宫颈外口。

3）检查造影管球囊封闭性，一般选用 12 号双腔导管，排出管内空气。将造影管置入宫腔，根据宫颈松弛程度于球囊内注入 1～3ml 生理盐水，后拉导管堵住宫颈内口。

4）撤出扩阴器。

（3）注意事项

1）严格无菌操作，预防感染。

2）动作要轻柔，严禁粗暴操作，以免引起出血或人流综合征等不良反应。

3）如患者存在子宫畸形，如双子宫或完全纵隔子宫，需根据情况于两侧宫腔分别置管。

（二）子宫输卵管超声造影检查基本流程

《不孕症"一站式"子宫输卵管超声造影技术专家共识》[9] 提出了子宫输卵管超声造

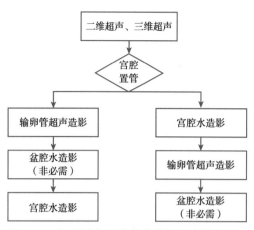

图 5-1 "一站式"子宫输卵管超声造影流程图

影检查，根据输卵管超声造影和宫腔水造影的先后顺序不同，推荐以下 2 个流程（图 5-1）：流程一，将输卵管超声造影安排在宫腔水造影之前，先做输卵管超声造影，有利于评估输卵管的原始状态，但在后续的宫腔水造影环节，需辅以宫腔反复冲洗以降低残存微气泡对宫腔显示的影响。流程二，将输卵管超声造影安排在宫腔水造影之后，先做宫腔水造影，宫腔的显示不受造影剂微气泡干扰，成像质量好；同时，在水造影状态下进行三维成像，可更好地观察造影管与宫腔的相对空间位置关系，以避免出现置管因素导致的假阳性结果。

　　如以评价输卵管通畅性为主要目的，则推荐流程一，子宫输卵管超声造影的具体操作步骤如下：

　　1. 常规二维、三维超声检查

　　（1）观察子宫、双附件及盆腔：给腔内超声探头套上消毒套，将其置入患者阴道内，观察子宫内膜厚度及宫腔有无病变、畸形，子宫、卵巢及输卵管有无病变，浆膜层回声情况，有无钙化，盆腔有无积液，其内有无条带样回声等。

　　（2）调节水囊大小、位置：造影管位置及水囊大小对检查过程和结果有较大的影响。水囊过大易造成宫腔压力大，易引起患者不适及疼痛，同时增加造影剂逆流或输卵管痉挛的可能性；水囊过小则易脱管。以上均会影响对输卵管通畅性的判断。水囊大小与患者宫腔大小及宫颈松紧有关，以水囊上下径占宫腔长度的 1/3 ～ 1/2，水囊下缘位于宫颈内口水平，水囊呈圆形或椭圆形，轻拉造影管不会滑脱、导管头不位于宫角处为宜（图 5-2、图 5-3、视频 5-1）。

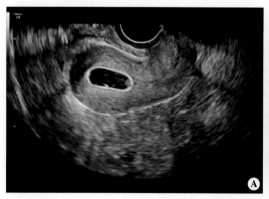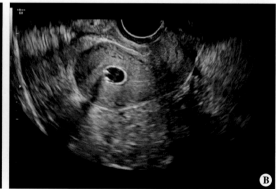

图 5-2 调节水囊大小

A. 调节前，水囊占满宫腔；B. 调节后，水囊占宫腔 1/3

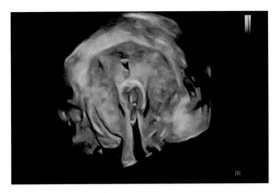

图 5-3　宫腔三维成像显示水囊位置、大小适中，
水囊下缘位于宫颈内口水平

视频 5-1　调节水囊大小

（3）子宫、卵巢位置及滑动征：观察卵巢与子宫相对位置，预判输卵管走行区域。用探头轻轻推压子宫及卵巢或用手轻压患者下腹部，观察子宫或卵巢与周围组织是否有相对运动，并询问患者是否有触痛（图 5-4、视频 5-2）。有相对运动、活动度好，则滑动征阳性；反之，活动度不好，滑动征阴性，则有粘连可能，需注意有无盆腔炎症或子宫内膜异位症。

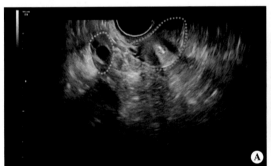
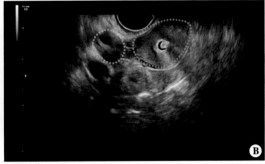

图 5-4　卵巢与子宫活动度好，加压前（绿色标记为卵巢，橙色标记为子宫）（A）；加压推移后（绿色标记为卵巢，橙色标记为子宫）（B）

2. 实时三维超声造影

（1）三维预扫描确定造影平面，选择观察宫角及输卵管最佳位置切面，将宫腔及双侧卵巢全部包含在容积扫查范围内。如不能同时将两侧宫角及双侧卵巢全部包含在容积扫查范围内，也可两侧分别进行造影。通常采取经阴道超声造影，尽量使患者子宫处于前倾位或后倾位，有利于输卵管显影。如果子宫呈水平位，宫角处于图像远场而影响输卵管显示时，可考虑选择经腹进行超声造影。选择适合的造影条件，图像框调至最大，调节图像背景噪声。

视频 5-2　子宫活动度
好、卵巢滑动征阳性

（2）启动四维造影模式，同时助手开始缓慢低速推注造影剂或启动造影剂推注仪器。观察造影剂从宫腔注入盆腔弥散的全过程。图像采集时间需依据输卵管的通畅程度和患者的耐受能力确定。一般以造影管开始显影为图像采集的起点，以获得较为稳定的盆腔弥散图像为图像采集的终点，在输卵管通而不畅或阻塞的情况下，以患者无法耐受或宫腔压力超过警戒压力作为终点。获取满意的图像后保存动态图像（图 5-5、视频 5-3）。

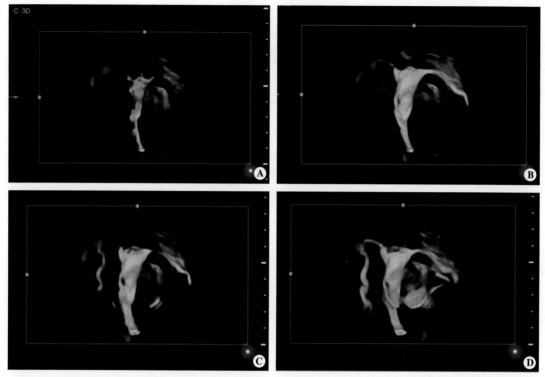

图 5-5 不同时相实时三维造影图像宫腔显影（A）；输卵管近段显影（B）；输卵管远段显影（C）；盆腔弥散（D）

视频 5-3 实时三维超声造影过程

（3）分别采集左、右输卵管静态三维超声造影图像，获取输卵管的高分辨率容积图像，此步骤非必需。

3. 实时二维超声造影 应用多模态超声检查方法，多采用双幅模式，进一步综合判断输卵管通畅性。

（1）在造影模式下进行二维观察：追踪观察输卵管走行（图 5-6、图 5-7、视频 5-4），造影剂具有流动性，侧重观察造影剂的卵巢周围包绕和盆腔弥散情况（图 5-8）。

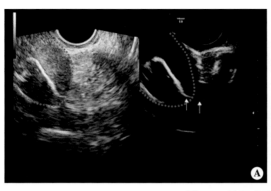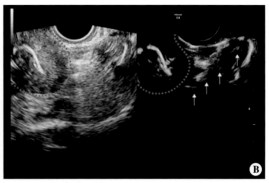

图 5-6　追踪观察左侧输卵管走行

A. 输卵管近段显影（橙色标记为子宫；箭头所示为左侧输卵管走行轨迹）；B. 输卵管远段显影（橙色标记为子宫，箭头所示
为左侧输卵管走行轨迹）

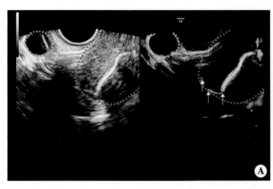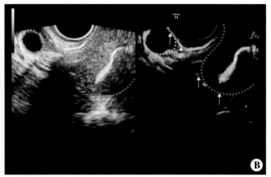

图 5-7　追踪观察右侧输卵管走行

A. 输卵管近段显影（橙色标记为子宫；绿色标记为右侧卵巢；箭头所示为右侧输卵管走行轨迹）；B. 输卵管远段显影（橙色
标记为子宫；绿色标记为右侧卵巢；箭头所示为右侧输卵管走行轨迹）

视频 5-4　追踪观察输卵管走行

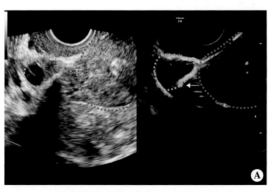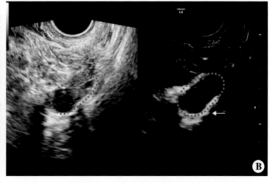

**图 5-8　右侧卵巢周围造影剂包绕（橙色标记为子宫，绿色标记为右侧卵巢，箭头所示强回声为卵巢周围造影
剂包绕）（A）；左侧卵巢周围造影剂包绕（橙色标记为左侧卵巢，箭头所示强回声为卵巢周围造影剂包绕）（B）**

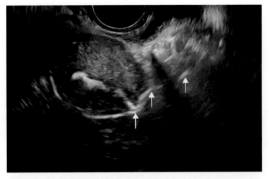

图5-9 二维基波状态观察输卵管（箭头所示为输卵管走行）

（2）进入基波状态或用彩色多普勒血流成像状态进行二维超声检查：了解造影剂与周边解剖结构的关系并追踪其走行轨迹（图5-9、图5-10、视频5-5、视频5-6），观察输卵管是否膨大，以及伞端形态、输卵管壁回声等，作为前述造影模式的重要补充。

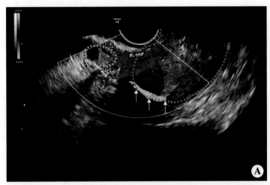 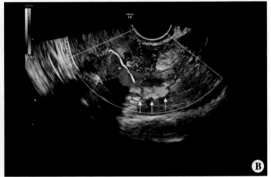

图5-10 彩色多普勒血流成像状态下显示右侧输卵管内造影剂流动性（橙色标记为子宫，绿色标记为右侧卵巢，箭头所示为输卵管走行轨迹）（A）；彩色多普勒血流成像状态下显示左侧输卵管内造影剂流动性（橙色标记为子宫，箭头所示为输卵管走行轨迹）（B）

视频5-5 二维基波状态追踪观察输卵管 **视频5-6** 彩色多普勒血流成像观察输卵管走行及造影剂流动性

4. 盆腔水造影 经原造影管继续注入生理盐水50～200ml，通过超声成像可显示无回声液体经由输卵管进入盆腔并积聚于盆腔的过程，其可提高对输卵管轮廓结构，尤其是伞端结构及盆腔病变的显示率。可较清晰地显示双侧输卵管伞端指状突起的摆动情况，有无受限（图5-11、视频5-7）；盆腔内有无条带状或异常团块回声。

由于输卵管通畅程度不同，并非所有患者都能顺利完成检查。

5. 宫腔水造影

（1）缩小球囊：为了既清楚显示宫腔全貌，又避免造影管滑脱，宜将球囊内液体减少至0.5～1.0ml，以球囊上下径占宫腔长度的1/5～1/4为宜。

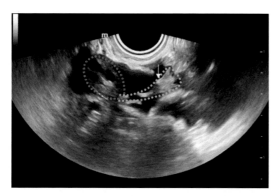

图 5-11 盆腔水造影显示输卵管伞端（橙色标记为
卵巢，箭头所示为输卵管伞端，绿色标记为输卵管）

视频 5-7 盆腔水造影清晰显示
输卵管伞端指状突起摆动自然

（2）二维负性造影：向导管内推注生理盐水，行宫腔反复冲洗以降低残存微气泡对宫腔显示的影响，膨大宫腔。宫腔水造影对评估子宫内膜和宫腔病变具有重要价值，尤其对于常规二维、三维超声难以明确的病变，如子宫内膜多发性息肉、宫腔膜性粘连、黏膜下肌瘤、剖宫产瘢痕憩室等病变的鉴别具有明显优势（图 5-12、视频 5-8）。

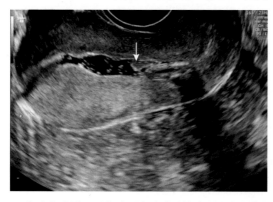

图 5-12 宫腔水造影显示宫腔下段息肉（箭头所示为息肉）

视频 5-8 宫腔水造影显示宫腔下段息肉

6. 图像分析，出具报告 回放图像，进行图像后处理，根据不同时间、方向选择需要的图像，出具报告。

报告应包括 4 个部分：子宫、卵巢及盆腔常规超声扫查所见；宫腔形态及宫腔病变描述；输卵管通畅性描述及诊断；造影剂在盆腔弥散情况。

二、正常图像及超声图像分析

1. 子宫的正常表现 正常宫壁无造影剂回声，正性造影剂显示宫腔内充满造影剂，无充盈缺损，宫腔形态最常见为三角形（图 5-13），宫腔底部平整，宫腔面光整。宫腔容积为 3 ～ 5ml，一般注入 5 ～ 7ml 造

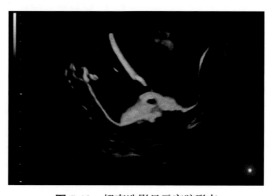

图 5-13 超声造影显示宫腔形态

影剂可以充满宫腔，宫腔容积不仅与解剖容积有关，也与子宫的伸展性及柔软性有关。球囊于宫腔下段可显示充盈缺损。子宫的紧张度对宫腔显影有影响，局部收缩可表现为似局部缺损；宫腔充盈程度不同，形态亦有差别。宫角可表现为尖型、绞窄型和钝型，大部分两侧宫角是一致对称的。负性造影剂显示宫腔内充满液性无回声，边缘光整，宫壁呈均匀等回声。

2. 输卵管的正常表现

（1）观察分析输卵管通畅性时可采用节段分析法，将输卵管分为近段、中远段及伞端。对双侧 6 节段分别进行观察及描述，见图 5-14、视频 5-9。①输卵管近段：着重观察输卵管与宫角连接情况；②输卵管中远段：着重观察输卵管走行方向、管径粗细、管壁是否光整；③输卵管伞端：着重观察造影剂溢出情况，是否有造影剂聚集等。

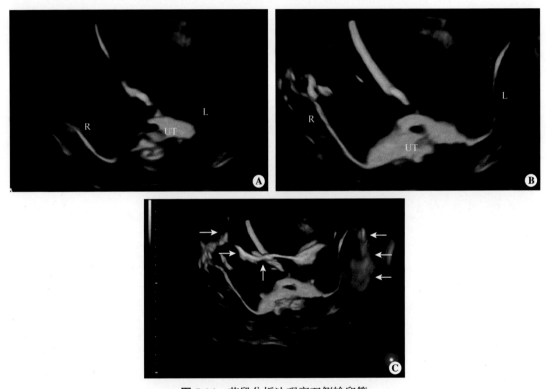

图 5-14　节段分析法观察双侧输卵管

A. 近段，R 为右侧输卵管；L 为左侧输卵管；UT 为子宫；B. 中远段，R 为右侧输卵管；L 为左侧输卵管；UT 为子宫；C. 伞端及造影剂弥散（箭头所示为造影剂弥散）

视频 5-9　实时三维连续动态观察双侧输卵管各节段

输卵管近端连于宫角，远段位于卵巢旁，以宫腔为参照，输卵管走行分为 4 型（图 5-15）：①上行，在宫底两侧弯曲上行；②下行，在子宫两侧弯曲下行；③反向走行，一侧上行，一侧下行；④水平走行，在宫体水平向两侧延伸。

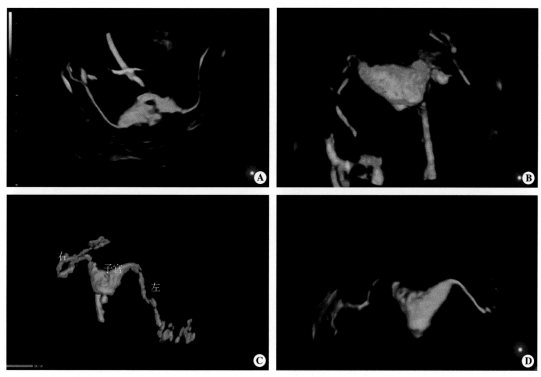

图 5-15　双侧输卵管上行（A）；双侧输卵管下行（B）；双侧输卵管反向走行（C）；双侧输卵管水平走行（D）

（2）输卵管通畅（图 5-16、视频 5-10）：输卵管全程显影，造影剂自宫腔显影后进入输卵管并快速到达远段，输卵管显示清晰，管壁光整，走行自然，无局部膨大；伞端见大量造影剂喷出，盆腔弥散均匀；宫腔无明显膨大；推注造影剂无明显压力或有压力并加压推注时压力突然消失；患者无明显疼痛或有轻微疼痛。

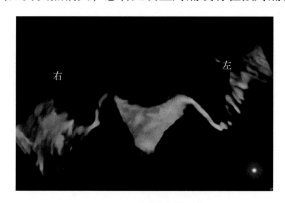

图 5-16　双侧输卵管通畅

视频 5-10　双侧输卵管通畅

三、异常图像及超声图像分析

1. 宫腔异常表现

（1）子宫发育异常：造影通常表现为宫腔形态异常，如单角子宫、纵隔子宫、双子宫等。

宫腔超声造影诊断子宫畸形的准确率约为96.5%,然而单角子宫、残角子宫、完全双角子宫、完全纵隔子宫、双子宫的单侧宫腔显影均可表现为圆柱形、梭形宫腔;而通过三维超声冠状切面评估子宫畸形的诊断准确率约为97.6%,是目前诊断子宫畸形的最佳方法,因此在造影状态下需结合常规三维成像综合判断有无子宫发育异常。另外,对于纵隔凹陷深度的测量,不应在造影模式下进行,应在三维冠状切面下进行(图5-17)。

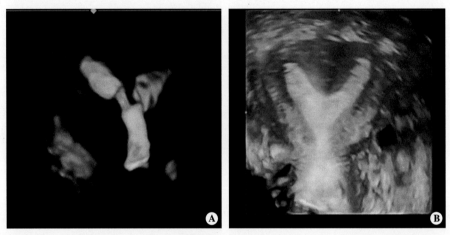

图5-17 同一患者造影模式下显示不完全纵隔子宫(A);同一患者三维超声冠状切面下显示
不完全纵隔子宫(B)

(2)宫腔粘连:宫腔内位置固定的不规则充盈缺损区(图5-18、视频5-11),宫腔容积减小,可表现为"束腰征",随着宫腔造影剂增加,充盈缺损区位置、形态不变,周围张力增加。

(3)宫腔占位:造影模式下子宫内膜息肉或黏膜下子宫肌瘤均可表现为宫腔内单个或多个类圆形充盈缺损,边界光整。宫腔水造影可以更加清晰地显示病变位置、大小、数量、范围、基底部与子宫内膜及肌层的关系(图5-19),并明确诊断。

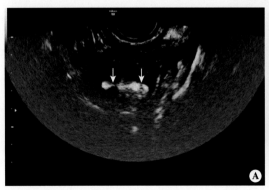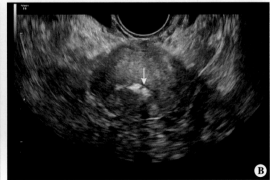

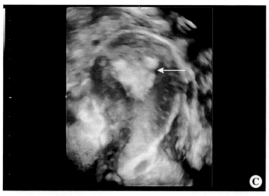
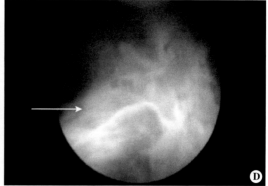

图 5-18 造影模式下宫腔粘连（箭头所示为粘连带）（A）；宫腔水造影下宫腔粘连（箭头所示为粘连带）（B）；三维冠状切面下宫腔粘连（箭头所示为粘连带）（C）；宫腔镜下宫腔粘连（箭头所示为粘连带）（D）

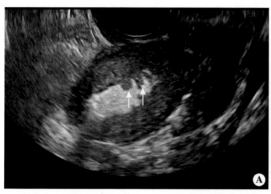
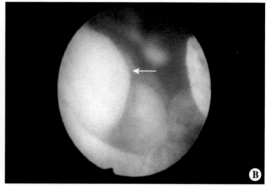

图 5-19 宫腔水造影显示多个子宫内膜息肉，箭头所示为子宫内膜息肉（A）；宫腔镜下子宫内膜息肉，箭头所示为子宫内膜息肉（B）

（4）子宫剖宫产瘢痕憩室：造影显示子宫下段宫腔不平整，前壁瘢痕处造影剂充盈。宫腔水造影可见子宫前壁下段剖宫产瘢痕处肌层不连续，呈三角形、楔形或不规则形凹陷状（图 5-20、视频 5-12）。

视频 5-11 宫腔水造影显示宫腔粘连带

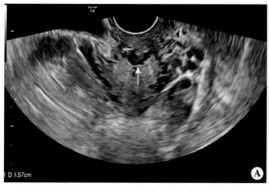
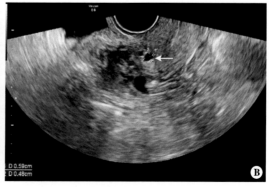

图 5-20 宫腔水造影显示子宫瘢痕憩室（箭头所示为瘢痕憩室处）

2. 造影剂逆流 指向宫腔注入造影剂后，造影剂经异常途径进入子宫、输卵管肌层及周围血管、盆腔淋巴管，回流至循环系统，在宫腔和（或）输卵管周围出现云雾状、蚯蚓状、网格状等异常影像，易遮盖或与输卵管混淆，是输卵管造影图像分析的难点。造影剂逆流（图 5-21、视频 5-13）分 3 种：①间质 - 淋巴逆流；②静脉逆流；③混合性逆流，一般多数是混合性逆流。造影表现为静脉逆流呈管道状，淋巴逆流呈细小网状及云雾状。

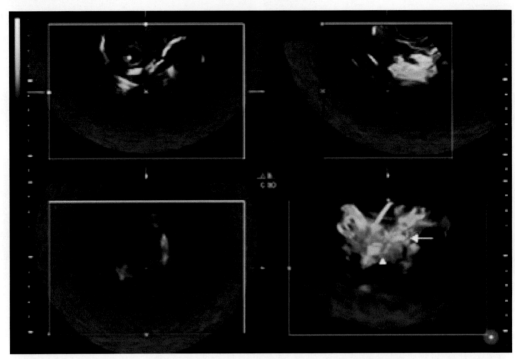

图 5-21 造影剂逆流（箭头所示为逆流至子宫肌层造影剂显影）

逆流产生的原因主要有各种原因导致的输卵管完全或部分梗阻造成宫腔压力过高；子宫、输卵管器质性病变导致子宫内膜和输卵管壁损伤；子宫、输卵管痉挛等。

检查中出现逆流可暂停造影检查，采用动态逐帧回放、调节增益、旋转图像从不同角度观察等方法可对输卵管、盆腔弥散、造影

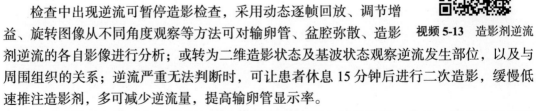

剂逆流的各自影像进行分析；或转为二维造影状态及基波状态观察逆流发生部位，以及与周围组织的关系；逆流严重无法判断时，可让患者休息 15 分钟后进行二次造影，缓慢低速推注造影剂，多可减少逆流量，提高输卵管显示率。

3. 输卵管通畅度异常 国外文献在输卵管通畅度上通常采用二分法，即分为输卵管通畅及输卵管不通畅两类[10]；而我国对子宫输卵管造影诊断的习惯则是将输卵管通畅度分为通畅、通而不畅及阻塞 3 种[11]。对于双侧输卵管阻塞的极端情况，应建议患者行体外受精 - 胚胎移植（IVF-ET）治疗，而对于输卵管通而不畅或仅有一侧阻塞的患者，如何根据其特点指导患者采用继续期待自然受孕或者直接采用 IVF-ET 的助孕手段，该问

题尚无定论。

（1）输卵管通而不畅（图5-22、视频5-14）：输卵管显影较纤细或走行僵硬、迂曲盘绕，显影不连续，呈串珠状，或膨胀、扩张，伞端少量造影剂喷出；盆腔弥散不均匀；宫腔可膨大；注射有一定压力并持续存在；患者轻度或中度疼痛。

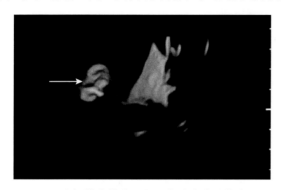

图5-22 右侧输卵管中远段迂曲略膨大（箭头所示输卵管迂曲）

视频5-14 右侧输卵管走行迂曲，伞端造影剂溢出少

（2）输卵管阻塞（图5-23、图5-24、视频5-15）：分为近段阻塞和远段阻塞。近段阻塞是指输卵管间质部和峡部阻塞，分为输卵管梗阻和输卵管闭塞；远段阻塞是指壶腹部和伞端阻塞。造影表现为输卵管未见显影、部分显影或全部显影，输卵管管壁不光整、纤细、僵硬、结节状，远段呈"截断征"，伞端未见造影剂喷出；宫腔显影膨大，宫角圆钝，可伴有肌层造影剂逆流；注射压力较大；患者疼痛明显。

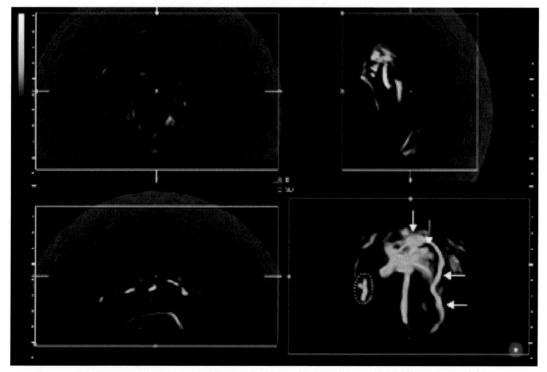

图5-23 左侧输卵管近段阻塞，右侧输卵管远段阻塞（圆圈所示），肌层造影剂逆流（箭头所示）

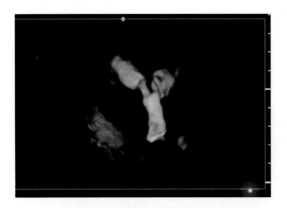

图 5-24 双侧输卵管近段阻塞

视频 5-15 左侧输卵管近段阻塞,右
侧输卵管远段阻塞,肌层造影剂逆流

（3）输卵管积水（图 5-25、图 5-26、视频 5-16、视频 5-17）：是输卵管远段闭锁性病变,根据是否与宫腔相通分为近段与宫腔相通和近段与宫腔不相通两种。两者临床处理原则不同,与宫腔相通的积水可反流至宫腔,影响受精卵着床,该类患者的自然妊娠率、试管婴儿成功率均明显降低,通常需手术切除、结扎或栓塞患侧输卵管以提高胚胎移植成功率,造影有助于区分两者。常规超声扫查均可见附件区的迂曲囊性包块,后者造影表现为造影剂不能进入其中,输卵管不显影；前者造影表现为造影剂进入迂曲扩张的输卵管内,输卵管壶腹部显影迂曲盘绕、膨胀扩张,输卵管远段闭锁,伞端未见造影剂喷出。注射通常有一定压力并持续存在。

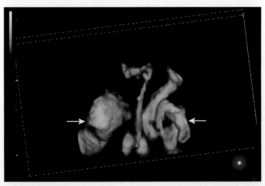

图 5-25 三维造影显示双侧输卵管积水（箭头所示为膨大的输卵管内造影剂充填）

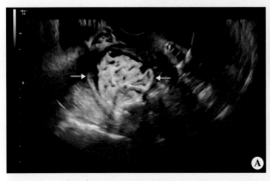
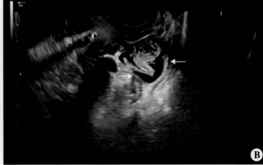

图 5-26 二维基波显示造影剂淤滞于膨大的右侧输卵管内（箭头所示为膨大输卵管）（A）；二维基波
显示造影剂淤滞于膨大的左侧输卵管内（箭头所示为膨大输卵管）（B）

视频 **5-16** 实时三维造影显示 视频 **5-17** 二维基波显示造影
双侧输卵管膨大迂曲 剂淤滞于膨大的双侧输卵管内

4. 盆腔粘连（图 5-27、图 5-28、视频 5-18） 盆腔造影剂弥散不均或局限，盆腔可见条带样回声。

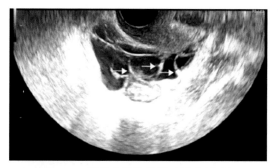

图 5-27 盆腔内粘连条带（箭头所示）

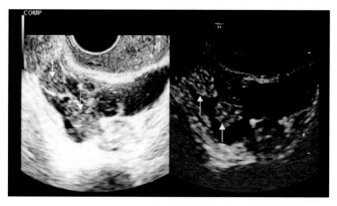

图 5-28 造影模式见造影剂被盆腔内条带样回声分隔，弥散局限（箭头所示）

视频 **5-18** 造影模式见造影剂被盆腔内条带样回声分隔，弥散局限

四、临床应用及诊断技巧

虽然子宫输卵管超声造影诊断输卵管阻塞所致不孕症具有较高的准确率，但受输卵管纤毛运动异常、输卵管狭窄等因素的影响，可能会出现漏诊或误诊情况，加之造影剂在使用过程中可能存在流程不规范情况，也会对检查结果造成一定的影响。实际工作中需多种超声检查手段联合应用，并结合患者临床情况，做出子宫、输卵管及盆腔病变的综合诊断。下面分享五个病例。

病例一

1. 病史　患者 24 岁，平素月经不规律，周期 4/（32～90）日型，经量正常，无痛经。2017 年外院诊断多囊卵巢综合征，孕 0 产 0，不孕 2 年。

2. 子宫输卵管超声造影图像　见图 5-29、视频 5-19。

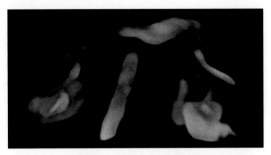

图 5-29　双侧输卵管通畅

视频 5-19　病例一

3. 超声报告

（1）超声造影前检查：患者为前倾位子宫，子宫表面光滑完整，呈实质均匀回声，子宫腔见水囊回声。子宫壁未见明显占位性病变。左侧卵巢位于子宫左侧，远离子宫体，活动度好；右侧卵巢位于子宫右侧，靠近子宫体，活动度好，双侧卵巢呈多囊样改变，均见 12 个以上小卵泡，较大者直径约 7mm，双附件区未见明显占位性病变。

（2）超声造影操作步骤

1）推注造影剂 20ml，反流 2ml，推注压力小，患者无疼痛。

2）推注生理盐水 20ml，反流 0.5ml，推注压力小，患者轻微疼痛。

（3）超声造影表现：宫腔光整、形态规则，双侧输卵管全程显影，管壁光整，走行正常，形态柔顺，伞端见造影剂溢出。双侧卵巢周围造影剂弥散均匀。

子宫肌层未见造影剂逆流回声。盆腔造影剂弥散均匀。

（4）超声造影提示

1）宫腔光整、形态正常。

2）双侧输卵管通畅。

3）双侧卵巢多囊样改变。

4. 分析诊断

（1）常规超声显示患者存在双侧卵巢多囊样改变（视频 5-19）。

（2）超声造影显示（视频 5-19）双侧输卵管全程显影，管壁光整，走行正常，形态柔顺，伞端见造影剂溢出。双侧卵巢周围造影剂弥散均匀。子宫肌层未见造影剂逆流回声。盆腔造影剂弥散均匀。推注无压力，患者无疼痛。综上诊断为双侧输卵管通畅。

（3）对于盆腔情况，造影显示双侧卵巢周围造影剂包绕较好，盆腔内造影剂分布均匀（视频 5-19），无异常影像发现，可见盆腔无明显粘连。

（4）宫腔水造影未见明显异常，宫腔光整。

5. 医疗建议　患者双侧输卵管通畅，年龄小于 35 岁，建议其试孕。因其存在多囊卵巢综合征，可考虑辅助促排卵或人工授精方式。

病例二

1. 病史　患者 37 岁，平素月经规律，周期（3～5）/（26～30）日型，经量偏少，无痛经。孕 2 产 0，不孕 1 年。两次胎停，两次体外受精 - 胚胎移植失败来诊。男方检查正常。

2. 子宫输卵管超声造影图像　见图 5-30、图 5-31、视频 5-20。

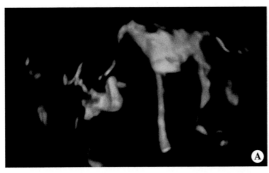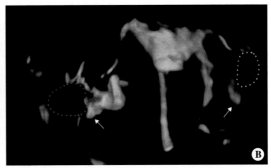

图 5-30　双侧输卵管通畅，子宫左侧肌层造影剂逆流（橙色标注为右侧卵巢，绿色标注为左侧卵巢，箭头所示为卵巢周围造影剂包绕）

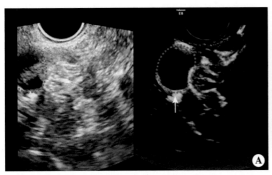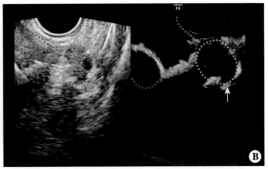

图 5-31　右侧卵巢周围造影剂包绕（橙色标记为右侧卵巢，箭头所示强回声为卵巢周围造影剂包绕）（A）；左侧卵巢周围造影剂包绕（橙色标记为子宫；绿色标记为左侧卵巢，箭头所示强回声为卵巢周围造影剂包绕）

3. 超声报告

（1）超声造影前检查：患者为前倾位子宫，子宫表面光滑、完整，实质回声均匀，宫腔内见水囊回声。子宫壁未见明显占位性病变。

左侧卵巢位于子宫左后侧，靠近子宫体，活动度好，右侧卵巢位于子宫右侧，远离子宫体，活动度好。

双附件区未见明显占位性病变。

视频 5-20　病例二

（2）超声造影操作步骤

1）推注造影剂 20ml，反流 0ml，推注压力小，患者无疼痛。

2）推注生理盐水 20ml，反流 0ml。患者无疼痛。

（3）造影表现：宫腔光整，形态规则，双侧输卵管全程显影，左侧稍延迟，管壁光整，走行正常，形态柔顺，伞端见造影剂溢出。双侧卵巢周围造影剂弥散较均匀。

子宫肌层见造影剂回声。盆腔造影剂弥散均匀。

（4）超声造影提示

1）宫腔光整、形态正常。

2）双侧输卵管通畅。

3）肌层造影剂逆流。

4. 分析诊断

（1）超声造影显示（视频 5-20）左侧输卵管显影稍延迟，双侧输卵管全程显影，管壁光整，走行正常，形态柔顺，伞端见造影剂溢出。双侧卵巢周围造影剂弥散较均匀。推注压力小，患者无疼痛。综上诊断为双侧输卵管通畅。

（2）造影过程中虽见子宫左侧肌层出现造影剂逆流现象（图 5-30），但双侧输卵管均先于逆流显影，并不影响对输卵管通畅性的判断。

（3）对于盆腔情况，在常规超声扫查时双侧卵巢移动度好，无触痛，造影显示双侧卵巢周围造影剂包绕较好，盆腔内造影剂分布均匀（图 5-31、视频 5-20），无异常影像发现，可见盆腔无明显粘连。

（4）宫腔显影未见明显异常，宫腔光整。

5. 医疗建议　患者年龄大于 35 岁，建议其可短期试孕，同时因患者多次胚停及体外受精 - 胚胎移植失败，建议其进行子宫内膜容受性相关检查及治疗，为再次 IVF 做准备。

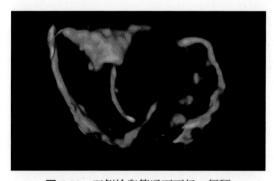

图 5-32　双侧输卵管通而不畅，僵硬

图 5-33、视频 5-21。

病例三

1. 病史　患者 32 岁，平素月经规律，周期（4～5）/30 日型，经量偏少，无痛经，孕 1 产 0，不孕 3 年。

半年前 HSG：造影剂注入顺利，宫腔形态、大小正常，未见确切充盈缺损。双侧输卵管走行僵硬，未见扩张积水，双侧输卵管远段造影剂弥散略局限。

2. 子宫输卵管超声造影图像　见图 5-32、

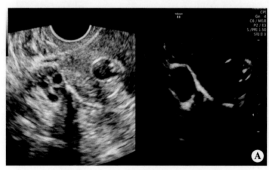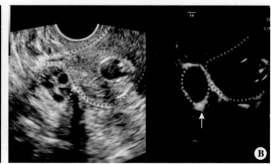

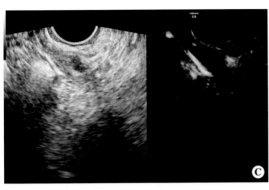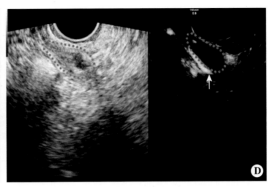

图 5-33　右侧卵巢周围造影剂包绕（A）；绿色标注为右侧卵巢，箭头所示为卵巢周围造影剂包绕，橙色标注为子宫（B）；左侧卵巢周围造影剂包绕（C）；橙色标注为左侧卵巢，箭头所示为卵巢周围造影剂包绕（D）

3. 超声报告

（1）超声造影前检查：患者为前倾位子宫，表面光滑完整，实质回声均匀，宫腔见水囊回声。子宫壁未见明显占位性病变。

左侧卵巢位于子宫左后侧，远离子宫体，活动度好；右侧卵巢位于子宫右侧，靠近子宫体，活动度好。

双附件区未见明显占位性病变。

视频 5-21　病例三

（2）超声造影操作步骤

1）推注造影剂 20ml，反流 2ml，推注压力小，患者无疼痛。

2）推注生理盐水 20ml，反流 2ml。患者无疼痛。

（3）超声造影表现：宫腔光整，形态规则，左侧输卵管全程显影，管壁光整，走行僵硬，伞端见极少量造影剂溢出。造影后期左侧卵巢周围可见弥散。

右侧输卵管全程显影，管壁光整，走行僵硬，伞端见少量造影剂溢出，呈束状。右侧卵巢周围造影剂弥散较均匀。

子宫肌层见少量造影剂回声。盆腔造影剂弥散均匀。

（4）超声造影提示

1）宫腔光整、形态正常。

2）双侧输卵管通而不畅（左侧重）。

3）子宫肌层造影剂逆流。

4. 分析诊断

（1）造影显示（视频 5-21）双侧输卵管走行僵硬，左侧输卵管伞端见极少量造影剂溢出。左侧卵巢周围造影后期可见造影剂弥散。右侧输卵管伞端见少量造影剂缓慢溢出，并且溢出呈束状。右侧卵巢周围造影剂弥散较均匀。同时可见子宫肌层少量造影剂逆流。综上诊断为双侧输卵管通而不畅（左侧重）。

（2）对于盆腔情况，在常规超声扫查时双侧卵巢移动度好，无触痛，造影显示盆腔内造影剂分布均匀（视频 5-21），无异常影像发现，盆腔无明显粘连。

（3）宫腔水造影未见明显异常，宫腔光整。

5. 医疗建议　该患者双侧输卵管僵硬明显，造影剂溢出缓慢、少量，结合患者年龄及病史，建议患者尽早选择 IVF。

病例四

1. 病史　患者 34 岁，平素月经不规律，孕 1 产 0，胚停 1 次，不孕 1.5 年。2 年前曾行 HSG 检查：造影剂注入顺利，宫腔形态、大小正常，左侧输卵管未见显影，右侧输卵管部分显影，远段未见显影。

2. 子宫输卵管超声造影图像　见图 5-34 ～图 5-37，视频 5-22。

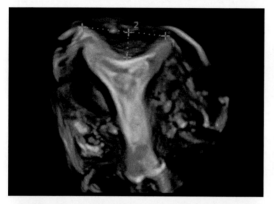

图 5-34　三维冠状切面见宫腔呈 "Y" 形

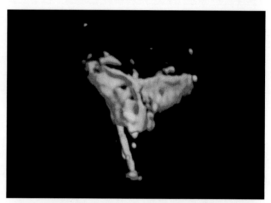

图 5-35　双侧输卵管近端不通

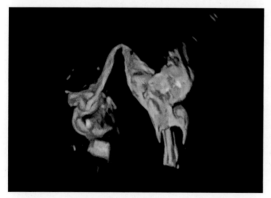

图 5-36　左侧输卵管近段不通，右侧输卵管
通而不畅，扭曲

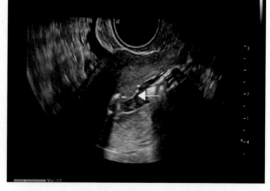

图 5-37　宫腔水造影显示子宫内膜息肉
（箭头所示为息肉）

视频 5-22　病例四

3. 超声报告

（1）超声造影前检查：患者为前倾位子宫，表面光滑完整，实质回声均匀，宫腔见水囊回声。子宫壁未见明显占位性病变。子宫底部内膜略凹陷，凹陷深度 1.0cm。

左侧卵巢位于子宫左后侧，远离子宫体，活动度好；右侧卵巢位于子宫右后侧，远离子宫体，活动度好。双附件区未见明显占位性病变，触痛阴性。

（2）超声造影操作步骤

1）推注造影剂 7ml，反流 2ml，推注压力大，患者疼痛明显。

2）休息 10 分钟后，推注造影剂 10ml，反流 3ml，推注压力较大，患者疼痛较前减轻。

3）推注生理盐水 20ml，反流 2ml，患者轻微疼痛。

（3）超声造影表现：宫腔膨隆，子宫底部内膜略凹陷。

左侧输卵管始终未显影，伞端未见造影剂溢出。左侧卵巢周围未见造影剂弥散。

右侧输卵管开始未显影，二次造影后全程显影，管壁光整，远段走行扭曲，伞端见造影剂溢出。右侧卵巢周围造影剂弥散均匀。

子宫肌层未见造影剂回声。盆腔造影剂弥散较均匀，盆腔未见异常回声。

宫腔水造影时宫腔前壁可见大小约 1.0cm×0.5cm 中等回声团，边界清。

（4）超声造影提示

1）宫腔内中等回声团，考虑子宫内膜息肉。

2）右侧输卵管通而不畅。

3）左侧输卵管近段不通，阻塞？

4）弓形子宫。

4. 分析诊断

（1）该患者子宫底部内膜凹陷在基波及造影模式下均可见（图 5-34、图 5-35），需注意凹陷深度应在三维冠状切面上测量，而不应在造影模式下测量。经测量深度为 1.0cm（图 5-34），不能诊断不完全纵隔子宫，可考虑诊断弓形子宫。

（2）在开始造影时显示宫腔膨隆，双侧输卵管未显影（图 5-35），推注压力大，患者疼痛明显，不可耐受，考虑诊断双侧输卵管近段不通。对于近段输卵管病变通常以梗阻多见，可分为结节型梗阻（结节性炎、子宫内膜异位症）、非结节型梗阻（纤维化）和假性梗阻（由碎屑、黏液栓、息肉造成或近段痉挛的假性梗阻），为了进一步排除痉挛等引起的假性梗阻，多建议进行二次造影。该患者经短暂休息，安抚其情绪，并进一步详细告知其检查的过程及必要性后同意进行二次造影。二次造影时开始缓慢低速推注，患者虽感疼痛但配合意愿明显，进一步适当加压推注，见到右侧输卵管显影（图 5-36、视频 5-22），远段走行扭曲，推注压力仍较大，患者疼痛较前减轻。根据造影表现右侧输卵管二次造影后全程显影，走行扭曲，伞端见造影剂溢出，故诊断右侧输卵管通而不畅。左侧输卵管始终未显影，伞端未见造影剂溢出，左侧卵巢周围未见造影剂弥散，故诊断为左侧输卵管近段不通，阻塞可能。

（3）对于盆腔情况，在常规超声扫查时双侧卵巢移动度好，无触痛，造影显示右侧卵巢周围造影剂包绕较好，盆腔内造影剂分布均匀（视频 5-22），无异常影像发现，可见盆腔无明显粘连。

（4）宫腔水造影（图 5-37、视频 5-22）时需将水囊缩小，虽然宫腔内仍有较多造影剂回声，但加压推注生理盐水可将造影剂稀释，并不影响对宫腔病变的诊断。该患者宫腔水造影时宫腔前壁可见大小约 1.0cm×0.5cm 中等回声团，边界清，故考虑诊断为子宫内膜息肉。

5. 医疗建议　建议短期试孕，可考虑行宫腔镜检查以进一步明确和治疗宫腔病变及输卵管近段情况。

病例五

1. 病史　患者 39 岁，平素月经规律，经量正常，无痛经。孕 1 产 0，不孕 10 年。

2. 子宫输卵管超声造影图像　见图 5-38、视频 5-23。

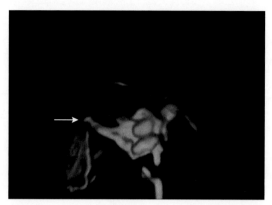

图 5-38　右侧输卵管通而不畅、反折（箭头所示为反折成角处），左侧输卵管远段不通，子宫肌层造影剂逆流

视频 5-23　病例五

3. 超声报告

（1）超声造影前检查：患者为后倾位子宫，表面光滑、完整，实质回声均匀，宫腔见水囊回声，子宫区见多个肌瘤结节，较大者位于后壁。

左侧卵巢位于子宫左侧，靠近宫体，活动度欠佳。右侧卵巢位于子宫右侧，远离宫颈，活动度好，双附件区未见明显占位性病变。

（2）超声造影操作步骤

1）推注造影剂 20ml，反流 2ml，推注稍有压力，患者无疼痛。

2）推注生理盐水 20ml，反流 2ml，推注压力小，患者轻微疼痛。

（3）超声造影表现：宫腔光整、形态规则，右侧输卵管全程显影，管壁光整，走行较僵硬，局部反折，伞端见造影剂溢出。右侧卵巢周围造影剂弥散均匀。左侧输卵管间断显影，显示至中段截断，走行略迂曲，形态较僵硬，伞端未见造影剂溢出。左侧卵巢周围造影剂弥散不均匀。

子宫肌层见造影剂回声。盆腔造影剂弥散不均，左侧少于右侧。

宫腔水造影见宫腔 0.6cm×0.4cm 略高回声团，边界清。

（4）超声造影提示

1）子宫肌瘤。

2）宫腔略高回声团，考虑子宫内膜息肉。

3）右侧输卵管通而不畅。

4）左侧输卵管远段不通。

5）子宫肌层造影剂逆流。

4. 分析诊断

（1）关于输卵管通畅性，造影显示（视频 5-23）右侧输卵管全程显影，走行较僵硬，局部明显反折，伞端见造影剂溢出。右侧卵巢周围造影剂弥散均匀。左侧输卵管间断显影，显示至中段截断，走行略迂曲，形态较僵硬，伞端未见造影剂溢出。左侧卵巢周围造影剂弥散不均，并可见子宫肌层造影剂逆流回声。盆腔造影剂弥散不均，左侧明显少于右侧。故诊断为右侧输卵管通而不畅，左侧输卵管远段不通。

（2）对于盆腔情况，在常规超声扫查时发现左侧卵巢靠近宫体，活动度欠佳，造影显示左侧卵巢周围造影剂包绕少，盆腔内造影剂分布不均（视频 5-23），并可见条带样回声，可见盆腔有粘连。

（3）宫腔水造影可见宫腔内中等回声团，边界清，考虑诊断为子宫内膜息肉。

5. 医疗建议　患者高龄，并且右侧输卵管通而不畅，左侧输卵管远段不通，因此建议尽早选择 IVF。

第三节　造影术中、术后不良反应的处理及造影后注意事项

一、造影术中、术后不良反应的处理

常见不良反应包括下腹痛、阴道出血、人流综合征、造影剂过敏等，多数情况下通过对症治疗可缓解，如有必要，可留院观察。

1. 腹痛　术中及术后可能出现轻至中度的腹部和盆腔疼痛，与术中操作刺激子宫内膜、注入造影剂后子宫及输卵管扩张等相关。

术中腹痛在术后 30 分钟内可以明显缓解，如果术后出现持续性或进展性腹痛应进一步诊治。

2. 阴道出血　是子宫输卵管超声造影围检查期最常见的并发症，其原因多为宫腔置管等操作导致宫颈及子宫内膜损伤；也有部分患者因合并宫颈息肉、子宫内膜息肉、子宫黏膜下肌瘤等基础疾病而于术后发生阴道出血。

应注意在置管操作时尽量轻柔，一般少于月经量的阴道出血常无须特殊处理，多于术后 1 周内停止；若术后出现多于月经量的阴道出血则需要排查出血原因，对症治疗。

3. 人流综合征　由于宫颈、子宫壁受到机械性刺激或宫腔压力过高，迷走神经兴奋，释放大量乙酰胆碱，其对心血管系统产生一系列影响，会导致脑血管供血不足。表现为造影过程中或造影后，患者出现恶心、呕吐、头晕、气喘、面色苍白、大汗淋漓、血压下降、心律不齐、胸闷等症状，严重者还可能出现休克。这与受检者情绪紧张、宫颈管扩张困难、术者操作粗暴、过高负压和强烈的子宫收缩等因素有关。

按患者症状分为：①轻度反应，仅有下腹坠胀感或隐痛，可伴恶心；②中度反应，痛感明显，能耐受，可伴恶心、呕吐；③重度反应，痛感较重，常有恶心、呕吐、出冷汗、面色苍白、血压下降、脉搏减慢等表现。

预防措施：温馨的手术环境，全程的人文关怀；宫腔置管动作轻柔，尽量避免使用宫颈钳钳夹及牵拉，减轻对宫颈口和子宫的刺激强度；球囊充盈多为 1.0～1.5ml，以达到不脱管时的最小状态为准；术前半小时给予阿托品 0.5mg 肌内注射有助于预防人流综合征的发生。

处理措施：一旦发生人工流产综合征，应积极给予对症治疗。症状轻者可嘱其平卧休息，注意保暖，按压合谷穴和内关穴，或可给予吸氧等措施，多数患者可自行缓解；症状重者需静脉注射阿托品 0.5mg，并做好相应的抢救准备。

4. 造影剂过敏 以六氟化硫微泡造影剂为例，目前我国尚未见其应用于输卵管超声造影发生过敏的报道，仅在血池造影应用中偶有报道，主要表现为皮疹、面色潮红，甚至气促、血压下降等。

处理措施：检查中一旦出现过敏反应，应立即停止检查，并根据患者出现的临床症状采取相应的治疗方案。按照造影剂过敏反应常规处理，使用抗过敏药物如盐酸异丙嗪、地塞米松等。必要时吸氧，维持呼吸和循环功能。而对于既往有其他药物或食物过敏史的患者，需加强观察和监护。

二、造影后注意事项

1. 留观 造影结束后将患者妥善安置到休息场所，嘱其平卧或静坐 15～30 分钟，热敷下腹部或适量饮用温开水，明确告知患者大多数的不适感在休息后即可消失，如出现严重不良反应，则需立即与医务人员联系并接受相应处理。

2. 常规预防感染 由于宫腔、输卵管经阴道与外界相通，同时宫腔内操作可能造成宫颈或子宫内膜损伤，存在潜在感染的风险，因此建议预防性使用抗生素 3 天。极少数患者术后出现急性阴道炎、子宫内膜炎或盆腔炎性疾病，要及时抗感染治疗。

3. 其他围手术期管理 术后嘱患者适当休息，至少 1 周内避免剧烈运动，忌酒类及辛辣食品；术后 2 周禁止性交、盆浴及游泳。

参 考 文 献

[1] 沈铿，马丁 . 妇产科学 . 3 版 . 北京：人民卫生出版社，2015.

[2] 徐丛剑，华克勤 . 实用妇产科学 . 4 版 . 北京：人民卫生出版社，2018.

[3] Honoré GM, Holden AE, Schenken RS. Pathophysiology and management of proximal tubal blockage. Fertil Steril, 1999, 71（5）: 785-795.

[4] Farhi J, Homburg R, Ben-Haroush A. Male factor infertility may be associated with a low risk for tubal abnormalities. Reprod Biomed Online, 2011, 22（4）: 335-340.

[5] Luttjeboer FY, Verhoeve HR, van Dessel HJ, et al. The value of medical history taking as risk indicator for tuboperitoneal pathology: a systematic review. BJOG, 2009, 116（5）: 612-625.

[6] Richman TS, Viscomi GN, de Cherney A, et al. Fallopian tubal patency assessed by ultrasound following fluid injection. Work in progress. Radiology, 1984, 152（2）: 507-510.

[7] Kelly SM, Sladkevicius P, Campbell S, et al. Investigation of the infertile couple: a one-stop ultrasound-based approach. Hum Reprod, 2001, 16（12）: 2481-2484.

[8] Groszmann YS, Benacerraf BR. Complete evaluation of anatomy and morphology of the infertile patient in a single visit; the

modern infertility pelvic ultrasound examination. Fertil Steril，2016，105（6）：1381-1393.

[9] 彭成忠，舒静 . 不孕症"一站式"子宫输卵管超声造影技术专家共识 . 中华医学超声杂志（电子版），2020，17（2）：108-114.

[10] Lindborg L，Thorburn J，Bergh C，et al. Influence of HyCoSy on spontaneous pregnancy：a randomized controlled trial. Hum Reprod，2009，24（5）：1075-1079.

[11] 王鹏，李阳 . 不孕症四维子宫输卵管超声造影术分级与自然受孕率之间的关系 . 医学影像学杂志，2022，32（6）：1019-1023.

第六章　子宫内膜容受性的超声评估

第一节　概　　述

子宫内膜容受性（endometrial receptivity，ER）是指子宫内膜允许胚胎定位、黏附、侵入的能力，良好的子宫内膜容受性能在特定阶段诱导子宫内膜间质发生一系列改变并接受胚胎植入。子宫内膜容受期也称种植窗，一般持续 30 ～ 36 小时，对于月经周期为 28 天的女性来说，自然周期种植窗一般在月经第 22 ～ 24 天，即黄体生成素峰后 6 ～ 9 天 [1]；对于人工周期激素替代治疗，种植窗一般在孕酮使用后的 4 ～ 7 天。体外受精 - 胚胎移植（in vitro fertilization and embryo transfer，IVF-ET）能否成功获得妊娠取决于胚胎情况、子宫内膜容受性及子宫内膜与胚胎发育的同步性 [2, 3]。随着临床诊疗及实验室技术的日趋成熟及胚胎植入前遗传学检测技术的开展，胚胎质量已不再是影响妊娠结局的最主要因素。据报道，2/3 的胚胎植入失败是由子宫内膜容受性不良引起的 [4]。目前，评估子宫内膜容受性的金标准为子宫内膜活检 [5, 6]，近些年开展的子宫内膜容受性分析（endometrial receptivity analysis，ERA）可将个体化的种植窗检测精确到小时，但因该检测手段有创且不可反复操作，尚不能将其作为评估子宫内膜容受性的首选方法。超声检查贯穿于整个辅助生殖临床工作中，是一项无创且可反复操作的检查手段，可动态、实时地观察子宫内膜 [7]。通过超声检查中子宫内膜厚度、形态及血流动力学等特点评估子宫内膜容受性，对指导临床用药及治疗方案的选择有着至关重要的作用 [8]。

第二节　评估子宫内膜容受性的内膜形态学超声标志物

一、子宫内膜厚度

子宫内膜功能层受卵巢分泌的雌、孕激素作用而发生周期性变化。《中国妇科超声检查指南》对月经周期不同阶段的子宫内膜厚度给出参考（详见第三章第二节）[9]，但子宫内膜厚度个体差异较大，参考范围并不绝对，实际情况还需具体分析。子宫内膜厚度是最常用的评估子宫内膜容受性的超声标志物，其对妊娠结局有着重要的影响。

1. 子宫内膜厚度的测量时机与子宫内膜容受性　虽然种植窗落在子宫内膜的分泌期，但在临床工作中，大多将超声评估子宫内膜容受性的时机定为子宫内膜的增殖期末期，即自然周期排卵前、促排卵周期 hCG 注射日及人工周期的内膜转化日（孕酮添加日），并以此指导后续的诊疗工作。荟萃分析将妊娠患者与未妊娠患者月经周期不同阶段的子宫内膜厚度进行对比分析表明，妊娠组与未妊娠组子宫内膜厚度在子宫内膜增殖期末期的差异有统计学意义，而在取卵日、复苏周期移植日及移植前一个周期的黄体中期所测量的子宫内膜厚度没有显著的差异[8]。有研究表明，增殖期末期最适宜胚胎着床的子宫内膜厚度为 9 ～ 14mm[10]。研究普遍认为子宫内膜薄对妊娠不利[11]，薄型子宫内膜对妊娠结局存在阴性预测价值，即对诊断为薄型子宫内膜的患者，预测其妊娠失败的概率较大。但不同研究对薄型子宫内膜定义不同。在对 33 个中心共 24 000 个新鲜周期及 20 000 个复苏周期的研究表明，在子宫内膜增殖期末期，新鲜周期子宫内膜厚度＜ 8mm 及复苏周期子宫内膜厚度＜ 7mm 为薄型子宫内膜的截断值，在此截断值下子宫内膜厚度每下降 1mm，临床妊娠率及活产率随之下降，流产率随之上升[12]；也有较多研究将预测妊娠结局的子宫内膜厚度的截断值规定为 6mm[8]。有研究显示，子宫内膜厚度大于 14mm 可能伴随妊娠率下降，然而也有研究表明子宫内膜厚度的上限值并不存在，在除外病变的前提下，子宫内膜过厚并不是胚胎移植周期取消的指征[13]。

对 IVF 移植日子宫内膜厚度的评估意义尚存在争议。有研究表明，移植日子宫内膜厚度≥ 9mm 能够获得更高的持续妊娠率，也有研究表示移植日子宫内膜厚度对妊娠结局的预测效能很差，对临床的指导意义很小甚至可以忽略，且提出移植日无须对薄型子宫内膜进行干预，并提议放宽对移植日子宫内膜厚度的要求（如 3 ～ 22mm）[14]。分泌期子宫内膜在孕激素的作用下发生一系列变化，近几年较多学者认为，对分泌期子宫内膜厚度改变的研究比研究任何一个时间点子宫内膜的绝对厚度更有意义。

2. 分泌期子宫内膜厚度的改变与子宫内膜容受性　虽然教科书及妇科超声指南均提出子宫内膜分泌期较增殖期进一步增厚，但临床工作中分泌期子宫内膜厚度降低的情况并不少见。移植日出现这一现象使较多患者产生担忧情绪，但目前看来，这种担忧是没有必要的。据统计，与增殖期末期子宫内膜厚度相比，1/3 的患者分泌期子宫内膜厚度下降，2/3 的患者分泌期子宫内膜厚度较前增加或不变[15]。有研究表明，孕酮使用后子宫内膜厚度下降 10% 的持续妊娠率（52%）显著高于子宫内膜厚度增加和不变的患者（24%），且子宫内膜厚度下降越多，妊娠率越高[16]。研究者认为，分泌期子宫内膜孕激素受体开放，超声表现为分泌样改变的子宫内膜回声增强且更加致密，厚度也不同程度地下降，这是正常的表现（图 6-1）；而分泌期子宫内膜持续增厚有可能是子宫内膜对孕激素的反应

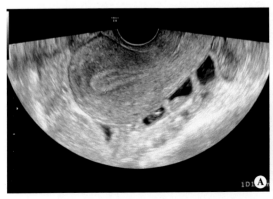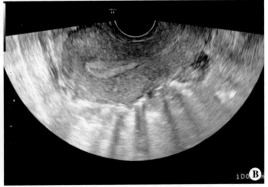

图 6-1　排卵前子宫内膜厚度（A）；排卵后子宫内膜厚度（B）

不良、孕激素受体缺少或由于慢性炎症及子宫内膜异位症引起的孕激素抵抗所致，其对妊娠结局不利[15, 16]，但此观点仍需进一步证实。最近的一项研究表明，无论 IVF 患者移植日子宫内膜厚度增加、减少或保持不变，其与妊娠结局均无相关性[17]。

二、子宫内膜形态

目前临床上多用 Gonen 分型标准将子宫内膜形态分为 A 型、B 型、C 型 3 种（详见第三章第二节），其形态发生周期性改变的生理基础是雌、孕激素的周期性变化。排卵前子宫内膜主要受雌激素的作用，超声下子宫内膜形态呈现出"三线征"的 A 型，即增殖期子宫内膜；随着排卵的发生，孕激素水平逐渐升高，子宫内膜逐渐呈现出从 B 型向均质强回声的 C 型转化。荟萃分析显示，在人工授精周期中，无论是 hCG 注射日还是人工授精日，子宫内膜呈现"三线征"的患者均有更高的临床妊娠率；而在 IVF 患者中，无论在 hCG 注射日、hCG 注射后一日、取卵日、复苏周期子宫内膜转化日（开始使用孕酮日）还是移植日，子宫内膜是否为"三线征"的妊娠结局都是相似的[8]。虽然目前较多临床医生及临床研究结果均认为新鲜周期 hCG 注射日及复苏周期子宫内膜转化日具有"三线征"的子宫内膜能够获得更好的妊娠结局，但最近发表的荟萃分析并没有给出充分的证据支持这一观点。

三、子宫内膜容积

子宫内膜容积是一种评估子宫内膜容受性的三维超声指标，通过三维超声技术对整个子宫内膜边界（从宫底到宫颈内口内膜 - 肌层交界处）进行手动勾画并由虚拟器官计算机辅助分析（VOCAL）软件测算获得子宫内膜容积（图 6-2）。子宫内膜厚度与子宫内膜容

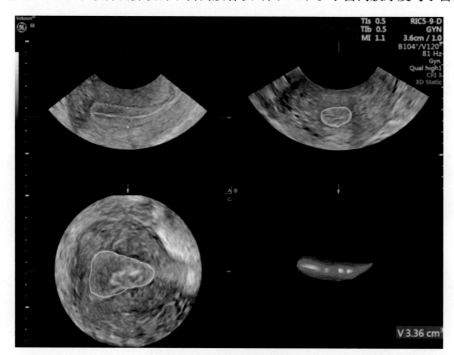

图 6-2　子宫内膜容积的测量

积具有显著的相关性。550 项人工授精周期的研究表明，在人工授精日妊娠组较未妊娠组有更高的子宫内膜容积；而 8 项 IVF 临床研究结果表明，无论是 hCG 注射日、取卵日还是移植日，妊娠组与未妊娠组的子宫内膜容积均无明显差异 [8]。虽然目前仍没有充足证据证明子宫内膜容积可预测妊娠结局，但是现有研究多将子宫内膜容积 2ml 或 2.5ml 作为子宫内膜容积的阈值 [18]；也有研究对妊娠失败的患者进行统计分析，结果表明其中 96% 的患者子宫内膜容积小于 3.2ml[19]。子宫内膜容积的阴性预测价值有待进一步研究证实。

四、子宫内膜蠕动波

与引起痛经及分娩痛的子宫外层肌肉收缩不同，子宫内膜蠕动是由于子宫内膜下肌层收缩引起类似于肠道蠕动的子宫内膜波形运动（视频 6-1）。子宫内膜下肌层区域又称结合带，由基底层子宫内膜及子宫内 1/3 肌层构成。由于这部分区域含水量相对较低，MRI 检查的 T_2 加权像上可观测到不同于子宫内膜高信号、外层肌肉均等信号的低信号带，经阴道超声检查可发现结合带区域（图 6-3）。结合带的收缩及收缩频率受卵巢周期性激素的调节及结合带周围病变的影响（如子宫肌瘤、子宫内膜息肉及子宫腺肌症等）。结合带不正常收缩可能导致不良的妊娠结局。目前对结合带收缩的评估并不作为妇科超声检查项目，指南中未对其提及且操作过程费时费力。

视频 6-1　子宫内膜蠕动波

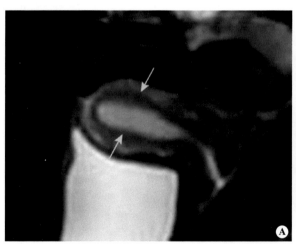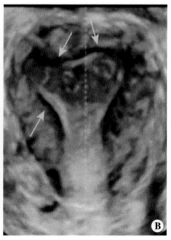

图 6-3　子宫结合带影像
A. MRI 子宫结合带（图中箭头所示）影像；B. 超声子宫结合带（图中箭头所示）影像

子宫内膜的蠕动始于结合带的收缩，研究根据子宫内膜蠕动波的方向将其分成 5 种类型：①从宫颈至宫底蠕动波，又称正向运动；②从宫底至宫颈蠕动波，又称负向运动；③同时从宫底和宫颈发出相向蠕动波；④方向不定的随机蠕动波；⑤无运动 [20, 21]。子宫内膜蠕动在正常生殖功能调节和胚胎着床中发挥着重要的作用。在早卵泡期以宫底至宫颈蠕动波为主，主要促进分泌物的排出，防止微生物感染；随着卵泡的发育和雌激素水平的升高，子宫内膜蠕动逐渐增加，围排卵期达到高峰，蠕动方向以宫颈至宫底为主以利于精子的运送；排卵后频率降低，至黄体中期主要以随机波和相向波为主，为胚胎提供与子宫内膜充分接触的时间和机会；排卵后 8 ~ 9 天子宫内膜趋于静止有利于胚胎着床[22]。子宫内膜蠕动方向失调、过度频繁及幅度过强可能影响胚胎着床及增加异位妊娠的可能。研究显示，胚胎移植前子宫内膜蠕动波＜ 2 波 / 分的临床妊娠率最高，＞ 3 波 / 分时妊娠率显著降低[23]。目前，经阴道超声测试子宫内膜蠕动波为目测，其测试结果因依赖于操作者而主观性强、可重复性差且检查过程费时，很难成为临床常规的操作方法，开发更精准的检测设备和分析方法有助于更深入地探索这一课题。

第三节　评估子宫内膜容受性的血流动力学超声标志物

　　1988 年 Goswamy 首次提出不良的子宫血流灌注是导致女性不孕的病因。随着助孕需求的逐年增加，近年来关于超声评估子宫血流灌注的临床研究广泛开展，部分研究者认为多普勒超声检测子宫血流灌注情况可以作为子宫内膜容受性的评估指标。子宫血流灌注的评估包括对子宫动脉血流、子宫内膜血流及子宫内膜下血流的多普勒超声检测。

一、子宫血管解剖特点

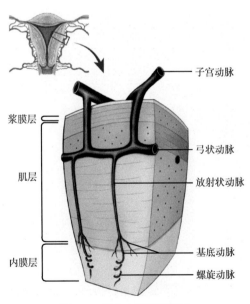

　　子宫动脉起自髂内动脉前干分支，子宫动脉分支进入子宫侧壁上行的途中垂直地分出弓状动脉，弓状动脉在子宫肌层分为放射动脉，至子宫内膜基底层及功能层又分为子宫内膜基底动脉和螺旋动脉（图 6-4）。子宫基底动脉供养子宫内膜的基底层，不受激素影响；子宫螺旋动脉深入子宫内膜的功能层，其管径受卵巢激素水平的影响而变化，妊娠后的子宫螺旋动脉将发生一系列生理变化以适应胚胎生长的需要。

图中标注：
浆膜层
肌层
内膜层
子宫动脉
弓状动脉
放射状动脉
基底动脉
螺旋动脉

图 6-4　子宫血管解剖特点

二、子宫动脉血流

　　1. 检查方法　常规行经阴道超声检查，取子宫正中矢状切面，将彩色取样框置于宫颈与宫体交接部位，向左及向右移动探头至子宫外侧宫颈内口水平，彩色多普勒可显示子宫动脉呈明亮迂曲的管状血流信号（图 6-5）。

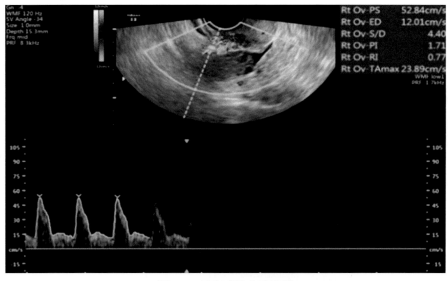

图 6-5　子宫动脉血流检测

2. 子宫动脉血流波形　文献报道，根据子宫动脉血流波形分为 4 型（图 6-6、图 6-7）：①C 型，具有舒张早期切迹的持续向前的血流波形；②A 型，存在舒张早期切迹而舒张晚期血流消失；③O1 型，仅有收缩期血流而无舒张期血流；④O2 型，舒张早期反向血流和舒张晚期血流消失。文献报道 C型子宫动脉血流波形被认为是正常的血流波形；双侧 C 型子宫动脉血流波形被认为是有好的子宫血流灌注的波形；一侧 C 型及对侧

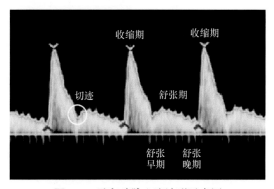

图 6-6　子宫动脉血流波形示意图

A 型血流波形暗示子宫血流灌注损伤，但仍旧充足；O 型及双侧 A 型被认为是不良的血流征象，这些波形没有舒张晚期血流，这与血管的高阻力有关[24]。

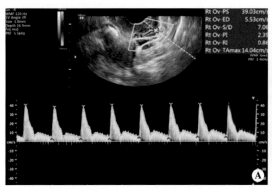

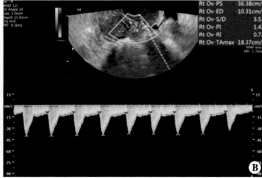

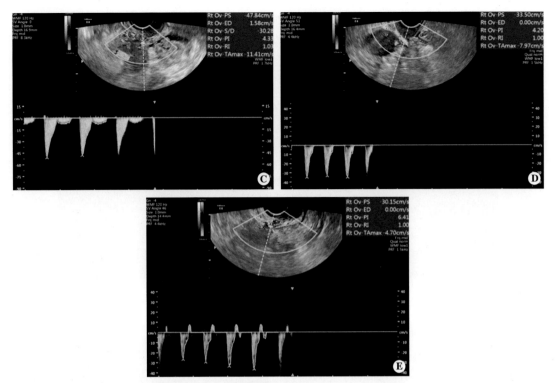

图 6-7　子宫动脉血流 C 型（A、B）；子宫动脉血流 A 型（C）；子宫动脉血流 O1 型（D）；子宫动脉血流 O2 型（E）

不同波峰方向代表不同血流方向（朝向超声探头或背向超声探头）

3. 子宫动脉血流参数　包括子宫动脉搏动指数（pulse index，PI）、阻力指数（resistance index，RI）、收缩期血流速度 / 舒张期血流速度（systolic/diastolic ratio，S/D）、收缩期峰值血流速度（peak systolic velocity，PSV）、舒张末期血流速度（end-diastolic velocity，EDV）。其中 RI=（PSV–EDV）/PSV，PI=（PSV–EDV）/ 平均血流速度。子宫动脉血流参数需在 3 个连续完整的心动周期下进行测量，用于评估子宫血流的阻力情况。

理论上，子宫动脉的 PI 与 RI 越低，代表血管阻力越小，子宫的血液灌注情况越好。排卵前 2 ～ 3 天雌激素达到最高水平，血管扩张阻力下降；排卵后至黄体中期孕激素逐渐达到高峰，平滑肌处于松弛状态，雌、孕激素共同作用使子宫动脉血流阻抗进一步下降（表 6-1）[25]。

表 6-1　子宫动脉血流参数非妊娠期参考值

项目	月经期	增殖期	黄体期
RI	0.86±0.04	0.88±0.05	0.84±0.06
PI	＜ 3.0	＜ 3.0	2.08±0.47
S/D 值	＜ 8.0	＜ 3.0	5.73±1.47

非妊娠期子宫动脉血流波形为高阻力低舒张期血流及舒张早期切迹，50% 的妊娠早期仍有舒张早期切迹，妊娠 14 ～ 16 周后，为满足胎儿生长发育需要，高阻力的血流逐渐转

变为低阻力并有丰富舒张期的血流，妊娠早期至妊娠中期，子宫动脉血管阻力持续降低，妊娠晚期变化不大（表 6-2）[25]。

表 6-2　正常子宫动脉血流参数妊娠期参考值

项目	妊娠早期	妊娠中期	妊娠晚期
RI	＜ 0.75	＜ 0.73	＜ 0.58
PI	＜ 2.25	＜ 1.5	＜ 0.82
S/D 值	＜ 6.0	＜ 3.6	＜ 2.6

4. 子宫动脉血流参数与子宫内膜容受性　较多研究表明子宫动脉参数存在一定的预测价值。早期研究多将子宫动脉 PI 进行分组，即低值组（0 ～ 1.99）、中值组（2.00 ～ 2.99）、高值组（≥ 3.00）[26, 27]。然而不同的研究对最佳的 PI 取值尚有较大争议，对 104 例 IVF 患者的 hCG 注射日进行子宫动脉血流检测，结果提示 PI 及 RI 低值组较高值组子宫内膜更厚、妊娠率更高[28]；一项研究表明 PI 位于中值组能够获得最高的妊娠率[29]；另有研究表明，PI 位于低值组能够获得最佳的妊娠结局[30]；对复苏周期的患者月经第 14 天行子宫动脉血流检测，结果表明未妊娠组子宫动脉 PI 明显高于妊娠组，组织切片免疫组化表明子宫动脉阻力与子宫内膜容受性的生物标志物是有相关性的[31]；也有研究显示最佳预测妊娠结局的子宫动脉 PI 的截断值为 1.93，RI 为 0.75[32]；而移植日子宫动脉血流检测结果表明，当 PI ＞ 3.00、RI ＞ 0.92 时妊娠率明显降低，当 PI ＞ 3.30、RI ＞ 0.95 时妊娠率最低，而这部分人群占总人群的 9%[33]。

众多研究中也不乏大量的阴性结果，荟萃分析表明移植日 PI ＜ 3 相比 PI ＞ 3 能够获得更好的妊娠结局，但妊娠组与未妊娠组的子宫动脉 PI 及 RI 差异并无统计学意义[8]。

三、子宫内膜及内膜下血流

子宫动脉血流参数不能准确反映子宫内膜局部的血流灌注情况，因其仍需供应其他组织（子宫肌层、输卵管、卵巢及阴道等）。子宫内膜及内膜下血流状态能更客观且特异地反映子宫内膜局部的血供情况。子宫内膜及内膜下血流对妊娠结局的预测价值被临床医生广泛关注，诸多临床研究均围绕子宫内膜及内膜下血流开展。

1. 子宫内膜及内膜下二维彩色多普勒超声　应用二维彩色多普勒显示内膜螺旋动脉并对螺旋动脉频谱进行测量。评估参数包括：①子宫内膜血流分型；②子宫内膜及内膜下动脉血流参数 PI、RI、S/D、PSV、EDV。

子宫内膜及内膜下血流分型多用 Applebaum 分型法（图 6-8，视频 6-2 ～视频 6-4）：Ⅰ型，子宫内膜外有血流信号，但子宫内膜区域无血流信号（即子宫内膜下存在血流而子宫内膜基底层及功能层血流信号缺失）；Ⅱ型，血管穿过子宫内膜高回声的外缘，但未进入子宫内膜低回声区（即子宫内膜基底层存在血流，但功能层血流缺失）；Ⅲ型，血管进入子宫内膜低回声区，即子宫内膜功能层存在血流[34]。研究表明，缺少子宫内膜及内膜下血流与不良的妊娠结局有关[35]。文献报道，子宫内膜及内膜下都存在血流信号的妊娠率达 48%，仅内膜下存在血流信号的妊娠率是 27%，子宫内膜及内膜下均缺失血流信号的妊娠率仅为 7%，且这部分患者的普遍特点为高龄、子宫内膜薄、子宫动脉阻力高[36]。

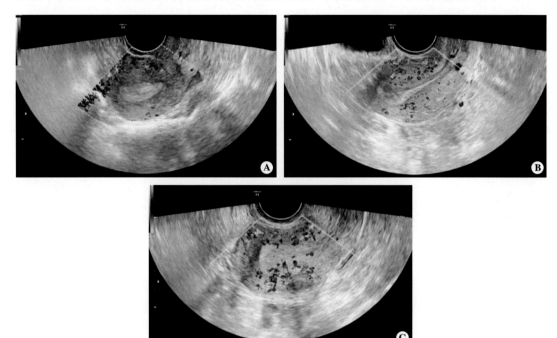

图 6-8 Applebaum 分型法
A. Ⅰ型；B. Ⅱ型；C. Ⅲ型

视频 6-2 Applebaum 分型
法Ⅰ型

视频 6-3 Applebaum 分型
法Ⅱ型

视频 6-4 Applebaum 分型
法Ⅲ型

Battaglia 等[37] 及 Kupesic 等[38] 研究表明，妊娠组子宫内膜螺旋动脉 PI 明显低于未妊娠组。Seifeldin 等[39] 使用 Slowflow 方法行移植日子宫内膜螺旋动脉的研究表明，妊娠组较未妊娠组有更高的 RI（0.68 vs 0.65）及 S/D 值（3.91 vs 3.17）。但较多学者认为子宫内膜螺旋动脉频谱超声参数 PI、RI 及 PSV 等对妊娠结局无预测价值[40-42]。

2. 子宫内膜及内膜下三维能量多普勒超声

（1）子宫内膜及内膜下三维能量多普勒超声参数：三维能量多普勒超声可以量化显示整个子宫内膜及内膜下区域的信号强度，对低血流速度及细小血管的观测较二维多普勒超声更敏感。子宫内膜下区域被定义为子宫基底层与子宫肌层之间的低回声区域，文献报道将其范围定义为子宫内膜外 1～10mm（图 6-9）[43, 44]。三维能量多普勒超声参数包括：①血管化指数（vascularity index，VI），为血管内彩色体素，代表感兴趣区内单位容积内的血管数目，表示该组织内血管的丰富和稀疏程度，用百分数表示；②血流指数（flow index，FI），为加权平均彩色体元（血流密度），代表目标容积内血流的平均强度，显示三维扫查瞬间所有通过的红细胞量；③血管化血流指数（vascularity flow index，VFI），为加权彩色体元，是 VI 和 FI 的乘积，代表血管信息和血流信息的结合。

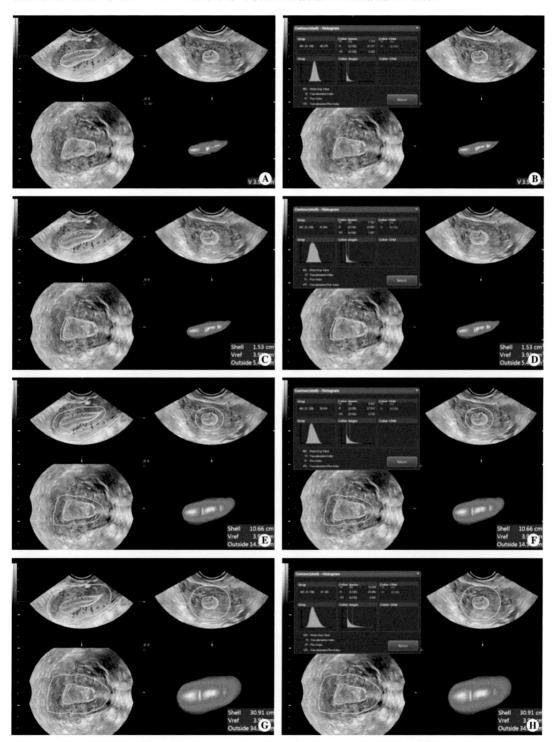

图 6-9　子宫内膜能量多普勒血流测量（A、B）；子宫内膜下 1mm 区域内能量多普勒血流测量（C、D）；子宫内膜下 5mm 区域内能量多普勒血流测量（E、F）；子宫内膜下 10mm 区域内能量多普勒血流测量（G、H）

　　研究表明，子宫内膜及内膜下血流在整个月经周期中呈不断变化趋势，其在子宫内膜增殖期呈现逐渐增高趋势，这与雌激素的升高相一致，在排卵前3天达到顶峰，于排卵后5天降至最低，而后逐渐上升至分泌晚期（图6-10）。虽然分泌中期以后雌、孕激素水平逐渐下降，但内膜能量多普勒血流参数在此阶段仍持续上升，这可能与分泌晚期子宫内膜组织密度及螺旋动脉弯曲度的增加有关，也可能与肾素 - 血管紧张素系统在月经调节中的作用有关[45]。

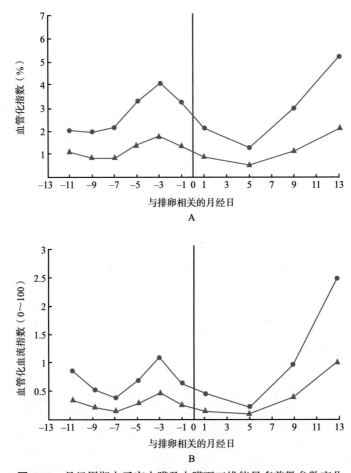

图6-10　月经周期中子宫内膜及内膜下三维能量多普勒参数变化

正中线0为排卵日。标记点为三角形的曲线为子宫内膜的血流参数，标记点为圆形的曲线为子宫内膜下5mm的血流参数

（2）子宫内膜及内膜下能量多普勒超声测量方法

1）患者排空膀胱取截石位，采用腔内容积探头对子宫及双附件区进行常规扫查。

2）以子宫正中矢状面能够清晰显示子宫内膜轮廓的平面作为起始部位，并保证患者及超声探头固定不动，开启PD能量及三维功能，将整个宫腔纳入取样框内，并对子宫内膜进行三维成像。

3）在VOCAL下对子宫内膜三维平面进行勾画，自动生成子宫内膜容积。再使用

"Histogram"键自动获得相应的能量多普勒子宫内膜血流参数。

4）在已生成的子宫内膜容积基础上选择"OUTSIDE"，手动选择 1～10mm 区域自动计算子宫内膜下区域的能量多普勒血流参数。

（3）能量多普勒超声参数与子宫内膜容受性：有研究者对 IVF 患者于 hCG 注射日行三维能量多普勒超声检查，结果显示 VI 有较好的预测价值，其截断值为 0.773[43]。也有研究表明，hCG 注射日子宫内膜 VFI 的预测价值更大，VFI 大于 0.24 能够获得更好的妊娠结局[44]。有研究者对移植日患者子宫内膜血流进行检测显示，妊娠组具有更高的子宫内膜的 VI、FI、VFI 指数，预测妊娠发生的子宫内膜 VI、FI、VFI 的截断值分别为 0.95、12.94、0.15，而子宫内膜下血流参数的预测价值不大[46]。也有研究表明，移植日检测子宫内膜及内膜下血流有意义，而 hCG 注射日检测血流参数无预测价值[47]。2018 年进行的一项荟萃分析表明，移植日妊娠组子宫内膜血流参数 VI、FI、VFI 明显高于未妊娠组，而 hCG 注射日两组血流参数测量无显著差异；hCG 注射日及移植日检测的子宫内膜下血流参数 FI，妊娠组均高于未妊娠组；新鲜周期妊娠组子宫内膜下血流参数 FI 明显高于未妊娠组，而复苏周期妊娠组子宫内膜 VI、VFI 及子宫内膜下 FI 显著高于未妊娠组[48]。2019 年进行的一项荟萃分析结果与 2018 年不同，其结果显示妊娠组 hCG 注射日子宫内膜下 VI 低于未妊娠组，子宫内膜下 FI 高于妊娠组；移植日妊娠组子宫内膜 VI 及 VFI 高于未妊娠组，而移植日子宫内膜下血流参数两组无显著差异（表 6-3）[8]。

表 6-3 妊娠组与未妊娠组不同检测时机及不同周期类型下的子宫内膜三维能量多普勒超声参数差异

对比项	2019 年荟萃分析		2018 年荟萃分析			
	hCG 注射日	移植日	hCG 注射日	移植日	新鲜周期	复苏周期
子宫内膜 VI	NS	+	NS	+	NS	+
子宫内膜 FI	NS	NS	NS	+	NS	NS
子宫内膜 VFI	NS	+	NS	+	NS	+
子宫内膜下 VI	−	NS	NS	NS	NS	NS
子宫内膜下 FI	+	NS	+	+	+	+
子宫内膜下 VFI	NS	NS	NS	NS	NS	NS

注：NS（not significant），妊娠组与未妊娠组血流参数差异无统计学意义；+，妊娠组血流参数显著高于未妊娠组；−，妊娠组血流参数显著低于未妊娠组。

综上所述，三维能量多普勒超声虽可量化并高分辨地显示子宫内膜局部的血流灌注情况，但此项检查的临床意义仍存在较大争议。除操作者、操作设备及检查时机等主、客观因素影响外，大量的临床研究中极少对患者个体化的子宫位置及子宫内膜检测深度进行分析和讨论。此外，不同的子宫位置会对检测结果造成影响，子宫内膜检测深度的增加所导致的超声衰减也会使子宫内膜能量多普勒血流数据严重降低，而现有的研究及临床数据均未对此干扰因素进行研究，这可能也是此项检查争议较大的原因之一。

第四节 促排卵与子宫内膜容受性

促排卵是指通过药物刺激卵巢中的卵泡发育，其分为诱导排卵和控制性卵巢刺激（controlled ovarian stimulation，COS），COS 又称控制性超促排卵（controlled ovarian hyperstimulation，COH）。诱导排卵是使用口服促排卵药物诱发排卵，使一个或少数卵泡发育，用于排卵障碍性不孕的治疗或人工授精周期的诱发排卵。COH 是使用外源性促性腺激素诱导多枚卵泡同时发育，是 IVF 成功开展的关键环节之一，能够提高 IVF 的累积妊娠率。然而，诱导排卵及 COH 过程中所致的人体内分泌环境的改变是影响子宫内膜容受性的医源性因素。临床医生在使用超声标志物评估子宫内膜容受性的同时，还需结合患者所使用的药物、COH 方案及患者外周血激素情况全面评估患者的子宫内膜容受性，为患者提供个性化的治疗指导方案。

一、影响子宫内膜容受性的口服诱导排卵药物

氯米芬（clomiphene citrate，CC）是临床上常用的诱导排卵药物。CC 竞争性结合雌激素受体，模拟低雌激素状态引起负反馈，促进垂体促性腺激素的分泌，从而实现诱导排卵的作用。然而 CC 半衰期长，其抗雌激素作用影响子宫内膜生长并影响宫颈黏液的质量，影响受精及着床。CC 联合戊酸雌二醇片可抵抗单独 CC 诱导排卵的局限性，提高妊娠率。

来曲唑（letrozole，LE）为一种芳香化酶抑制剂，通过干扰雌激素合成解除雌激素对下丘脑 - 垂体 - 卵巢轴的负反馈，从而达到诱导排卵的目的。LE 不结合雌激素受体，其不影响子宫内膜厚度和形态，对子宫内膜的容受性影响较小，近几年微刺激诱导排卵较多使用 LE 替代以往的一线促排卵药物 CC。

二、外周血激素与子宫内膜容受性

卵巢分泌的雌、孕激素是子宫内膜发育的主要调控因素。COH 过程中导致的雌、孕激素超生理水平及不合适的雌、孕激素比例是 COH 影响子宫内膜容受性的主要原因。高水平的雌激素已被证实影响滋养细胞浸润，导致先兆子痫、小于胎龄儿等不良产科结局[49]；而 hCG 注射日孕激素＞ 1.5ng/ml 则提示种植窗的改变是严重影响 IVF 妊娠结局的危险因素[50]。目前，临床对于 COH 周期中获卵数＞ 15 枚和（或）hCG 注射日孕激素＞ 1.5ng/ml 的患者，建议取消新鲜胚胎移植，采用全胚冷冻方案，从而预防卵巢过度刺激的发生并避免胚胎的损失[51]。

三、COH 方案与子宫内膜容受性

临床常用的 COH 药物包括促性腺激素释放激素（gonadotropin-releasing hormone，

GnRH）类似物及促性腺激素。GnRH 类似物包括 GnRH 激动剂（GnRH agonist，GnRH-a）及 GnRH 拮抗剂（GnRH antagonist，GnRH-ant），两种药物主导的 COH 方案分别为激动剂方案和拮抗剂方案。

GnRH-a 在临床上有长效与短效两种剂型，主要用于 COH 长方案。使用不同的剂型、剂量最终实现不同类型长方案的降调节，目的均是使垂体脱敏，抑制早发的 LH 峰，使卵泡的生长完全受外界促性腺激素的调节而使卵泡发育同步化。GnRH-ant 可以竞争性地与垂体促性腺激素受体结合，快速地抑制垂体促性腺激素特别是 LH 的分泌。相比 GnRH-a 长方案，GnRH-ant 方案无须至少 2 周的降调节阶段，且该方案更加灵活方便。既往的研究表明，GnRH-a 能够通过以下机制改善子宫内膜容受性：直接与子宫内膜上的受体结合，降低纤维粘连[52]；调节相关酶和细胞因子表达，增加子宫内膜容受性标志物的表达[53, 54]；增加子宫内膜整合素的表达，促进囊胚黏附[55]；抑制早发 LH、防止种植窗前移、改善子宫内膜血流及厚度等[56]。有研究认为，GnRH-ant 会影响部分患者的子宫内膜容受性，其机制可能与内源性 LH 未被充分抑制、孕激素提前升高，从而导致种植窗前移有关。既往研究者普遍认为 GnRH-a 长方案是最有效的 COH 方案，且在 2000 年的荟萃分析中给出支持的证据[57]，然而随着辅助生殖技术的广泛开展和进步，这一观点已被大量的最新研究结果所取代。最新的荟萃分析给出的中等质量证据表明，与 GnRH-a 长方案相比，GnRH-ant 方案在不降低活产率的前提下能够显著降低卵巢过度刺激综合征的发生[58]，且促性腺激素使用时间短、剂量小。GnRH-ant 方案目前已逐渐成为临床使用的主流 COH 方案。

胚胎玻璃化冷冻解冻技术能够避免胚胎浪费，提高每一个 COH 周期的累计妊娠率。根据患者自身情况及 COH 过程中出现的问题，临床医生能够更灵活而个体化地为患者制定全胚冷冻方案。对于反复种植失败、子宫内膜异位症及子宫腺肌病的患者，建议在全胚冷冻后的复苏周期采用长效 GnRH-a 降调节、预处理的激素替代方案，这样能够有效缩小子宫内膜异位病灶及改善子宫内膜容受性，提高妊娠率。在 GnRH-ant 方案使用过程中，临床医生需严密观测 COH 期间外周血激素的变化，特别是 LH 及孕酮的变化，如果出现早发的 LH 峰或孕激素的提前升高，采用全胚冷冻后复苏周期移植是改善这部分患者妊娠结局的有效策略。

四、复苏周期移植时机与子宫内膜容受性

COH 取卵后 1～2 个月甚至更长的时间内仍能发现增大的卵巢及卵巢内的黄素化囊肿（图 6-11），特别是卵巢高反应患者。取卵后休息至少 1 个月经周期成为减少 COH 不良效应的一种常规操作，这无疑增加了 IVF 的治疗时间并加重了部分患者的焦虑情绪。笔者所在中心对卵巢高反应患者全胚冷冻后复苏周期的研究表明，立即移植（取卵后第 1 个月经周期）与延迟移植的妊娠结局差异无统计学意义[59]。2021 年发表的荟萃分析显示，立即移植有更高的临床妊娠率及活产率，延迟冷冻胚胎移植时机可能并不是最好的选择[60]。有研究显示取卵后形成的卵巢黄素化囊肿使外周血循环中松弛素的表达增加[61]，这可能有助于子宫内膜血管生成并避免流产的发生[62]。

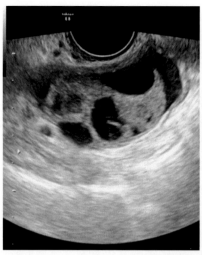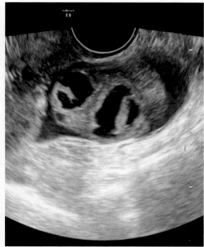

图 6-11 取卵后第 1 次月经来潮时双侧卵巢影像

参 考 文 献

[1] Bergh PA，Navot D. The impact of embryonic development and endometrial maturity on the timing of implantation. Fertil Steril，1992，58（3）：537-542.

[2] Ng EH，Chan CC，Tang OS，et al. The role of endometrial blood flow measured by three-dimensional power Doppler ultrasound in the prediction of pregnancy during in vitro fertilization treatment. Eur J Obstet Gynecol Reprod Biol，2007，135（1）：8-16.

[3] 周晓景，谭丽，王芳，等. 宫腔粘连分离术后冻融胚胎移植周期轻刮子宫内膜对改善妊娠结局的影响研究. 中国实用妇科与产科杂志，2017，33（1）：114-117.

[4] 张雪洛，陈艳花，夏红，等. 人子宫内膜容受性研究进展. 临床医药实践，2016，25（3）：210-213，222.

[5] Noyes RW，Hertig AT，Rock J. Reprint of：dating the endometrial biopsy. Fertil Steril，2019，112（4 Suppl 1）：e93-e115.

[6] 文隽，胡兵，赵云. 不孕症患者子宫内膜容受性的评估及改善研究. 中华生殖与避孕杂志，2017，37（7）：602-605.

[7] Hershko-Klement A，Tepper R. Ultrasound in assisted reproduction：a call to fill the endometrial gap. Fertil Steril，2016，105（6）：1394-1402.

[8] Craciunas L，Gallos I，Chu J，et al. Conventional and modern markers of endometrial receptivity：a systematic review and meta-analysis. Hum Reprod Update，2019，25（2）：202-223.

[9] 中国医师协会超声医师分会. 中国妇科超声检查指南. 北京：人民卫生出版社，2017，1-192.

[10] El-Toukhy T，Coomarasamy A，Khairy M，et al. The relationship between endometrial thickness and outcome of medicated frozen embryo replacement cycles. Fertil Steril，2008，89（4）：832-839.

[11] Gao G，Cui X，Li S，et al. Endometrial thickness and IVF cycle outcomes：a meta-analysis. Reprod Biomed Online，2020，40（1）：124-133.

[12] Liu KE，Hartman M，Hartman A，et al. The impact of a thin endometrial lining on fresh and frozen-thaw IVF outcomes：an analysis of over 40 000 embryo transfers. Hum Reprod，2018，33（10）：1883-1888.

[13] 王欣丽，胡振波. 子宫内膜容受性的超声评估进展和展望. 实用妇科内分泌电子杂志，2020，7（11）：14-15.

[14] Griesinger G，Trevisan S，Cometti B. Endometrial thickness on the day of embryo transfer is a poor predictor of IVF treatment outcome. Hum Reprod Open，2018，（1）：31.

[15] Casper RF. Frozen embryo transfer：evidence-based markers for successful endometrial preparation. Fertil Steril，2020，113（2）：248-251.

[16] Haas J，Smith R，Zilberberg E，et al. Endometrial compaction（decreased thickness）in response to progesterone results in optimal pregnancy outcome in frozen-thawed embryo transfers. Fertil Steril，2019，112（3）：503-509.

[17] Jin Z，Shi H，Lu M，et al. Endometrial thickness changes after progesterone administration do not affect the pregnancy outcomes of frozen-thawed euploid blastocyst transfer：a retrospective cohort study. Fertil Steril，2021，116（6）：1502-1512.

[18] Zollner U，Zollner KP，Specketer MT，et al. Endometrial volume as assessed by three-dimensional ultrasound is a predictor of pregnancy outcome after in vitro fertilization and embryo transfer. Fertil Steril，2003，80（6）：1515-1517.

[19] Zollner U，Specketer MT，Dietl J，et al. 3D-Endometrial volume and outcome of cryopreserved embryo replacement cycles. Arch Gynecol Obstet，2012，286（2）：517-523.

[20] Ijland MM，Evers JL，Dunselman GA，et al. Endometrial wavelike movements during the menstrual cycle. Fertil Steril，1996，65（4）：746-749.

[21] IJland MM，Evers JL，Dunselman GA，et al. Subendometrial contractions in the nonpregnant uterus：an ultrasound study. Eur J Obstet Gynecol Reprod Biol，1996，70（1）：23-24.

[22] 许彬，李艳萍. 子宫内膜蠕动波与胚胎着床. 中国实用妇科与产科杂志，2020，36（6）：507-512.

[23] Zhu L，Che HS，Xiao L，et al. Uterine peristalsis before embryo transfer affects the chance of clinical pregnancy in fresh and frozen-thawed embryo transfer cycles. Hum Reprod，2014，29（6）：1238-1243.

[24] Tekay A，Martikainen H，Jouppila P. Comparison of uterine blood flow characteristics between spontaneous and stimulated cycles before embryo transfer. Hum Reprod，1996，11（2）：364-368.

[25] 万书婷，王谢桐. 子宫动脉血流监测在产科的应用. 中国实用妇科与产科杂志，2022，38（4）：403-406.

[26] Steer CV，Campbell S，Tan SL，et al. The use of transvaginal color flow imaging after in vitro fertilization to identify optimum uterine conditions before embryo transfer. Fertil Steril，1992，57（2）：372-376.

[27] Ivanovski M，Damcevski N，Radevska B，et al. Assessment of uterine artery and arcuate artery blood flow by transvaginal color Doppler ultrasound on the day of human chorionic gonadotropin administration as predictors of pregnancy in an in vitro fertilization program. Akush Ginekol（Sofiia），2012，51（2）：55-60.

[28] 孙莹璞，刘美霞，苏迎春，等. 经阴道彩色多普勒监测子宫血流动力学变化评价 IVF-ET 中子宫内膜接受性. 生殖与避孕，2005，（2）：99-102.

[29] Friedler S，Schenker JG，Herman A，et al. The role of ultrasonography in the evaluation of endometrial receptivity following assisted reproductive treatments：a critical review. Hum Reprod Update，1996，2（4）：323-335.

[30] Chiang CH，Hsieh TT，Chang MY，et al. Prediction of pregnancy rate of in vitro fertilization and embryo transfer in women aged 40 and over with basal uterine artery pulsatility index. J Assist Reprod Genet，2000，17（8）：409-414.

[31] Steer CV，Tan SL，Dillon D，et al. Vaginal color Doppler assessment of uterine artery impedance correlates with immunohistochemical markers of endometrial receptivity required for the implantation of an embryo. Fertil Steril，1995，63（1）：101-108.

[32] Adakan S，Yoldemir T，Tavmergen E，et al. Predictivity of uterine artery，arcuate artery，and intraovarian artery Doppler indices measured on the day of human chorionic gonadotropin injection on pregnancy outcomes. Fertil Steril，2005，84（2）：529-532.

[33] Cacciatore B，Simberg N，Fusaro P，et al. Transvaginal Doppler study of uterine artery blood flow in in vitro fertilization-embryo transfer cycles. Fertil Steril，1996，66（1）：130-134.

[34] Applebaum M. The uterine biophysical profile. Ultrasound Obstetric Gynecol，1995，5（1）：67-68.

[35] Wang L，Qiao J，Li R，et al. Role of endometrial blood flow assessment with color Doppler energy in predicting pregnancy outcome of IVF-ET cycles. Reprod Biol Endocrinol，2010，8：122.

[36] Chien LW，Au HK，Chen PL，et al. Assessment of uterine receptivity by the endometrial-subendometrial blood flow distribution pattern in women undergoing in vitro fertilization-embryo transfer. Fertil Steril，2002，78（2）：245-251.

[37] Battaglia C，Artini PG，Giulini S，et al. Colour Doppler changes and thromboxane production after ovarian stimulation with gonadotrophin-releasing hormone agonist. Hum Reprod，1997，12（11）：2477-2482.

[38] Kupesic S，Bekavac I，Bjelos D，et al. Assessment of endometrial receptivity by transvaginal color Doppler and three-dimensional power Doppler ultrasonography in patients undergoing in vitro fertilization procedures. J Ultrasound Med，2001，20（2）：125-134.

[39] Sadek S，Matitashvili T，Kovac A，et al. Assessment of uterine receptivity by endometrial and sub-endometrial blood flow using SlowflowHD in hormone prepared frozen embryo transfer cycles：a pilot study. J Assist Reprod Genet，2022，39（5）：1069-1079.

[40] Zaidi J，Jurkovic D，Campbell S，et al. Description of circadian rhythm in uterine artery blood flow during the peri-ovulatory period. Hum Reprod，1995，10（7）：1642-1646.

[41] Yuval Y，Lipitz S，Dor J，et al. The relationships between endometrial thickness，and blood flow and pregnancy rates in in-vitro fertilization. Hum Reprod，1999，14（4）：1067-1071.

[42] Schild RL，Knobloch C，Dorn C，et al. Endometrial receptivity in an in vitro fertilization program as assessed by spiral artery blood flow，endometrial thickness，endometrial volume，and uterine artery blood flow. Fertil Steril，2001，75（2）：361-366.

[43] 陈瑾，郝力丹，石华，等．三维能量多普勒检测体外授精 - 胚胎移植患者子宫内膜血流参数与妊娠结局的关系．中华超声影像学杂志，2011，（10）：861-863.

[44] Wu HM，Chiang CH，Huang HY，et al. Detection of the subendometrial vascularization flow index by three-dimensional ultrasound may be useful for predicting the pregnancy rate for patients undergoing in vitro fertilization-embryo transfer. Fertil Steril，2003，79（3）：507-511.

[45] Raine-Fenning NJ，Campbell BK，Kendall NR，et al. Quantifying the changes in endometrial vascularity throughout the normal menstrual cycle with three-dimensional power Doppler angiography. Hum Reprod，2004，19（2）：330-338.

[46] Kim A，Jung H，Choi WJ，et al. Detection of endometrial and subendometrial vasculature on the day of embryo transfer and prediction of pregnancy during fresh in vitro fertilization cycles. Taiwan J Obstet Gynecol，2014，53（3）：360-365.

[47] 张昀，项静英，陈洁，等．子宫血流测定在体外受精新鲜移植周期中的应用．江苏大学学报（医学版），2015，25（5）：431-434.

[48] Wang J，Xia F，Zhou Y，et al. Association between endometrial/subendometrial vasculature and embryo transfer outcome：a meta analysis and subgroup analysis. J Ultrasound Med，2018，37（1）：149-163.

[49] Imudia AN，Awonuga AO，Doyle JO，et al. Peak serum estradiol level during controlled ovarian hyperstimulation is associated with increased risk of small for gestational age and preeclampsia in singleton pregnancies after in vitro fertilization. Fertil Steril，2012，97（6）：1374-1379.

[50] Bosch E，Labarta E，Crespo J，et al. Circulating progesterone levels and ongoing pregnancy rates in controlled ovarian stimulation cycles for in vitro fertilization：analysis of over 4000 cycles. Hum Reprod，2010，25（8）：2092-2100.

[51] Dieamant FC，Petersen CG，Mauri AL，et al. Fresh embryos versus freeze-all embryos - transfer strategies：Nuances of a meta-analysis. JBRA Assist Reprod，2017，21（3）：260-272.

[52] 周爱莲，陈艳．GnRH-a 全量降调节后促排卵方案对薄型子宫内膜患者冻融胚胎移植结局的影响．生殖医学杂志，2020，29（3）：392-396.

[53] Ruan HC，Zhu XM，Luo Q，et al. Ovarian stimulation with GnRH agonist，but not GnRH antagonist，partially restores the expression of endometrial integrin beta3 and leukaemia-inhibitory factor and improves uterine receptivity in mice. Hum Reprod，2006，21（10）：2521-2529.

[54] Xu B，Geerts D，Hu S，et al. The depot GnRH agonist protocol improves the live birth rate per fresh embryo transfer cycle，but not the cumulative live birth rate in normal responders：a randomized controlled trial and molecular mechanism study. Hum Reprod，2020，35（6）：1306-1318.

[55] 夏雷震，胡毅娜，田莉峰，等．GnRH-a 降调节激素替代方案在 IVF 移植失败患者中应用的探讨．实用妇产科杂志，2021，37（2）：138-142.

[56] Gong F，Li X，Zhang S，et al. A modified ultra-long pituitary downregulation protocol improved endometrial receptivity and clinical outcome for infertile patients with polycystic ovarian syndrome. Exp Ther Med，2015，10（5）：1865-1870.

[57] Daya S. Gonadotropin releasing hormone agonist protocols for pituitary desensitization in in vitro fertilization and gamete intrafallopian transfer cycles. Cochrane Database Syst Rev，2000，（2）：CD001299.

[58] Al-Inany HG，Youssef MA，Ayeleke RO，et al. Gonadotrophin-releasing hormone antagonists for assisted reproductive technology. Cochrane Database Syst Rev，2016，4（4）：CD001750.

[59] Zuo N，Gao Y，Zhang N，et al. Effects of immediate versus delayed frozen embryo transfer in high responder patients undergoing freeze-all cycles. BMC Pregnancy Childbirth，2021，21（1）：455.

[60] Bergenheim SJ，Saupstad M，Pistoljevic N，et al. Immediate versus postponed frozen embryo transfer after IVF/ICSI：a systematic review and meta-analysis. Hum Reprod Update，2021，27（4）：623-642.

[61] Conrad KP，Baker VL. Corpus luteal contribution to maternal pregnancy physiology and outcomes in assisted reproductive technologies. Am J Physiol Regul Integr Comp Physiol，2013，304（2）：R69-R72.

[62] Chen X，Man GCW，Liu Y，et al. Physiological and pathological angiogenesis in endometrium at the time of embryo implantation. Am J Reprod Immunol. 2017，78（2）.

第七章　生殖相关妇科疾病的超声评估

引发女性不孕的因素较多，生殖系统疾病、内分泌系统疾病、性病及高龄等都可能引发不孕症，其中以生殖系统疾病导致的不孕症最为常见。应用超声检查评估女性生殖系统疾病是目前临床最常用的检查手段，既可以发现疾病，又可以进行术后疗效评估，而近几年迅猛发展的三维超声在子宫畸形的诊断及分型上有其独特的优势。

第一节　生殖系统发育畸形

女性生殖系统发育异常包括生殖腺、生殖管道和外生殖器的发育异常，它是导致女性不孕、妊娠不良结局的重要原因，其中以子宫发育异常最为常见。

一、生殖系统畸形的胚胎学发育基础

胚胎的遗传性决定了性别的分化，胚胎 8 周左右生殖系统开始分化。它的发生过程包括生殖腺的发生、生殖管道的发生和外生殖器的发生。了解生殖系统的胚胎学基础有助于对生殖系统畸形分类及超声图像特点的认知。

1. 生殖腺的发生　原始生殖腺分化为卵巢还是睾丸取决于 Y 染色体上的睾丸决定因子，如无睾丸决定因子，在胚胎 8 周时原始生殖腺分化为卵巢。

2. 生殖管道的发生　生殖嵴外侧的中肾有两对纵行管道，一对为中肾管，是男性生殖管道的始基；另一对为副中肾管（米勒管），是女性生殖管道的始基。如生殖腺发育为睾丸，则副中肾管退化，中肾管发育形成附睾、输精管和精囊。如生殖腺发育为卵巢，则中肾管退化，副中肾管发育形成输卵管、子宫和阴道上段。其中两侧副中肾管头段发育成两侧输卵管，中段和尾段融合发育为子宫和阴道上段，初融合时由纵隔分为两腔，而后纵隔吸收消失形成单一的腔室。融合的副中肾管最尾段与尿生殖窦相连接并增生延长为阴道板（即阴道的上 1/3 来源于副中肾管，下 2/3 来源于尿生殖窦），随后阴道板由上向下穿通形成阴道腔，末端以处女膜与阴道前庭相隔，处女膜在出生前后穿通使阴道开口于阴道前庭。由此可以看出，副中肾管需要经历发育、融合、吸收三个阶段才能形成正常的女性生殖管道，其中任何一个阶段出现异常都会造成生殖管道发育异常。

3. 外生殖器的发生　外生殖器分化为女性是胚胎发育的自然规律，不需要雌激素作用，但发育为男性则需要雄激素的作用。对于女性，生殖结节增大为阴蒂；生殖褶增大为小阴唇；阴唇阴囊隆起增大为大阴唇。

二、生殖系统畸形的类型

生殖系统畸形可发生于女性生殖器官的各个部位，其中最常见的是副中肾管发育异常（无子宫、始基子宫、幼稚子宫、单角子宫）、融合异常（双子宫、双角子宫）及吸收异常（纵隔子宫）导致的子宫畸形。

先天性子宫畸形的分类：目前临床广泛应用的是美国生殖协会（AFS）分类（图 7-1），该分类已经用于研究和临床近 30 年，随着成像技术的发展，新的分类法也在涌现，其中以 2013 年 6 月欧洲人类生殖与胚胎学学会（ESHRE）及欧洲妇科内镜学会（ESGE）的分类标准较权威（图 7-2）。

三、子宫发育异常的相关疾病

先天性子宫发育异常是女性生殖系统发育异常中最常见的疾病，子宫发育异常在人群中患病率差异较大，为 0.16% ~ 10%，其在自然流产和不孕女性中可高达 24.5%[1, 2]。子宫发育异常的患者由于子宫发育程度的不同会对生殖功能造成不同程度的影响，大多数子宫发育异常者到青春期后会出现原发性闭经、月经稀发、痛经、不孕，合并无阴道者可出现性生活困难，妊娠可出现流产、早产、胎位异常，产时可出现胎膜早破、宫缩异常、胎位异常、难产、胎盘滞留、产后出血等症状，严重影响患者的生活质量、生育能力及心理健康，及早准确诊断有助于及时确定治疗方法。

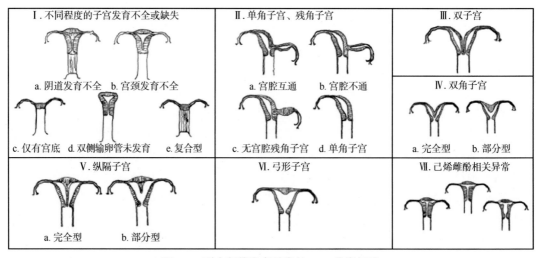

图 7-1　副中肾管发育异常的 AFS 分类标准

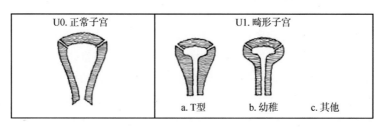

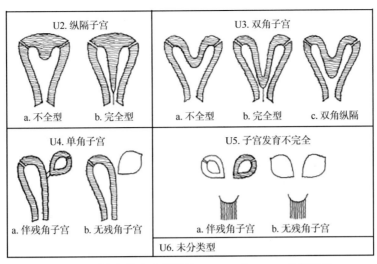

图 7-2　副中肾管发育异常的 ESHRE 和 ESGE 分类标准

1. 先天性无子宫（congenital absence of uterus）

（1）临床概述：先天性无子宫是双侧副中肾管未发育所致，常合并先天性无阴道，但双侧卵巢可正常发育，故第二性征可不受影响。

（2）临床表现：原发性闭经。

（3）超声图像特点：盆腔未见正常子宫影像；双侧卵巢可正常显示；当合并无阴道时，超声扫查无法探及阴道内气体强回声线。

（4）鉴别诊断：见表 7-1。

（5）对生殖功能的影响及治疗原则：此类患者不具备正常生殖功能。多数患者无须处理，当合并先天性无阴道且患者有性生活需求时，可行人工阴道成形术。

2. 始基子宫（primordial uterus）

（1）临床概述：始基子宫又称痕迹子宫，是双侧副中肾管发育不良且未融合或双侧副中肾管融合后不久即停止发育所致。可表现为单侧、双侧或融合于膀胱后方的单一肌性结构。子宫极小，常无宫腔，常合并先天性无阴道。双侧卵巢可正常发育，故第二性征可不受影响。

（2）临床表现：原发性闭经。

（3）超声图像特点：于单侧盆壁内侧、双侧盆壁内侧或膀胱后方探及一条索状软组织回声，长 1～3cm，无宫腔线，无内膜回声，宫体与宫颈分界不清；双侧始基子宫之间可有纤维组织相连；双侧卵巢可正常显示；当合并无阴道时，超声扫查无法探及阴道内气体强回声线，见图 7-3。

（4）鉴别诊断：见表 7-1。

（5）对生殖功能的影响及治疗原则：与先天性无子宫相同。

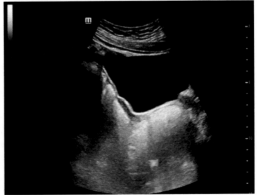

图 7-3　16 岁患者的子宫图像，膀胱后方探及一条索状软组织回声，无宫腔线，无内膜回声，宫体与宫颈分界不清

3. 幼稚子宫（infantile uterus）

（1）临床概述：幼稚子宫又称子宫发育不良，为双侧副中肾管融合后短期内即停止发育所致，子宫较正常小，内膜发育不良，宫腔形态狭小；双侧卵巢可正常发育。

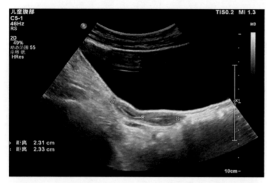

（2）临床表现：多表现为月经初潮延迟或月经量较少。

（3）超声图像特点：子宫各径线均小于正常，其前后径小于2cm，宫体长度短于或等于宫颈长度，宫体与宫颈长度比为2∶3或1∶1；子宫内膜菲薄，多呈线样；双侧卵巢可正常显示，见图7-4。

（4）鉴别诊断：见表7-1。

图7-4 17岁患者的子宫图像，子宫各径线均小于正常，宫体长度等于宫颈长度，子宫内膜菲薄，呈线样

表7-1 先天性无子宫、始基子宫及幼稚子宫的鉴别要点

疾病	副中肾管发育情况	子宫、阴道及双侧卵巢发育情况	临床表现	超声图像特点
先天性无子宫	双侧副中肾管未发育	无子宫 常合并先天性无阴道 双侧卵巢可正常发育	原发性闭经	盆腔未见正常子宫影像
始基子宫	双侧副中肾管发育不良且未融合或双侧副中肾管融合后不久即停止发育	子宫极小，无宫腔 常合并先天性无阴道 双侧卵巢可正常发育	原发性闭经	于单侧盆壁内侧、双侧盆壁内侧或膀胱后方探及一条索状软组织回声，长1～3cm 宫体与宫颈分界不清 无宫腔线，无内膜回声
幼稚子宫	双侧副中肾管融合后短期内即停止发育	子宫较正常小，子宫内膜发育不良，宫腔形态狭小 阴道及双侧卵巢可正常发育	月经初潮延迟或月经量较少	子宫各径线均小于正常，其前后径小于2cm 宫体与宫颈长度比为2∶3或1∶1，子宫内膜菲薄，多呈线样

（5）对生殖功能的影响及治疗原则：子宫内膜、宫腔发育不良会影响受精卵的着床、植入，造成不孕，应及早行小剂量雌激素及孕激素序贯治疗，以刺激子宫生长，如已进入青春期才开始治疗，则应用激素效果不理想。

4. 单角子宫（uterus unicornis）**及残角子宫**（rudimentary horn of uterus）

（1）临床概述：单角子宫是指一侧副中肾管发育良好，另一侧未发育或发育不全而形成残角子宫。未发育侧或形成残角子宫侧的卵巢、输卵管和肾脏发育可正常，亦可缺如。据统计65%的单角子宫会合并残角子宫。

（2）分型及临床表现：单角子宫多表现为不孕、习惯性流产、早产等。当合并残角子宫时根据单角子宫和残角子宫的解剖关系可将残角子宫分为3型。

Ⅰ型（有子宫内膜与宫腔相通型）：可发生残角子宫妊娠。

Ⅱ型（有子宫内膜与宫腔不通型）：经血无法排出可出现痛经甚至并发子宫内膜异位症。

Ⅲ型（无子宫内膜型）：此型最多见，多无明显临床症状。

（3）超声图像特点：建议在子宫内膜分泌期行超声检查，有利于宫腔形态及子宫内膜的显示。

1）单角子宫：呈梭形，偏向发育好的一侧，横径偏小，仅可见发育好的一侧宫角，三维超声宫腔的冠状切面呈管状，见图 7-5。

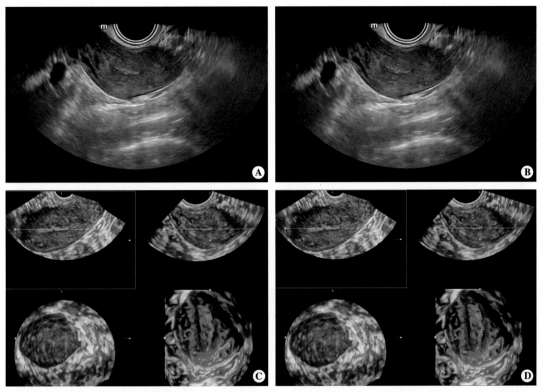

图 7-5 子宫横径偏小，仅可见发育好的一侧宫角（A）；橙色标注为子宫横径（B）；三维超声宫腔的冠状切面呈管状（C）；橙色标注为管状宫腔（D）

2）不同分型的残角子宫超声图像特点

Ⅰ型：在单角子宫的一侧可见肌性包块，其回声与子宫肌层回声相同，包块中央可见子宫内膜回声，见图 7-6。

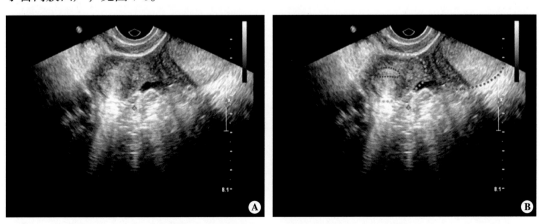

图 7-6 Ⅰ型残角子宫（有子宫内膜与宫腔相通型），残角中心处见子宫内膜回声（A）；橙色标注为单角子宫；绿色标注为残角子宫；粉色标注为残角子宫内膜（B）

Ⅱ型：肌性包块中央可见无回声的积液或肌性包块的回声与子宫腺肌病的回声相似，见图 7-7。

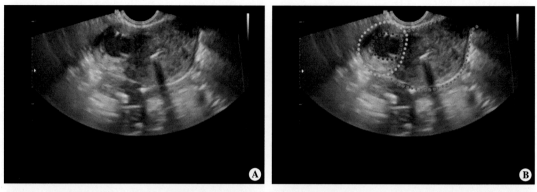

图 7-7 Ⅱ型残角子宫（有子宫内膜与宫腔不通型），造成经血潴留（A）；橙色标注为单角子宫，绿色标注为残角子宫，粉色标注为残角子宫内积液（B）

Ⅲ型：仅见回声与子宫肌层相同的肌性包块，中央无子宫内膜回声，见图 7-8。

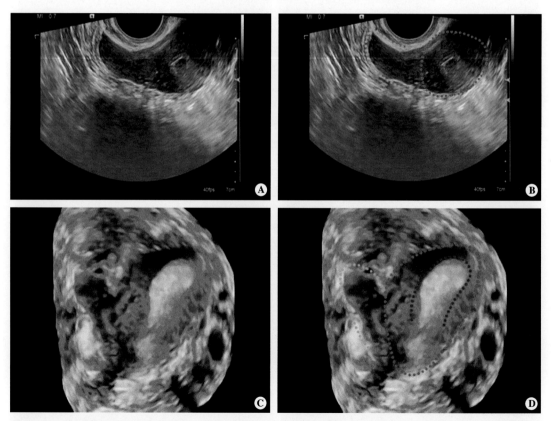

图 7-8 二维超声显示Ⅲ型残角子宫，其位于单角子宫右侧，回声与子宫肌层回声相同，其内未见子宫内膜回声（A）；橙色标注为单角子宫，绿色标注为残角子宫，粉色标注为单角子宫内膜（B）；该残角子宫左侧的单角子宫宫腔的三维冠状切面呈管状（C）；橙色标注为单角子宫，绿色标注为残角子宫，粉色标注为单角子宫内膜（D）

（4）鉴别诊断

1）单角子宫的鉴别诊断：需与正常子宫相鉴别，正常子宫两侧宫角均可显示，三维超声子宫腔呈倒置三角形。

2）残角子宫的鉴别诊断：①子宫浆膜下肌瘤，多呈边界清晰的圆形，内部回声为旋涡状低回声；宫腔形态正常；肌瘤与子宫之间可见瘤蒂；彩色多普勒超声在瘤蒂部可显示条状血流信号。而残角子宫多合并对侧的单角子宫；回声与对侧单角子宫的肌层回声相同；宫腔形态异常。②附件区肿物，其与子宫分界清晰，与子宫有相对运动；而残角子宫是与子宫相延续的肌性组织，无法与子宫分开。

（5）对生殖功能的影响及治疗原则：单角子宫可正常妊娠，但由于其宫腔容积偏小，妊娠后易发生流产、早产等不良妊娠结局。单角子宫或合并Ⅲ型残角子宫时不需要治疗[3]。当单角子宫合并Ⅰ型、Ⅱ型残角子宫时可出现渐进性加重的痛经，并继发子宫内膜异位症，但不影响性生活，少数Ⅰ型残角子宫也可以妊娠，但因残角子宫肌层发育不全，妊娠持续到中期即可发生自发性子宫破裂，危及患者生命，一旦确诊，则应及早行腹腔镜下残角子宫切除术。

5. 双子宫（uterus didelphys）

（1）临床概述：双子宫是两侧副中肾管未融合而各自发育形成的，双子宫的宫颈可以分开，也可以相连，相连的宫颈可以为单宫颈，也可为单宫颈双宫颈管；部分患者伴有阴道发育异常，如阴道纵隔或斜隔。双侧输卵管和卵巢可正常发育。

（2）临床表现：大多数患者无临床症状，少数也可表现为月经血量多、月经持续时间长、性交痛、不孕、流产、早产、产后阴道出血、人工流产失败、带环受孕等。

（3）超声图像特点

1）子宫纵切面扫查可显示两个大小相近或两侧大小不一的宫体和（或）两个宫颈。

2）子宫横切面扫查可见宫底部明显凹陷，分离的两宫体中心处均可见子宫内膜回声。

3）宫颈横切扫查可见单宫颈、双宫颈或单宫颈双宫颈管回声。

4）三维超声显示两宫腔的冠状切面均呈管状，见图7-9。

（4）鉴别诊断：浆膜下子宫肌瘤要与不对称的双子宫相鉴别，浆膜下子宫肌瘤中央无子宫内膜回声，宫腔形态正常；肌瘤与子宫之间可见瘤蒂显示；彩色多普勒超声在瘤蒂部可显示条状血流信号。而双子宫的两侧子宫中央均有子宫内膜回声，两宫腔形态均为管状。

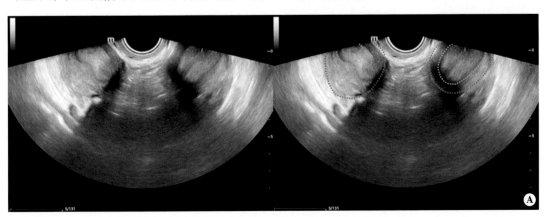

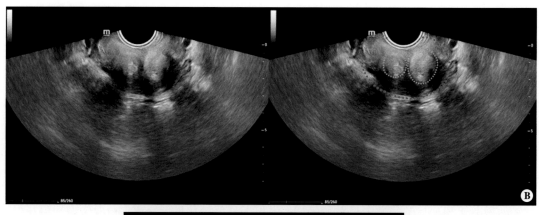

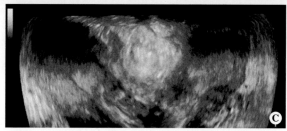

图7-9 子宫横切扫查显示两个大小相近的宫体，其中心部均有子宫内膜回声，橙色标注为子宫；绿色标注为子宫内膜（A）；宫颈横切扫查显示单宫颈双宫颈管，橙色标注为宫颈，绿色标注为宫颈管（B）；三维超声显示两宫腔的冠状切面均呈管状（C）

（5）对生殖功能的影响及治疗原则：可正常妊娠，但妊娠后易有流产、早产、胎位异常等妊娠不良结局的发生。一般不需要治疗，如合并阴道斜隔，可手术切除，防止经血引流不畅。

6. 双角子宫（uterus bicornis）

（1）临床概述：双角子宫是两侧副中肾管未完全融合所致。根据融合的程度不同，分为完全双角子宫和不完全双角子宫。完全双角子宫从宫颈内口水平以下开始分开；不完全双角子宫则从宫颈内口水平以上开始分开。

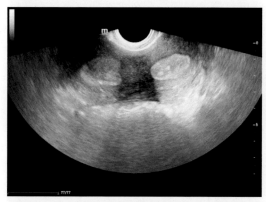

图7-10 横切面显示子宫横径增宽，子宫内膜分开，宫体呈蝶翅样改变

（2）临床表现：大多数患者无明显临床症状，部分患者表现为月经血量增多，持续时间长，反复流产、早产、产后阴道出血等。

（3）超声图像特点

1）子宫底部横径增宽，浆膜层凹陷，凹陷深度＞1cm。

2）横切扫查子宫内膜被分为左右两部分，宫体呈蝶翅样改变。

3）子宫三维冠状切面：完全双角子宫内膜呈"V"形，不完全双角子宫内膜呈"Y"形，见图7-10、图7-11。

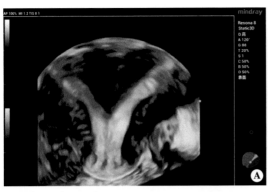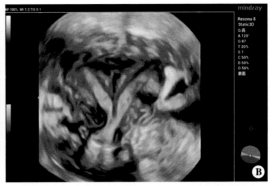

图 7-11　不完全双角子宫内膜的三维冠状切面显示内膜呈"Y"形（A）；完全双角子宫内膜的三维冠状切面显示内膜呈"V"形（B）

（4）鉴别诊断：见表 7-2。

（5）对生殖系统的影响及治疗原则：可正常妊娠，但由于宫腔形态的异常，妊娠后易引起流产、早产、胎位异常等不良妊娠结局。临床上一般无须处理，但出现反复流产、早产者可行子宫重建手术。

7. 纵隔子宫（uterus septus）

（1）临床概述：纵隔子宫是女性生殖系统发育畸形中最常见的一种，是两侧副中肾管融合后纵隔吸收障碍所致。根据纵隔吸收程度的不同，分为完全纵隔子宫和不完全纵隔子宫。纵隔达到宫颈内口水平为完全纵隔子宫；未达到宫颈内口水平则为不完全纵隔子宫。

（2）临床表现：患者多无明显临床症状，但可造成不孕、早产、习惯性流产、胎盘滞留等。

（3）超声图像特点

1）宫底横径稍宽，宫底部浆膜层可隆起、平坦或凹陷，但凹陷深度≤ 1cm。

2）横切扫查子宫内膜被分为左右两部分，两侧内膜夹角≤ 90°。

3）子宫三维冠状切面：完全纵隔子宫内膜呈"V"形，不完全纵隔子宫内膜呈"Y"形，见图 7-12 ～图 7-14。

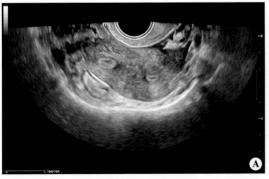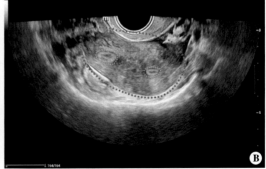

图 7-12　子宫横切面显示宫底横径稍宽，子宫内膜分开（A）；橙色标注为子宫，绿色标注为分离的子宫内膜（B）

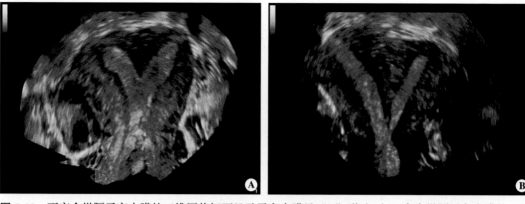

图 7-13　不完全纵隔子宫内膜的三维冠状切面显示子宫内膜呈"Y"形（A）；完全纵隔子宫内膜的三维
冠状切面显示子宫内膜呈"V"形（B）

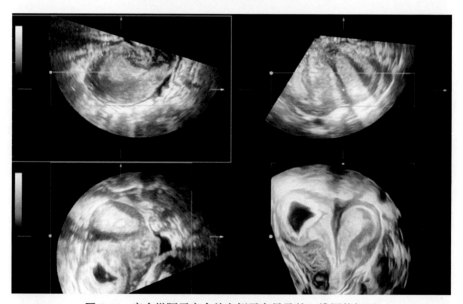

图 7-14　完全纵隔子宫合并右侧子宫早孕的三维冠状切面

（4）鉴别诊断：见表 7-2。

（5）对生殖功能的影响及治疗原则：子宫纵隔造成的不良妊娠表现包括习惯性流产、不孕、早产等。子宫纵隔对生殖功能的影响程度取决于子宫纵隔的长度、组织类型、解剖类型、纵隔血运状况、纵隔内膜组织正常与否。其影响生殖功能最主要的原因是纵隔的存在改变了正常的宫腔形态，影响受精卵的着床和胚胎发育。如无临床症状，一般不需要处理，如有不良妊娠表现，可利用宫腔镜切除纵隔。

8. 弓形子宫（arcuate uterus）

（1）临床概述：弓形子宫是宫底部未完全融合所致，通常被归为正常子宫的变异，但也有研究者将其归为不完全纵隔子宫。临床目前尚无统一的诊断标准。

（2）临床表现：患者通常无明显临床症状。

（3）超声图像特点：横切面扫查宫底部可见浆膜层隆起、平坦或凹陷，凹陷深度

≤1cm，宫腔底部轻度向内凹陷，凹陷深度≤1cm，两侧子宫内膜夹角＞90°，三维冠状切面示子宫内膜略呈"Y"形，见图7-15。

（4）鉴别诊断：见表7-2。

（5）对生殖功能的影响及治疗原则：一般无须处理，弓形子宫的宫腔相对完整，可正常妊娠，其妊娠不良结局相对少见，但如伴发习惯性流产、不孕、早产等可行宫腔镜矫形手术。

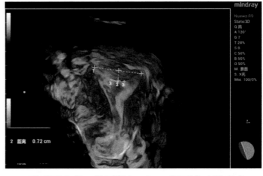

图7-15　弓形子宫的三维冠状切面，两侧子宫内膜夹角＞90°

9. T 型子宫（T-type uterus）

（1）临床概述：T型子宫是在1977年由Kaufman等首次报道的，1988年AFS将其单列为副中肾管发育异常的第Ⅶ类，以子宫体积小、宫腔狭小、宫颈发育不全为特征。大部分T型子宫是因胎儿期在宫内受己烯雌酚（DES）暴露因素影响而形成的，后来发现部分T型子宫无DES暴露史，而是宫腔粘连、子宫腺肌病等后天因素造成的继发改变。T型子宫是一种较罕见的子宫畸形，国际分类标准及定义也不尽相同，目前对于T型子宫的诊断是基于影像学的证据，多凭借三维超声影像进行诊断，尚无公认的标准。临床上还需要结合患者具体情况如不孕、反复流产或早产史，结合影像学证据，排除其他原因所导致的不良妊娠结局后才能做出诊断。

（2）临床表现：患者多表现为不孕、流产、早产等。

（3）超声图像特点：超声在诊断T型子宫上存在较大局限性。二维图像上子宫内膜菲薄、缺少周期性变化；三维冠状切面显示宫腔底部平直，上宽下窄呈"T"形，见图7-16。

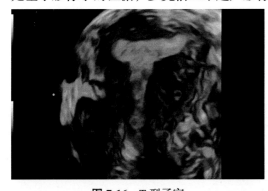

图7-16　T型子宫

三维冠状切面显示宫腔底部平直，上宽下窄呈"T"形

（4）对生殖功能的影响及治疗原则：由于宫腔狭小不易受孕，易发生流产、早产等不良妊娠结局。对于可正常生育且无临床症状的T型子宫可不予治疗；临床症状较严重的可行宫腔镜矫形手术；有流产、早产史的可考虑妊娠后行宫颈环扎术。

表7-2　先天性子宫畸形与正常子宫的超声鉴别诊断

子宫形态	宫底浆膜层轮廓	宫底部子宫内膜轮廓	三维冠状切面子宫内膜形态
正常子宫	向外隆突或平坦	向外隆突或平坦	倒置三角形
弓形子宫	隆起、平坦或凹陷，凹陷深度≤1cm	向内凹陷，深度≤1cm，两侧子宫内膜夹角＞90°	略呈"Y"形
不完全纵隔子宫	隆起、平坦或凹陷，凹陷深度≤1cm	向内凹陷未达宫颈内口水平，两侧子宫内膜夹角≤90°	呈"Y"形

续表

子宫形态	宫底浆膜层轮廓	宫底部子宫内膜轮廓	三维冠状切面 子宫内膜形态
完全纵隔子宫	可隆起、平坦或凹陷，凹陷深度≤1cm	向内凹陷达宫颈内口水平，两侧子宫内膜夹角≤90°	呈 "V" 形
不完全双角子宫	向内凹陷，深度＞1cm，但未达宫颈内口水平	向内凹陷未达宫颈内口水平	呈 "Y" 形
完全双角子宫	向内凹陷达宫颈内口水平	向内凹陷达宫颈内口水平	呈 "V" 形
双子宫	宫底部浆膜层明显凹陷	两个独立的子宫内膜	两个独立的管状子宫内膜

四、阴道发育异常的相关疾病

1. 处女膜闭锁（imperforate hymen）

（1）临床概述：处女膜闭锁是泌尿生殖窦上皮未能贯穿阴道前庭部所致。在月经初潮前可无任何症状，但初潮后闭锁的处女膜导致经血无法排出，经血积存于阴道内，随着月经多次来潮，经血逐渐聚集，继而造成宫颈管积血、宫腔积血，乃至输卵管积血。

（2）临床表现：青春期无月经来潮，而出现逐渐加重的周期性下腹痛，阴道积血严重者可伴有排尿困难、排便困难。体征：无阴道开口，处女膜向外膨隆，表面呈紫蓝色。妇科检查：可扪及阴道内有球状包块突向直肠前壁。

（3）超声图像特点：阴道呈囊状扩大，其内见较多积液伴密集细小点状回声；当积液继续增多时，可表现为上方宫腔积液，下方阴道积液，两者之间以较窄的宫颈管积液相通；继续进展可造成双侧输卵管扩张、积液，见图 7-17。

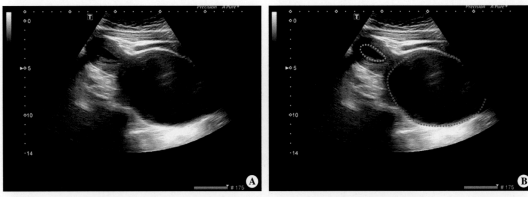

图 7-17　阴道呈囊状扩大，其为上方宫腔积液，两者之间以较窄的宫颈管积液相通（A）；橙色标注为囊状扩大的阴道，绿色标注为宫腔积液，粉色标注为宫颈管积液（B）

（4）鉴别诊断：见表 7-3。

（5）对生殖功能的影响及治疗原则：处女膜闭锁者，精子无法通过其阴道，同时由于常年经血引流不畅，可造成患者的子宫内膜、输卵管功能受损，从而导致不孕。处女膜闭锁一旦确诊，必须及早进行处女膜切开术。术后不影响性生活、生育能力和妊娠结局。

2. 先天性无阴道（congenital absence of vagina）

（1）临床概述：先天性无阴道是双侧副中肾管发育不良所致。先天性无阴道在 1910 年由 Kuster 最先报道，后来 Mayer、Rokitansky 和 Hauser 先后论述了此综合征的临床表现，故又称为 MRKH 综合征。患者多为无阴道、无子宫或始基子宫，少数可伴有功能性子宫内膜；染色体核型为（46，XX），第二性征发育无异常，一般卵巢、输卵管功能正常。有学者将 MRKH 综合征分为 3 型。Ⅰ型为典型 MRKH 综合征，输卵管、卵巢与泌尿系统发育正常。Ⅱ型为不典型 MRKH 综合征，伴有卵巢或泌尿系统发育异常。Ⅲ型也称 MURCS 综合征，除了伴有泌尿系统发育异常外还会伴有骨骼系统和（或）心脏畸形。

（2）临床表现：多为原发性闭经、性交困难，如患者有功能性子宫内膜则会出现周期性下腹痛，常合并其他器官发育异常，如泌尿系统畸形、骨骼畸形、心脏畸形、听力异常、神经系统异常等。体征：外阴及第二性征发育正常，处女膜可见，无阴道口或用手轻压阴道前庭有 1～2cm 甚至更深的凹陷，称为前庭凹陷。

（3）超声图像特点

1）可表现为无子宫或始基子宫。两侧始基子宫呈梭形或长条形肌性回声，多未见宫颈和子宫内膜回声；常可见连接两侧始基子宫下缘低回声索状带。

2）膀胱尿道后壁与直肠前壁之间未见正常阴道结构，仅见低回声结缔组织，无阴道气体线。

3）双侧输卵管及卵巢多发育正常，且双侧卵巢多紧邻同侧始基子宫。

4）如伴有功能性子宫内膜则会于青春期造成宫腔积血。

5）合并泌尿系统畸形，如马蹄肾、异位肾、单侧肾缺如等，见图 7-18。

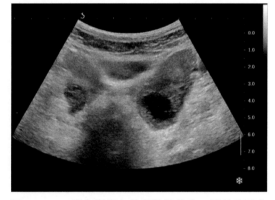

图 7-18 双侧卵巢前方的肌性结构为双侧始基子宫

（4）鉴别诊断：见表 7-3。

（5）对生殖功能的影响及治疗原则：由于精子无法进入宫腔，这类患者不具备正常生育功能；对有性生活需求的患者行阴道成形术，解决患者性生活，提高生活质量。

3. 阴道闭锁（atresia of vagina）

（1）临床概述：阴道闭锁多数是由于尿生殖窦未参与形成阴道下端引起的发育异常，但由于副中肾管发育正常，子宫及宫颈的发育通常是不受影响的。我国常用的是北京协和医院的分类标准，根据阴道闭锁的解剖学特点将其分为两型[4]。Ⅰ型：阴道下段闭锁，闭锁长度为 2～3cm，此型最多见，阴道上段、宫颈及子宫发育正常，子宫内膜功能良好，症状出现较早且严重，多表现为阴道上段扩张积血，严重时可有宫颈及宫腔积血。Ⅱ型：阴道完全闭锁，此型多合并宫颈发育不良（完全或部分闭锁），子宫发育及子宫内膜功能稍差，症状出现较晚、程度较轻，就诊时间相对较晚，经血易通过输卵管反流至盆腔，从而发生输卵管积血及子宫内膜异位症的概率增加。

（2）临床表现：如原发性闭经、周期性下腹痛、排尿困难、盆腔包块等，症状出现的早晚、严重程度与子宫内膜的功能相关。体征：女性第二性征正常，无阴道开口，与处女膜闭锁不同的是闭锁处的黏膜表面色泽正常，不向外膨隆，并且直肠指检触及的包块位置较处女膜闭锁引起的包块位置高。

（3）超声图像特点：闭锁部位上方的阴道、宫颈、宫腔会出现积液，积液内伴密集细小光点反射，加压可见光点移动翻滚，积液的程度与阴道闭锁长度成反比，积液量越多，提示闭锁长度越短。严重者可伴有输卵管积液，见图 7-19。

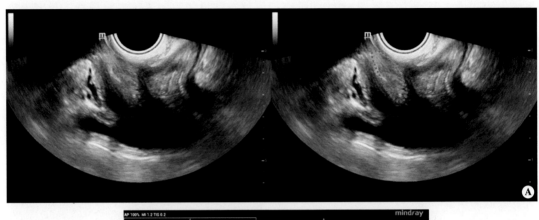

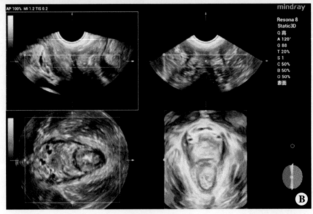

图 7-19 经会阴超声未见阴道气体线显示，可见低回声的肌性结构，橙色标注为阴道（A）；三维超声未见阴道气体线显示（B）

（4）鉴别诊断：见表 7-3。

（5）对生殖功能的影响及治疗原则：由于阴道闭锁，精子无法进入宫腔，因此不具备正常生殖功能。尽早发现、及时手术是关键，手术时间选择在青春期前。阴道下段闭锁的手术效果好，术后对月经及性生活无明显影响，可以正常妊娠。阴道完全闭锁的患者如子宫发育较好，盆腔无子宫内膜异位症，可考虑行阴道成形、宫颈成形及阴道接通术，术后需坚持扩张宫颈。但其术后自然妊娠的概率仍很低，故可考虑进行体外受精 - 胚胎移植（IVF-ET）技术。

4. 阴道横隔（transverse vaginal septum）

（1）临床概述：阴道横隔为双侧副中肾管会合后，尾端与泌尿生殖窦相接触未贯通或部分贯通所致。横隔可位于阴道内任何部位，但以上、中段交界处多见，其厚度约 1cm。

根据是否有孔，阴道横隔又分为完全性横隔和不完全性横隔。完全性横隔较少见，多是阴道横隔的中央或侧方有一个小孔，月经血可自小孔排出。

（2）临床表现：因梗阻部位、梗阻程度不同，患者的临床表现也各不相同。不完全性横隔的位置较高可无明显症状；位置较低可表现为性生活不适；梗阻程度轻可无明显症状或表现为经期延长、淋漓不尽；梗阻程度重的不完全性横隔及完全性横隔可与阴道闭锁症状相似，出现原发性闭经、周期性下腹痛、排尿困难、盆腔包块等症状。体格检查：女性第二性征正常，外阴发育正常，妇科检查时可探及阴道短，顶端呈盲端或见小孔，未见宫颈，但在其上方可扪及子宫，如合并积血时或可触及阴道内囊性包块突向直肠。

（3）超声图像特点

1）阴道上段可见条索状强回声带。

2）横隔上方可见宫颈内液性区及宫腔内液性区，液性区内伴密集细小点状回声。

3）横隔下方可见阴道气体线。

4）严重者可见宫旁走行迂曲的囊性包块，即为输卵管积液。

（4）鉴别诊断：见表 7-3。

（5）对生殖功能的影响及治疗原则：经血排出不畅导致宫腔乃至输卵管积血者会影响生殖功能。完全性横隔一旦明确诊断，应尽早手术，切除横隔，手术成功后不影响性生活和受孕能力。不完全性横隔多无明显临床症状，不影响性生活和受孕能力，但妊娠后阴道分娩时会影响胎先露下降。如阴道横隔较薄，可在胎先露下降压迫横隔时切开横隔，胎儿娩出后切除横隔。若阴道横隔较厚，则应选择剖宫产术。

5. 阴道纵隔（longitudinal vaginal septum）

（1）临床概述：阴道纵隔为双侧副中肾管会合后，其纵隔未吸收或未完全吸收所致。其分为完全性阴道纵隔和不完全性阴道纵隔。完全性阴道纵隔形成双阴道，常合并双宫颈及双宫体。不完全性阴道纵隔一般仅隔开阴道下段，阴道上段仍可相通。

（2）临床表现：绝大多数阴道纵隔无症状，部分患者可有性交困难，经血引流不畅则可有痛经的症状。体格检查：阴道内纵行黏膜将阴道分割成两条纵行通道，黏膜上达宫颈或阴道上段，下至阴道外口；可扪及双宫颈和双宫体。

（3）超声图像特点：完全性阴道纵隔的超声检查多可显示双宫体、双宫颈，但对双阴道的显示不理想；不完全性阴道纵隔的超声检查无特殊表现。少数伴有经血引流不畅的可有阴道、宫颈乃至宫腔积血的表现，见图 7-20。

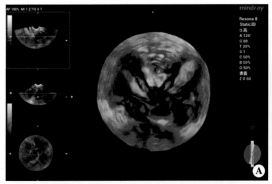 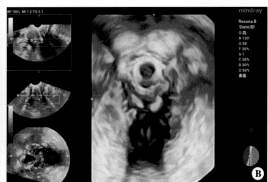

图 7-20 子宫三维超声显示双宫体双宫颈（A）；阴道三维超声显示阴道气体线中断（B）

（4）鉴别诊断：见表7-3。

（5）对生殖功能的影响及治疗原则：无临床症状，对性生活、受孕及阴道分娩均无影响的可不予以处理；部分患者影响性生活，可行阴道纵隔切除术。完全性阴道纵隔对受孕影响不大并且通常不阻碍胎儿娩出，但由于双子宫，子宫体积常较小，妊娠后容易发生早产。不完全性阴道纵隔虽不影响受孕，但可妨碍胎儿娩出，应在妊娠前或最迟在胎头娩出前予以切除。

6. 阴道斜隔综合征（oblique vaginal septum syndrome，OVSS）

（1）临床概述：OVSS是指双宫体、双宫颈、双阴道并且一侧阴道完全或不完全闭锁，多伴闭锁侧泌尿系统畸形，以肾脏缺如多见。OVSS的胚胎发育过程可能是由于双侧副中肾管仅尾段融合，但纵隔未完全吸收造成；此外还有理论认为副中肾管的发育依赖于中肾管的发育，一侧中肾管发育不良时会影响同侧副中肾管的发育，斜隔可能是由于副中肾管向下延伸但未达到泌尿生殖窦而形成了盲端。因此，任何妨碍中肾管发育的因素均可导致同侧副中肾管受影响，从而形成一系列肾脏、输尿管和子宫、阴道畸形。

（2）分型：根据其解剖特点可以分为Ⅰ型，无孔型；Ⅱ型，有孔型；Ⅲ型，无孔合并宫颈瘘管型（图7-21）。

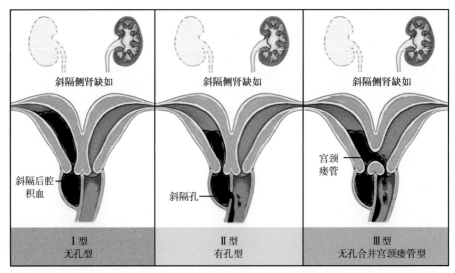

图7-21　阴道斜隔综合征分型

Ⅰ型，无孔型：一侧阴道完全闭锁，隔后的子宫与外界及对侧子宫完全隔离，两子宫间和两阴道间无通道，宫腔积血聚集在隔后腔。

Ⅱ型，有孔型：一侧阴道不完全闭锁，斜隔上有小孔，隔后子宫与对侧子宫隔绝，阴道分泌物或经血可从斜隔上的小孔引流至暴露侧阴道，但常发生引流不畅而出现积脓或积血。

Ⅲ型，无孔合并宫颈瘘管型：一侧阴道完全闭锁，双侧阴道无通道，但双侧宫颈之间或隔后腔与对侧宫颈之间有瘘管形成，但常发生引流不畅而出现积脓或积血。该型较少见。

（3）临床表现：Ⅰ型为完全性梗阻，症状重，青春期可出现周期性下腹痛和盆腔包块。Ⅱ型和Ⅲ型为不完全性梗阻，根据梗阻程度的不同可表现为完全无症状或不同程度的痛经、经期延长、阴道不规则出血及流脓等。体格检查：可见阴道斜隔膨隆或斜隔上有孔伴血性分泌物,可扪及一侧阴道壁囊性包块,并可扪及双宫体、双宫颈,合并宫腔积血侧子宫增大。

（4）超声图像特点

1）探及双宫体、双宫颈影像。

2）阴道内积血伴（或不伴）宫颈乃至宫腔积血,并且图像会根据梗阻程度、梗阻时间的不同而不同,Ⅰ型阴道内见大量积血,严重者可伴有宫颈乃至宫腔积血,对侧子宫可受压偏移;Ⅱ型和Ⅲ型阴道内积血程度较Ⅰ型轻。

3）少部分见带状强回声连于两侧阴道壁。

4）阴道斜隔侧肾缺如,见图7-22、图7-23。

（5）鉴别诊断:见表7-3。

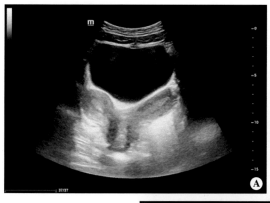
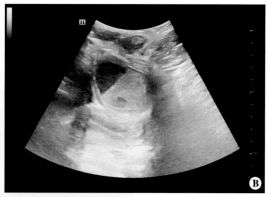
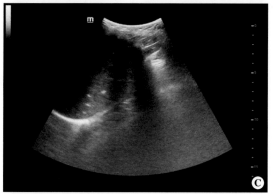

图7-22　双宫体、双宫颈影像（A）；阴道内大量液性区,伴细小点状回声（B）；显示一侧肾缺如（C）

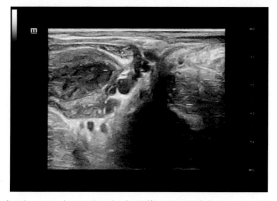

图7-23　患者双宫体、双宫颈,经肛门双平面超声图像可见阴道内注入生理盐水后斜隔一端连于一侧阴道壁,斜隔上方可见液性区,内伴密集细小点状回声

表 7-3 先天性阴道发育异常的鉴别要点

先天性阴道发育异常	形成机制	临床表现	妇科查体	子宫发育情况	其他系统合并畸形	超声图像特点
处女膜闭锁	泌尿生殖窦上皮未能贯穿阴道前庭部所致	青春期无月经来潮，而出现逐渐加重的周期性下腹痛及阴道积血	无阴道口，处女膜向外膨隆，表面呈紫蓝色；可扪及阴道内有球状包块突向直肠前壁	可正常发育	多无	阴道积血呈囊状扩张，当积血继续增多时表现为上方宫腔积血、下方阴道积血，两者之间以较窄的宫颈管积血相通，继续进展可造成双侧输卵管扩张、积血
先天性无阴道	双侧副中肾管发育不良所致	原发性闭经、性交困难	处女膜可见，无阴道开口或有前庭凹陷	多合并无子宫或基始子宫	可合并泌尿系统、骨骼系统、心脏系统畸形	可无子宫或始基子宫；无阴道气体线；如伴有功能性子宫内膜则会子宫青春期造成宫腔积血；多合并泌尿系统畸形，如马蹄肾、异位肾、单侧肾缺如等
阴道闭锁	尿生殖窦未参与形成阴道下端所致	原发性闭经、周期性下腹痛、排尿困难、盆腔包块	无阴道开口，闭锁处的黏膜表面色泽正常，不向外膨隆，直肠指检触及及的包块位置较高，女膜闭锁引起的包块位置高	阴道下段闭锁时，子宫发育正常；阴道完全闭锁时，多合并子宫发育异常	可合并泌尿系统畸形	闭锁部位上方的阴道、宫颈、宫腔合并出现积血
阴道横隔	双侧副中肾管会合后尾端与泌尿生殖窦相接触未贯通或部分贯通所致	梗阻程度轻、部位高可无明显症状或表现为经期延长、淋漓不尽；梗阻程度重可出现原发性闭经、周期性下腹痛、排尿困难、盆腔包块等	阴道短，顶端呈盲端或见小孔，未见宫颈，在其上方可扪及子宫，如合并积血时或可触及阴道内囊性包块突向直肠	可正常发育	多无	阴道上段可见条索状强回声带，横隔上方可见宫颈及宫腔积血，横隔下方可见阴道气体线，严重者可见宫旁迂曲走行迂曲的输卵管积液影像
阴道纵隔	双侧副中肾管会合后其纵隔未吸收或未完全吸收所致	绝大多数无症状，部分表现为性交困难、痛经	阴道内纵行黏膜上达宫颈或阴道上段，下至阴道外口	多合并双宫颈和双宫体	多无	可显示双宫体、双宫颈，但较难显示阴道内纵隔；少数血流引流不畅的可伴有阴道、宫颈乃至宫腔积血
阴道斜隔综合征	双侧副中肾管仅有尾段融合，但纵隔未完全吸收所致	完全性梗阻：青春期后出现周期性下腹痛和盆腔包块；不完全性梗阻：根据梗阻程度的不同可完全无症状或经期延长、不同程度的痛经、阴道不规则出血及流脓等	阴道斜隔膨隆或斜行膜上有小孔伴血性分泌物，可扪及一侧阴道壁囊性包块，并可扪及双宫体、双宫颈，合并宫腔积血侧子宫增大	多合并双宫颈和双宫体	可合并双宫颈双宫体畸形，以肾缺如常见	双宫体、双宫颈影像，阴道内见大量积血，严重者可伴有宫颈乃至宫腔积血，对侧子宫可受压偏移，少部分见带状强回声连于两侧阴道壁，阴道斜隔侧肾缺如

（6）对生殖功能的影响及治疗原则：由于不同程度的梗阻会对生殖功能造成不同程度的影响，另外受双子宫的影响，患者也会出现不孕、早产、流产等情况。早期发现、早期切除可以有效保护患者的生殖功能，减少不良妊娠结局。

五、输卵管发育异常的相关疾病

常规超声对输卵管的显示不佳，但子宫输卵管超声造影可较清晰地显示输卵管发育异常的相关疾病，详见本书第五章中关于子宫输卵管超声造影的说明。

六、先天性卵巢缺如

单侧缺如常见于单角子宫，如另一侧卵巢及输卵管发育正常是可以正常受孕及分娩的。双侧缺如常为先天性性腺发育不全导致，常见于特纳（Turner）综合征。它由性染色体异常所致，典型核型为 45，XO，临床特征主要为女性表型、身材矮小、第二性征发育不良及其他躯体异常，超声表现为无卵巢或卵巢发育极小，呈条索状，子宫发育不良多为始基子宫或幼稚子宫。仅少数患者可自然妊娠，患者自然妊娠率仅为 5.6%，即使妊娠，流产率仍高达 30.8%。随着辅助生殖技术的发展，越来越多的患者选择通过赠卵后行体外受精 - 胚胎移植技术。患者常合并骨盆狭窄，妊娠合并症多而重，多以剖宫产终止妊娠[5]。

第二节　子宫相关疾病

子宫具有产生月经、储存和输送精子、受精卵着床及孕育胚胎的重要作用，正常的子宫是生育的先决条件，任何因素影响精子、受精卵的运输及胚胎的着床都可导致不孕症。

一、子宫内膜疾病

1. 子宫内膜增生（endometrial hyperplasia，EH）

（1）临床概述：子宫内膜增生是一种非生理性、非侵袭性的内膜增生，由腺体结构的改变、腺体和间质比例的改变导致子宫内膜量增多[6]。2014 年 WHO 将其简化为子宫内膜增生伴或不伴不典型增生两类[7]。其中子宫内膜增生不伴不典型增生被认为是子宫内膜的良性病变，癌变率 < 5%[8]，而伴有不典型增生则属子宫内膜癌的癌前病变。子宫内膜增生的主要原因是长期无拮抗的雌激素刺激，其风险因素包括育龄期妇女长期无排卵或稀发排卵，如多囊卵巢综合征、排卵障碍性异常子宫出血、分泌雌激素的卵巢肿瘤；长期外源性雌激素摄入；乳腺癌术后长期接受他莫昔芬治疗等。

（2）临床表现：最常见的症状是异常子宫出血，特点是月经周期紊乱，经期长短不一，经量不定或增多，甚至大量出血。出血期间一般无腹痛或其他不适。

（3）超声图像特点

1）子宫内膜均匀增厚，绝经前厚度 ≥ 12mm，绝经后厚度 ≥ 4mm。

2）增厚的子宫内膜与子宫肌层分界清晰。

3）增厚的子宫内膜回声可均匀；或内伴散在小液性区，子宫内膜呈蜂窝状；或子宫内膜回声不均匀。

4）彩色多普勒及频谱多普勒超声于增厚的子宫内膜内可检出点状血流信号，并可探及高阻力动脉频谱，见图 7-24。

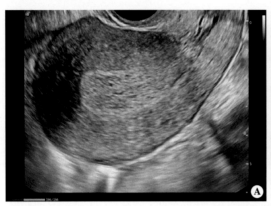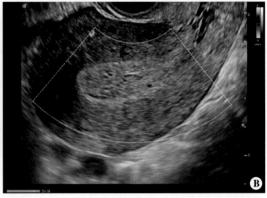

图 7-24 灰阶超声子宫纵切面显示子宫内膜增厚呈蜂窝状（A）；彩色多普勒超声显示子宫内膜内可检出点状血流信号（B）

（4）鉴别诊断：见表 7-5。

（5）对生殖功能的影响及处理原则：子宫内膜增生的患者月经异常，显著影响患者的生育能力。药物治疗为首选治疗方式，大部分患者可以通过药物治疗转化为正常子宫内膜。控制子宫异常出血、逆转子宫内膜并防止少数患者发展为子宫内膜癌是子宫内膜增生的治疗目的[9]，对于有生育要求的患者，可在逆转子宫内膜后积极促排卵受孕。

2. 子宫内膜息肉（endometrial polyp，EMP）

（1）临床概述：子宫内膜息肉是子宫内膜基底层腺体和间质局限性增生的结果，成分包括腺体、间质和血管，是子宫异常出血的主要原因，发病率仅次于子宫内膜增生，以育龄期女性多见。长期的雌激素刺激是本病发生的重要原因。子宫内膜息肉可单发，亦可多发，以单发多见。单发性息肉大部分位于宫底部，其次位于输卵管开口处，多发性息肉则占据宫腔多个部位。

（2）临床表现：以子宫异常出血最为常见，主要表现为月经血量过多、经期延长、绝经后阴道不规则出血等；部分患者会出现不孕、流产；也可无临床症状，体检时偶然发现。

（3）超声图像特点

1）单发息肉大多为水滴状高回声团，与正常子宫内膜间界限较清晰；若息肉发生囊性变，高回声团内部伴有液性暗区；合并宫腔积液时，则自然形成宫腔水造影，息肉显示得更清晰。

2）多发息肉表现为子宫内膜增厚，回声不均，内呈不规则团簇状高回声，与正常子宫内膜常分界不清；部分患者同时伴有宫颈息肉；当息肉较大或多发时宫腔线可发生偏移。

3）彩色多普勒及频谱多普勒超声：息肉内血流呈稀疏星点状，蒂部可见点状或短条状彩色血流信号，可探及高阻动脉频谱，RI＞0.50，见图 7-25～图 7-27。

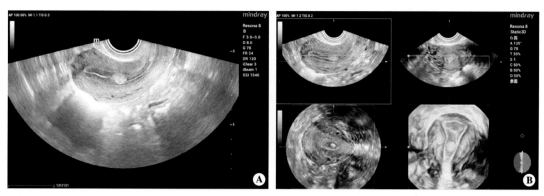

图 7-25 二维灰阶超声模式下子宫内膜息肉显示为水滴状边界清晰的高回声团（A）；子宫内膜息肉的三维冠状切面显示（B）

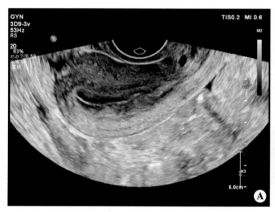

图 7-26 子宫内膜多发息肉表现为子宫内膜增厚，回声不均（A）；橙色标注为宫腔，绿色标注为息肉（B）

（4）鉴别诊断：见表 7-5。

（5）对生殖功能的影响及处理原则：子宫内膜息肉多发时会占据宫腔，并作为"异物"影响子宫收缩；而异常出血可影响受精卵着床和发育；或当其位于输卵管口时可阻塞精子通过，从而导致不孕；另外子宫内膜息肉因缺乏孕激素受体而丧失对孕激素的反应，息肉部位的增殖期子宫内膜不能转化为分泌期子宫内膜，从而影响受精卵着床导致不孕。研究显示，约 24% 的子宫内膜息肉会自行消退。对于无症状、直径＜1cm 的

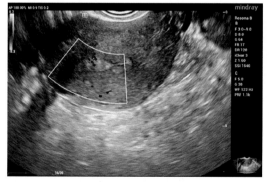

图 7-27 子宫内膜息肉的彩色多普勒超声显示蒂部的短条状彩色血流信号

单发息肉无须处理；对于较大、多发、基底部较宽的息肉需手术切除；对于不孕合并息肉的患者，无论息肉大小均需行宫腔镜检查和切除治疗。

3. 子宫内膜癌（endometrial carcinoma，EC）

（1）临床概述：子宫内膜癌是来源于子宫内膜的恶性肿瘤，其病理类型大多为腺

癌。子宫内膜癌为女性常见的生殖道三大恶性肿瘤之一，占女性生殖道恶性肿瘤的20%～30%，一般发生于绝经后妇女，年轻妇女的发病率占子宫内膜癌的2%～14%[10]。按照子宫内膜癌的发生机制可分为两种类型[11]。Ⅰ型为雌激素依赖型，它是指与长期雌激素刺激有关的子宫内膜样腺癌，系在子宫内膜增生的基础上发生的子宫内膜癌。该型组织分化好，肌层浸润浅，预后较好，多发生于年轻女性。Ⅱ型为非雌激素依赖型，它是指与雌激素无明确关系的非子宫内膜样腺癌，包括浆液性乳头状腺癌、透明细胞癌等，与子宫内膜增生无关，多发生在萎缩内膜基础上，该型组织分化差，容易有深肌层浸润，预后较差，多发生于老年女性。对于长期月经紊乱、稀发排卵或不排卵、多囊卵巢综合征等内源性雌激素增多、外源性雌激素替代治疗及有子宫内膜癌家族史的患者，应该早期重视。子宫内膜癌按照大体分为弥漫型和局灶型。弥漫型：子宫内膜大部分被癌组织浸润、充满宫腔，表面常伴出血、坏死，较少有肌层浸润，晚期可有肌层和宫颈管浸润；局灶型：多见于宫底或宫角部，病灶小，呈菜花状或息肉状，易侵犯肌层。子宫内膜癌的临床分期采用国际妇产科联盟（FIGO，2009年）临床分期标准[12]，见表7-4。

表 7-4　子宫内膜癌手术病理分期（FIGO，2009年）

分期	内容
Ⅰ期	肿瘤局限于宫体
ⅠA	肿瘤浸润深度＜1/2肌层
ⅠB	肿瘤浸润深度≥1/2肌层
Ⅱ期	肿瘤侵犯宫颈间质，但无宫体外蔓延
Ⅲ期	肿瘤局限和（或）区域扩散
ⅢA	肿瘤累及浆膜层和（或）附件
ⅢB	阴道和（或）宫旁受累
ⅢC	盆腔淋巴结和（或）腹主动脉旁淋巴结转移
ⅢC1	盆腔淋巴结阳性
ⅢC2	腹主动脉旁淋巴结阳性伴（或不伴）盆腔淋巴结阳性
Ⅳ期	肿瘤侵犯膀胱和（或）直肠黏膜，和（或）远处转移
ⅣA	肿瘤侵犯膀胱和（或）直肠黏膜
ⅣB	远处转移，包括腹腔内和（或）腹股沟淋巴结转移

（2）临床表现：以月经异常（月经频发、稀发，经期延长，经量增加等）和不规则阴道出血为主要表现，还有患者表现为阴道排液和性交出血等，晚期则会出现全身症状如贫血、消瘦、恶病质等。

（3）超声图像特点：早期子宫内膜癌多无明显超声图像改变，中晚期子宫内膜癌超声表现如下。

1）子宫内膜的改变：子宫内膜呈弥漫性或局灶性增厚，回声不均匀，多为中低混合回声，当癌组织阻塞宫颈内口时会出现宫腔积液，表现为宫腔无回声区内伴有细小光点反射。

2）子宫肌层的改变：当癌组织浸润肌层时会出现子宫内膜与肌层的分界不清，受累肌层呈不均匀低回声，与周围正常肌层分界不清。

3）宫颈的改变：宫颈受累时会出现宫颈增厚、回声杂乱，宫颈管结构显示不清。

4）盆腔受累：晚期肿瘤可向宫外转移，表现为宫旁肿物、腹水、淋巴结转移或有远处转移征象。

5）彩色多普勒及频谱多普勒超声：子宫内膜癌周边和内部可检出较丰富的点状、条状或团状血流信号，并可探及低阻动脉频谱。当子宫内膜癌浸润肌层时，受累肌层血流信号增多，见图 7-28 ～图 7-30。

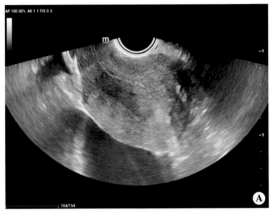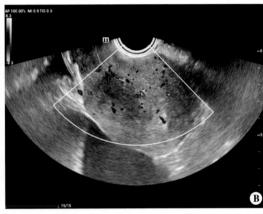

图 7-28　灰阶超声显示子宫内膜弥漫性增厚，呈中低混合性回声（A）；彩色多普勒超声显示子宫内膜的内部及周边血流丰富（病理为子宫内膜重度不典型增生伴局灶恶变）（B）

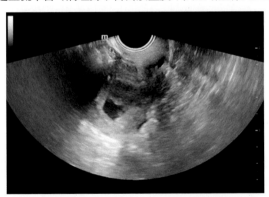

图 7-29　宫腔积液合并子宫内膜癌

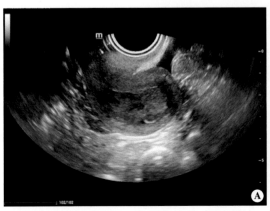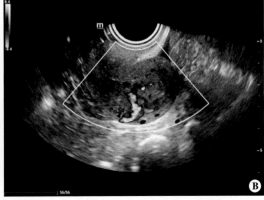

图 7-30　灰阶超声显示子宫内膜增厚、回声不均，与前壁肌层界限消失（A）；彩色多普勒超声显示子宫内膜血流丰富，且血运主要来自前壁肌层（病理证实为子宫内膜癌伴肌层浸润）（B）

（4）鉴别诊断：见表 7-5。

表 7-5　子宫内膜病变的超声鉴别诊断

子宫内膜病变	形态	子宫内膜与肌层分界	宫腔线	回声	彩色多普勒超声
子宫内膜增生	子宫内膜均匀增厚	子宫内膜与肌层界限清晰	可偏移或显示不清	回声均匀、不均匀或呈蜂窝样	点状血流信号
子宫内膜息肉	单发者呈泪滴状或团块状 多发者呈不规则团簇状	单发者与周边正常子宫内膜界限清晰 多发者与周边正常子宫内膜界限不清	可偏移	高回声可伴液性暗区	息肉内血流呈稀疏星点状，蒂部可见点状或短条状彩色血流信号
子宫黏膜下肌瘤（FIGO 0～2 型）	蒂部较短或无瘤蒂时肌瘤形态规则 蒂部较长时不规则，甚至突入宫颈管乃至阴道	肌层与子宫内膜可见瘤蒂	可偏移或显示不清	肌瘤较小时呈均匀低回声 肌瘤较大时回声不均，可发生变性	肌层与子宫内膜可显示蒂部的条状血流信号
子宫内膜癌	子宫内膜呈弥漫性或局灶性增厚	未浸润肌层时与肌层分界较清晰，浸润肌层时与肌层的分界不清	显示不清	回声不均，多呈中低混合回声	周边和内部可检出较丰富的点状、条状或团状血流信号，并可探及低阻动脉频谱

（5）对生殖功能的影响及处理原则：目前主张对于迫切要求生育者、早期且分化好的年轻子宫内膜癌患者可先给予大剂量孕激素治疗，并给予每 3 个月诊刮一次，行病理学检查以了解病情变化。如果病情有逆转，可治疗 6～12 个月，停药后继续监测；如果病变进展或持续存在，则应考虑行子宫切除。一旦病理结果证实完全缓解就开始试孕，有不孕病史或不孕高危因素者（肥胖、多囊卵巢综合征、糖尿病、无排卵性疾病的患者），建议其及时借助体外受精 - 胚胎移植（IVF-ET）技术完成生育[13]。如何保留生育功能是一个非常重要的临床问题，应根据肿瘤的期别、类型、分化等因素综合分析后做出决定。让患者充分知情，最终的决定权在患者本人，一旦行保守手术，应对患者进行严格监测。

4. 宫腔粘连（intrauterine adhesions，IUA）

（1）临床概述：宫腔粘连是由于宫腔机械操作或感染导致子宫内膜基底层损伤，子宫内膜修复困难及瘢痕形成，裸露的创面相互贴合形成不规则粘连带，宫腔容积缩小，最终导致宫腔部分或全部闭塞的病理状态[14]，又称 Asherman 综合征。IUA 病因及机制尚未完全明了，目前普遍认为其发生与宫腔操作、低雌激素水平、感染等因素有关[15]。IUA 典型的病理表现为子宫内膜损伤后炎症渗出、胶原蛋白沉积在细胞外基质引起子宫内膜纤维化、子宫动脉阻力增大、灌注降低，子宫内膜营养不良导致瘢痕愈合。有研究表明，宫腔粘连的严重程度与子宫结合带的损伤程度有关[16, 17]。

（2）临床表现：最常见的是月经血量过少或闭经；盆腔疼痛；不孕、习惯性流产。

（3）超声图像特点：国内学者将宫腔粘连的超声表现分为以下 4 种类型[18-20]。将Ⅰ型定义为轻度粘连，Ⅱ型定义为中度粘连，Ⅲ型、Ⅳ型定义为重度粘连。

Ⅰ型：子宫内膜显示清晰，子宫内膜部分不连续，于不连续处可见不规则的低回声带，且与子宫肌层相连，累及宫腔范围≤ 1/2 宫腔长径，见图 7-31。

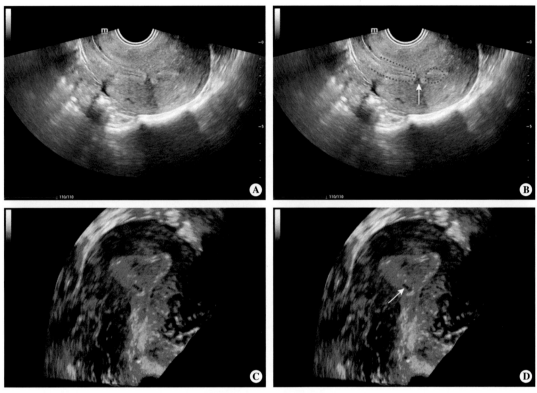

图 7-31 Ⅰ型宫腔粘连

A. 子宫内膜回声不连续，于不连续处可见不规则的低回声带；B. 橙色标注为子宫内膜；箭头所示为低回声带；C. 三维冠状切面下粘连带的显示；D. 箭头所示为粘连带

Ⅱ型：宫腔轻度分离，分离内径在 1cm 内，分离宫腔内可见稍高回声带，与宫腔前后壁相连，见图 7-32。

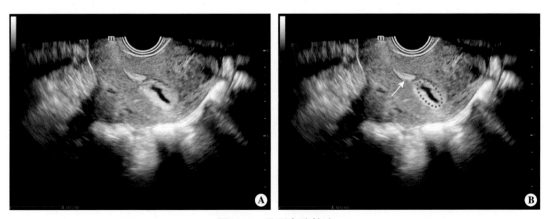

图 7-32 Ⅱ型宫腔粘连

A. 宫腔中下段可见不规则低回声带，上方可见宫腔少量积液；B. 橙色标注为宫腔积液；箭头所示为不规则低回声带

Ⅲ型：子宫内膜显示欠佳，厚度较薄，小于 0.2cm，与周围肌层分界不清，可见多处

不规则的低回声，累及宫腔范围＞1/2 宫腔长径，见图 7-33。

　　Ⅳ型：宫腔重度分离，分离内径在 1cm 以上，为宫颈内口完全性粘连，引起宫腔积血，见图 7-34。

　　三维冠状切面可显示子宫结合带的损伤情况。轻度损伤时低回声晕可界限不清，排列不规则；重度损伤时子宫结合带可完全消失，此时子宫内膜与肌层的界限模糊不清。

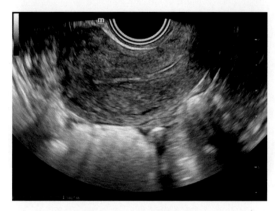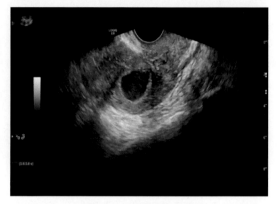

图 7-33 Ⅲ型宫腔粘连	**图 7-34** Ⅳ型宫腔粘连
子宫内膜厚度＜2mm，子宫内膜与肌层分界不清	宫颈内口完全粘连，宫腔积血

　　（4）鉴别诊断：与子宫畸形相鉴别，如单角子宫、纵隔子宫，月经血量多正常或稍多；子宫内膜形态异常但厚度多正常；子宫内膜与子宫肌层的分界较清晰。而宫腔粘连的患者多有宫腔操作史；月经血量少或闭经；子宫内膜较薄；子宫内膜与子宫肌层分界不清。

　　（5）对生殖功能的影响及处理原则：发生在双侧宫角及输卵管口的粘连可无月经异常的表现，但会使不孕症发生率增加；子宫内膜功能受损使子宫内膜容受性变差，患者受孕困难；宫腔内粘连带使宫腔容积减小，受精卵着床后生长空间狭小，同时血管损伤营养支持不足，可造成反复流产、妊娠中期血供不足或胎盘种植异常，发生前置胎盘、胎盘植入等一系列产科并发症。IUA 的完整治疗策略包括手术恢复宫腔正常解剖结构、预防再次粘连、促进子宫内膜生长与改善功能，以及完善的术后评估，最终目标是恢复患者的生育能力。但宫腔粘连程度越重提示子宫内膜受损越严重，尽管手术可恢复宫腔解剖学形态，但当创伤波及子宫内膜基底层甚至子宫肌层时，血管破坏严重，子宫内膜微循环障碍，再生机制受到阻碍，术后受孕及分娩的成功率仍会显著降低。

二、子宫肌瘤

　　1. 临床概述　子宫肌瘤（myoma of uterus）是女性生殖系统中最常见的一种良性肿瘤，由平滑肌及结缔组织组成。肿瘤呈激素依赖性，多见于育龄期女性。

　　2. 分型　按照肌瘤生长的部位分为宫体肌瘤（占 90%）和宫颈肌瘤（占 10%）。

　　按肌瘤与子宫肌壁的关系分为肌壁间肌瘤、浆膜下肌瘤、黏膜下肌瘤。①肌壁间肌瘤：肌瘤周围被子宫肌层包绕，此类患者最常见，占 60%～70%；②浆膜下肌瘤：此类肌瘤通常由肌壁间肌瘤向浆膜发展而来，并突出于子宫表面生长，与浆膜层直接接触，往往通过蒂部跟子宫相连，在全部肌瘤中其发生率约占 20%，这类肌瘤对月经的影响最小；③黏膜下肌瘤：占 10% ～ 15%，肌瘤向宫腔方向生长，突出于宫腔，表面仅为黏膜层覆盖，宫腔逐渐增大变形，患者常表现为月经量明显增加，不规则出血，偶有疼痛，黏膜下肌瘤是症状最明显的一类肌瘤。部分患者因瘤蒂部较长，肌瘤可突入宫颈乃至阴道。

2018 年国际妇产科联盟（FIGO）进一步对子宫肌瘤进行细化分型[21]，该分型有助于对子宫肌瘤手术难易程度进行评估及对手术选择方式进行判定，该分型共分 9 个类型，见图 7-35。

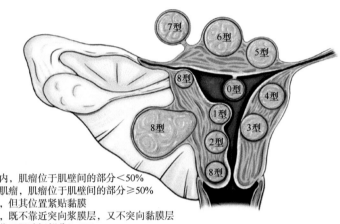

0型：有蒂的黏膜下肌瘤
1型：肌瘤大部分位于宫腔内，肌瘤位于肌壁间的部分＜50%
2型：肌壁间突向黏膜下的肌瘤，肌瘤位于肌壁间的部分≥50%
3型：肌瘤完全位于肌壁间，但其位置紧贴黏膜
4型：肌瘤完全位于肌壁间，既不靠近突向浆膜层，又不突向黏膜层
5型：肌瘤突向浆膜层，但位于肌壁间部分≥50%
6型：肌瘤突向浆膜层，但位于肌壁间部分＜50%
7型：有蒂的浆膜下肌瘤
8型：其他类型（特殊部位如宫颈、宫角、阔韧带肌瘤）

图 7-35　FIGO 对子宫肌瘤的分型示意图

3. 临床表现　多无明显症状，仅在体检时偶然发现。症状与肌瘤部位、大小和有无变性有关。

（1）月经改变：为最常见症状，通常表现为经量增多、经期延长、周期缩短、不规则出血，多见于大的肌壁间肌瘤、子宫多发肌瘤或黏膜下肌瘤；长期经量增多可继发贫血。

（2）下腹部包块：多见于较大的肌瘤或子宫多发肌瘤。

（3）白带增多：肌壁间肌瘤患者宫腔面积增大，子宫内膜腺体分泌增多，致使白带增多；黏膜下肌瘤一旦感染，会出现大量脓性白带。

（4）压迫症状：压迫膀胱造成尿潴留、尿频、尿急等相关症状；压迫直肠可造成排便困难、里急后重。

（5）其他：如肌瘤发生红色变或扭转则会引发急腹症的表现；黏膜下肌瘤可造成不孕或流产。

4. 超声图像特点　对于较小的肌瘤，子宫大小及形态多数正常；对于较大或多发肌瘤，则子宫增大，形态不规则。肌瘤内部的回声取决于纤维组织的含量及有无变性，没有变性的肌瘤可表现为较均匀低回声或低回声伴栅栏状声衰减。

（1）肌壁间肌瘤：表现为形态规则的圆形结节，周边因假包膜的形成边界清晰。

（2）浆膜下肌瘤：表现为肌壁间结节突出于子宫表面，当其完全突出子宫时常以蒂与子宫相连。

（3）黏膜下肌瘤：表现为肌层的低回声结节突向宫腔；当肌瘤完全突入宫腔时，肌瘤与宫腔内膜之间有裂隙，裂隙处可见肌瘤蒂部；蒂部较长的黏膜下肌瘤甚至可以突入宫颈管乃至阴道内，见图 7-36。

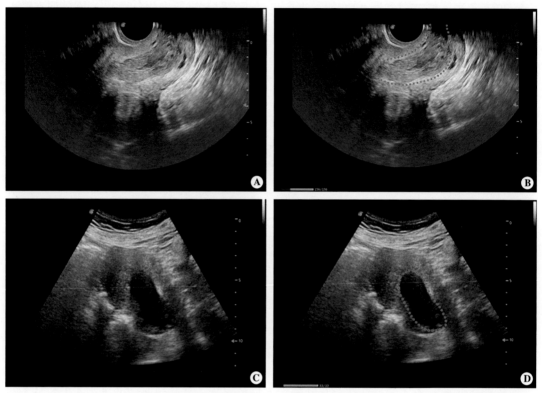

图 7-36　阴式超声显示的黏膜下肌瘤脱入宫颈管（A）；橙色标注为肌瘤（B）；经腹超声显示的黏膜下肌瘤脱入宫颈管（C）；橙色标注为肌瘤（D）

（4）按 FIGO 分型，相应的超声图像见图 7-37 ～图 7-45。

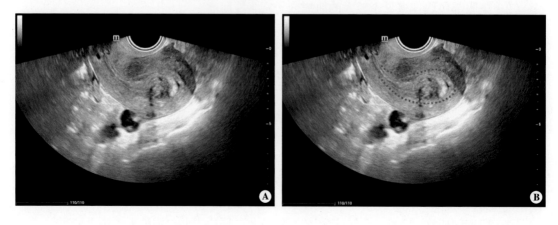

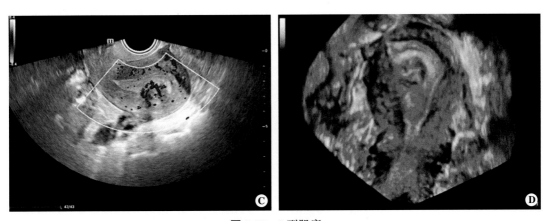

图 7-37　0 型肌瘤

A. 灰阶超声显示的由肌壁间完全突入宫腔内的黏膜下肌瘤；B. 橙色标注为子宫内膜；绿色标注为肌瘤；C. 彩色多普勒超声显示其蒂部血流较丰富；D. 子宫三维冠状切面显示其完全位于宫腔内

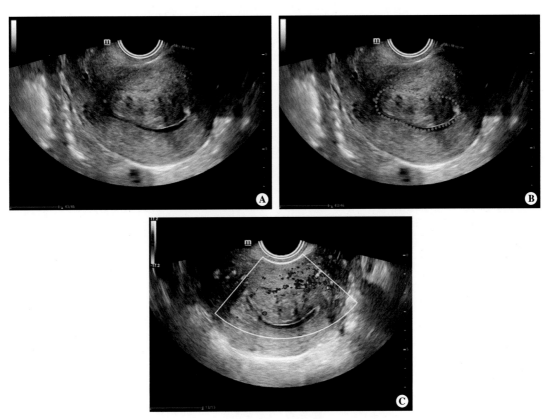

图 7-38　1 型肌瘤

A. 灰阶超声显示子宫后壁肌瘤大部分位于宫腔内；B. 橙色标注为肌瘤；C. 彩色多普勒超声显示肌瘤的血供来自子宫后壁

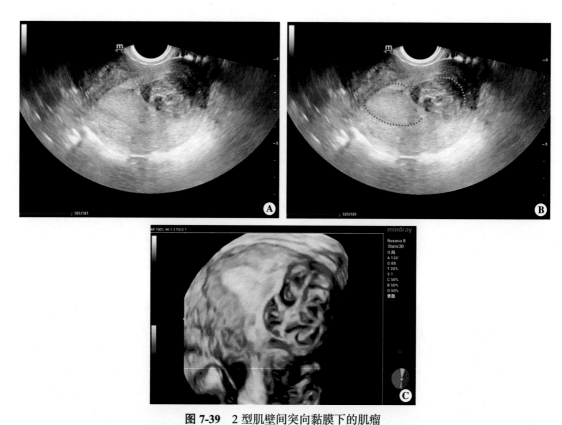

图 7-39　2 型肌壁间突向黏膜下的肌瘤

A. 二维灰阶图像可见左侧壁肌瘤大部分位于肌壁间，局部突向黏膜；B. 橙色标注为子宫内膜，绿色标注为肌瘤；C. 三维子宫
冠状切面图像可立体观察肌瘤与子宫内膜的关系，肌瘤突向下段宫腔

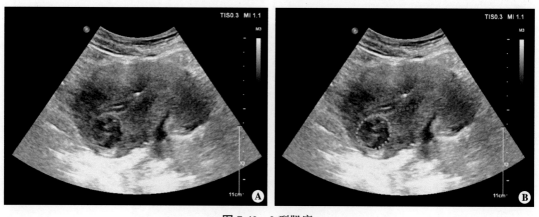

图 7-40　3 型肌瘤

A. 完全位于肌壁间，但其位置紧贴黏膜；B. 橙色标注为子宫内膜，绿色标注为肌瘤

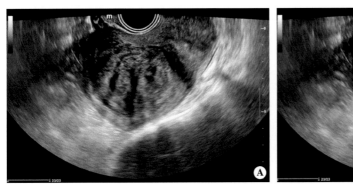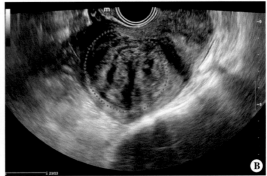

图 7-41　4 型肌瘤

A. 完全位于肌壁间，既不靠近突向浆膜层，又不突向黏膜层；B. 橙色标注为肌瘤

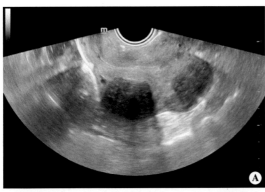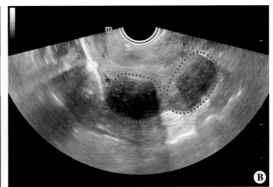

图 7-42　5 型肌瘤

A. 突向浆膜层，但位于肌壁间部分 ≥ 50%；B. 橙色标注为子宫肌瘤

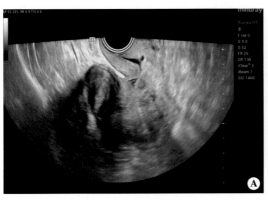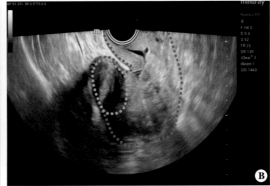

图 7-43　6 型肌瘤

A. 突向浆膜层，但位于肌壁间部分 < 50%；B. 橙色标注为子宫，绿色标注为肌瘤

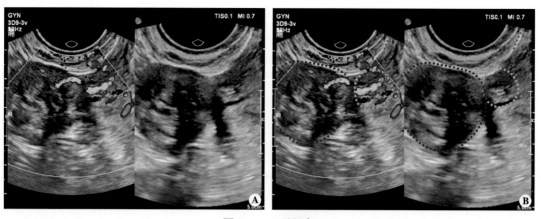

图 7-44 7 型肌瘤

A. 彩色多普勒超声显示浆膜下肌瘤蒂部的血流来自子宫（左侧）；灰阶超声下显示条索状的蒂部（右侧）；B. 橙色标注为子宫，粉色标注为子宫肌瘤，绿色标注为肌瘤蒂

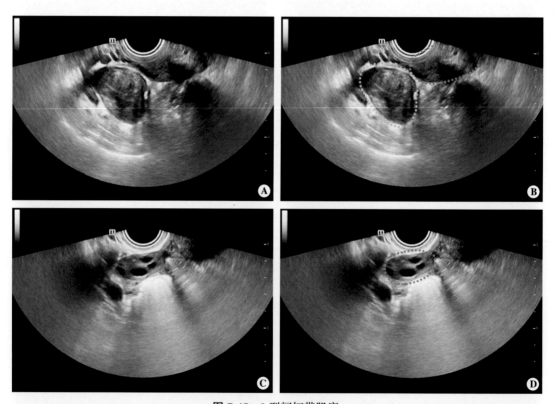

图 7-45 8 型阔韧带肌瘤

A. 子宫右侧可见肌瘤图像，与子宫未见明显相连；B. 橙色标注为子宫，绿色标注为阔韧带肌瘤；C. 肌瘤同侧卵巢的图像；
D. 橙色标注为右侧卵巢

（5）彩色多普勒及频谱多普勒超声：较小的肌瘤内部及周边可见短线状血流信号；较大的肌壁间肌瘤周边有假包膜，周边可有环状或半环状血流信号，并呈分支状进入瘤体内部；带蒂的肌瘤可显示蒂部的条状血流信号。多普勒超声多探及高阻动脉频谱，见图 7-46。

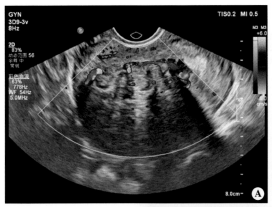
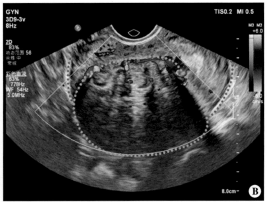
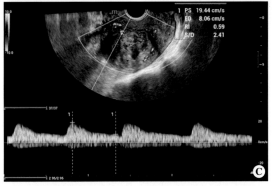

图 7-46 彩色多普勒超声显示子宫肌瘤周边有半环状血流信号，并呈分支状进入瘤体内（A）；橙色标
注为子宫，绿色标注为肌瘤（B）；多普勒超声探及的高阻动脉频谱（C）

5. 肌瘤的变性及超声图像特点

（1）玻璃样变：又称透明变性，最常见。肌瘤剖面旋涡状结构消失，由均匀透明样物
质取代。超声图像没有明显改变或仅表现为肌瘤回声减低、不均匀。

（2）囊性变：子宫肌瘤玻璃样变性继续发展，肌细胞坏死液化即可发生囊性变，此时
肌瘤变软，肌瘤内出现大小不等囊腔，也可数个囊腔融合形成大的囊腔。超声图像表现为
瘤体内出现大小不等、不规则的无回声区，见图 7-47。

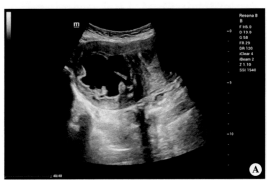
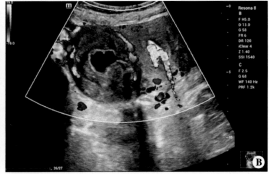

图 7-47 肌瘤囊性变
A. 肌瘤内出现不规则液性区；B. 彩色多普勒超声显示肌瘤周边伴有环状血流信号

（3）红色变：多见于妊娠期或产褥期，为一种特殊类型的坏死。肌瘤剖面为暗红色，质软，旋涡状结构消失，肌瘤迅速增大伴压痛。超声图像表现为瘤体增大，内部回声减低，呈细花纹状，无明显衰减，压痛明显。彩色多普勒超声示肌瘤内血流信号减少，见图 7-48。

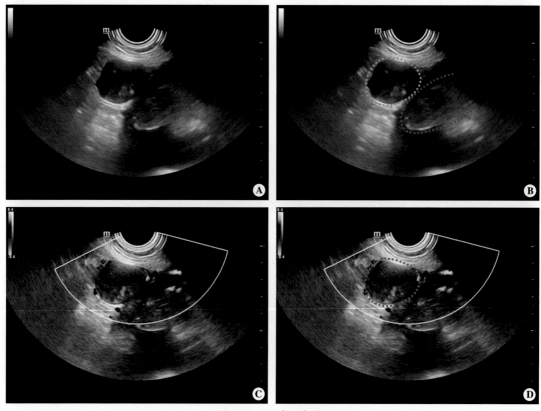

图 7-48 肌瘤红色变

A. 子宫侧壁可见浆膜下肌瘤，内部回声减低，后方回声无衰减；B. 橙色标注为胎盘，绿色标注为肌瘤；C. 彩色多普勒超声显示肌瘤内部无明显血流信号（患者处于妊娠期并伴有明显腹痛）；D. 橙色标注为肌瘤

（4）脂肪变及钙化：脂肪变是脂肪球沉积在肌瘤内，肉眼无法辨别，是钙化的前驱表现，超声图像表现为肌瘤内出现团块状高回声；钙化常在脂肪变性后进一步分解成甘油三酯，再与钙盐结合，沉积在肌瘤内，超声图像表现为瘤体内环状或斑点状强回声，伴后方声衰减，彩色多普勒超声显示肌瘤内血流信号减少，见图 7-49。

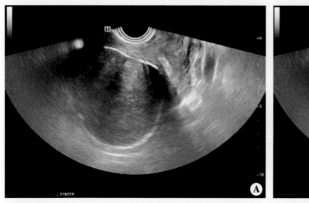
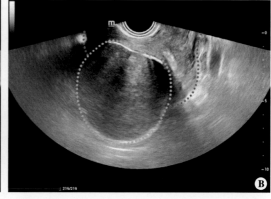

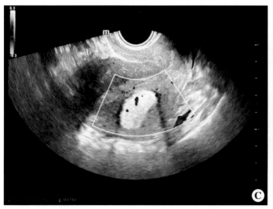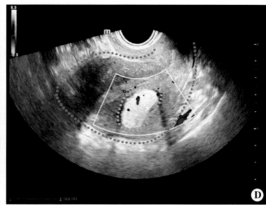

图 7-49 肌瘤钙化（A），表现为肌瘤周边出现环状强回声；橙色标注为子宫，绿色标注为肌瘤（A、B）；肌瘤脂肪变（C），表现为肌瘤内的团块状高回声信号，CDFI 可于瘤体内部检出点状血流信号；橙色标注为子宫，绿色标注为肌瘤（C、D）

（5）肉瘤样变：较少见，仅为 0.4% ~ 0.8%，多见于绝经后子宫肌瘤伴疼痛和出血的患者。肌瘤恶变后迅速变大，组织变软且脆，切面呈灰黄色，似生鱼肉状，与周围组织界限不清。超声图像表现为瘤体迅速增大，边界不清，回声减低且杂乱不均，彩色多普勒及频谱多普勒超声显示瘤体内血流信号明显增多，血流阻力指数明显减低，见图 7-50。

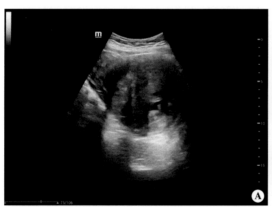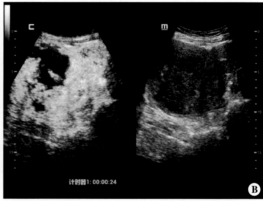

图 7-50 宫区实性肿物，边界欠清晰，内呈不均匀低回声伴不规则液性区（A）；静脉造影增强后可见肿物呈不均匀高增强且伴有无增强区（B）

6. 鉴别诊断

（1）黏膜下肌瘤需要与子宫内膜增生、子宫内膜息肉和子宫内膜癌相鉴别，见表 7-5。

（2）肌壁间肌瘤需要与子宫腺肌瘤相鉴别：腺肌瘤患者多有进行性痛经病史，而子宫肌瘤患者多无明显症状；超声图像上子宫腺肌瘤没有包膜，与周围正常肌层界限不清，内部多伴有不规则小液性区，彩色多普勒超声显示病灶周边无环状血流信号包绕，而子宫肌瘤与周围正常肌层分界清晰，彩色多普勒超声在周边可检出环状血流信号。

（3）浆膜下子宫肌瘤需要与卵巢实性肿瘤相鉴别：如找到肌瘤与子宫间连接的蒂部，

并且可显示同侧正常卵巢，则可以考虑为浆膜下子宫肌瘤。但当瘤蒂较细、显示不清，且同侧卵巢亦显示不清时，两者鉴别较困难。

7. 对生殖功能的影响及处理原则　子宫肌瘤是不孕不育的重要原因之一，它可以通过影响子宫内膜的血流、内膜的容受性、子宫的解剖结构改变影响生殖功能。其所致的不孕发病率为 5%～10%。同时子宫肌瘤与妊娠可以相互影响，合并子宫肌瘤的妊娠患者会增加流产率和产科并发症的发生率。不同类型的肌瘤对生殖功能会产生不同的影响，以黏膜下肌瘤的影响最为明显，黏膜下肌瘤一旦诊断，建议手术切除[22]。位于宫角区的肌瘤，可能会压迫输卵管导致输卵管不通。

三、子宫腺肌病

1. 临床概述　子宫腺肌病（adenomyosis）指子宫内膜腺体和间质在子宫肌层弥漫性或局限性生长。本病多发生于育龄期妇女，是一种较常见的良性妇科疾病。目前本病病因尚不明确，大量文献资料表明，子宫腺肌病发生时基底子宫内膜通过改变或缺失的子宫结合带（JZ）向下生长和内陷进入肌层[23, 24]，JZ 厚度增加与子宫腺肌病相关性较高[25-28]。

2. 临床表现

（1）月经异常：与子宫内膜面积增加、子宫肌层纤维增生使肌层收缩不良、子宫内膜增生等因素有关。多表现为经量增多、经期延长、月经淋漓不尽，严重者可导致贫血。

（2）腹痛：以继发性痛经进行性加重、慢性盆腔痛多见。

（3）其他：不孕、流产、性交痛等。

（4）体征：妇科检查子宫均匀增大或有局限性结节隆起，宫体质硬且有压痛，子宫活动度差。

3. 超声图像特点　根据病灶的范围和回声特点可分为弥漫型和局灶型。

（1）弥漫型：子宫增大呈球形，宫腔线居中，肌层增厚回声不均，多呈不均匀分布的粗颗粒状回声，伴栅栏状声衰减；前后壁也可不对称增厚，多以子宫后壁及宫底为著，宫腔线后移或前移，见图 7-51。

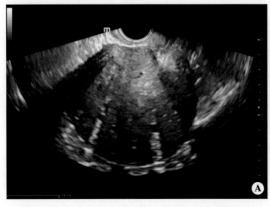
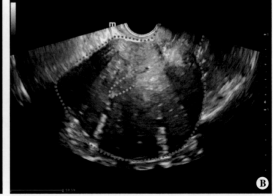

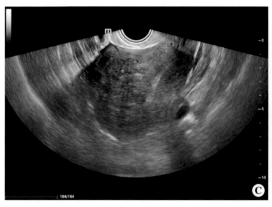
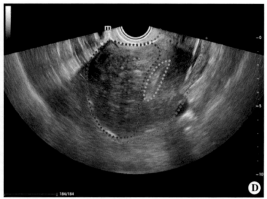

图 7-51　弥漫型子宫腺肌病（A），子宫呈球形增大，后壁明显，子宫内膜显示不清，受累肌层内见多个微小液性区；橙色标注为子宫，绿色标注为子宫内膜（A、B）；子宫腺肌病（C）局限于子宫前壁，子宫内膜线后移，受累肌层内见多个微小液性区；橙色标注为子宫，绿色标注为子宫内膜，粉色标注为腺肌瘤（C、D）

（2）局灶型：包括子宫腺肌瘤和子宫囊性腺肌病。子宫腺肌瘤表现为肌层病灶呈结节状，内为不均质低回声，可伴栅栏状声衰减，病灶与子宫正常肌层分界不清。子宫囊性腺肌病则表现为子宫肌层内单发或多发的液性区，内伴细小点状回声，为陈旧性出血，见图 7-52、图 7-53。

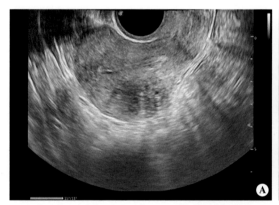
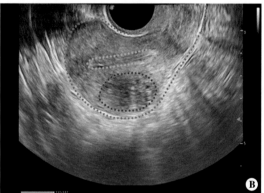

图 7-52　局灶型子宫腺肌病（1）
A.病灶位于子宫后壁，与子宫肌层边界不清，内见多个微小液性区；B.橙色标注为子宫，绿色标注为子宫内膜，粉色标注为腺肌瘤

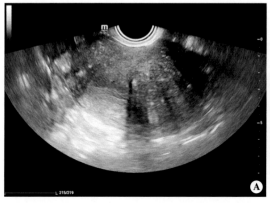
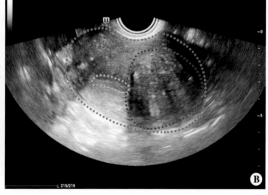

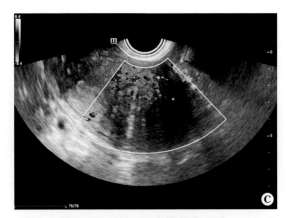

图 7-53 局灶型子宫腺肌病（2）

A. 病灶位于子宫左侧壁，与子宫肌层及子宫内膜边界不清；B. 橙色标注为子宫，绿色标注为子宫内膜，粉色标注为腺肌瘤；
C. 彩色多普勒超声显示受累肌层血流信号增加，周边无环状血流信号包绕

（3）受累子宫肌层内可探及微小液性区为异位腺体的囊性扩张。子宫内膜与肌层分界不清，子宫内膜下有时可见线状、芽状或岛状高回声结节，代表基底层子宫内膜直接侵入子宫肌层。JZ 增厚、不规则、中断或难以分辨，见图 7-54。

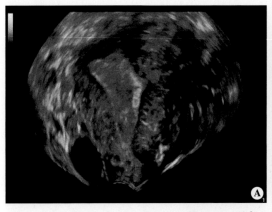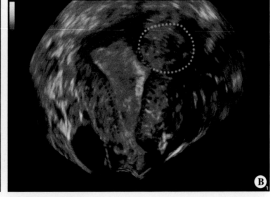

图 7-54 子宫三维冠状切面图像

A. 局灶型子宫腺肌病位于左侧壁近宫底处，可见此处 JZ 中断；B. 绿色标注为腺肌瘤，粉色标注为子宫内膜周边低回声带，JZ

（4）子宫形态呈"问号征"[29]，合并子宫内膜异位症，尤其后盆腔受累时，子宫体向后弯曲，宫底朝向后盆腔，宫颈朝向膀胱，动态扫查显示子宫滑动征阴性，见图 7-55。

（5）彩色多普勒及频谱多普勒超声显示受累肌层血流信号增加，呈扭曲的穿入血流；有时会因病灶区衰减明显，血流信号减少；可探及中等阻力动脉频谱，见图 7-53。

4. 鉴别诊断

（1）子宫肌瘤：同本节子宫肌瘤的鉴别诊断。

（2）子宫肉瘤：多见于中老年女性，多数为子宫肌瘤肉瘤变形成，表现为原有肌瘤短时间内迅速增大，彩色多普勒及频谱多普勒超声显示血流异常丰富并可探及低阻动脉频谱。而子宫腺肌瘤多见于育龄期女性，有进行性痛经病史，彩色多普勒及频谱多普勒超声显示血流信号不如子宫肉瘤丰富，且探及的多为中等阻力动脉频谱。

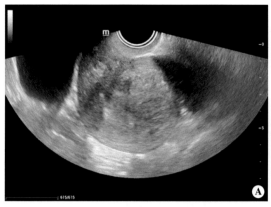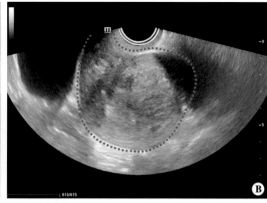

图 7-55 子宫形态呈"问号征"（A）；橙色标注为子宫（B）

（3）子宫内膜癌浸润肌层：子宫内膜癌常发生于中老年女性，常合并阴道异常出血，而子宫腺肌瘤多见于育龄期女性，有进行性痛经病史。超声图像上子宫内膜癌浸润肌层时内膜增厚回声不均，内膜与肌层分界不清，彩色多普勒及频谱多普勒超声显示病灶血流丰富并可探及低阻动脉频谱。而子宫腺肌瘤患者的子宫内膜厚度可正常或较均匀增厚，彩色多普勒及频谱多普勒超声显示血流信号不如子宫内膜癌丰富，且探及的多为中等阻力动脉频谱。

5. 对生殖功能的影响及处理原则 子宫内膜和间质侵入子宫肌层破坏了子宫肌层的结构，因此影响胚胎的正常种植，从而导致不孕；JZ 异常会影响子宫内膜蠕动，从而影响子宫内膜容受性，造成不良妊娠结局；而肌层的结构和功能发生改变又影响了子宫螺旋动脉的重塑，从而增加了早产、流产等不良妊娠结局的发生率。子宫腺肌病合并不孕首选促性腺激素释放激素拮抗剂（GnRH-a）治疗，治疗后选择体外受精 - 胚胎移植。如无生育需求则可行子宫切除、局部病灶切除、放置曼月乐环等。需要注意的是，子宫腺肌病患者即使成功妊娠，也容易发生流产、早产和胎膜早破，活产率低，应视为高危妊娠，需加强孕期监护。

四、宫颈疾病

1. 宫颈息肉（cervical polyp）

（1）临床概述：宫颈息肉是育龄期妇女宫颈病变最常见的良性疾病之一，是由宫颈内膜腺体和纤维间质局限性增生而形成的瘤样赘生物。本病好发于育龄期妇女。其发病机制目前尚不明确，大部分学者认为宫颈息肉的发生、发展及复发与慢性炎症长期刺激有关。大部分起源于宫颈管内，少部分起源于宫颈外口，大小为 5 ～ 50mm 不等。

（2）临床表现：以阴道异常出血、白带增多、血性白带较为常见，部分患者无明显临床症状，只在体检时偶然发现。

（3）超声图像特点：当宫颈管完全闭合、息肉较小或息肉位于宫颈外口时超声有时难以发现。

1）宫颈管内单个或多个泪滴状高回声团，形态规则，边界清晰，周围有宫颈管积液包绕。少数可伴液化。

2）可有较宽的基底部，也可有蒂部与宫颈黏膜相连。

3）彩色多普勒及频谱多普勒超声显示瘤体中间或两侧可见与宫颈黏膜基底层相连的条状血流信号，并可探及高阻动脉频谱，见图7-56～图7-58。

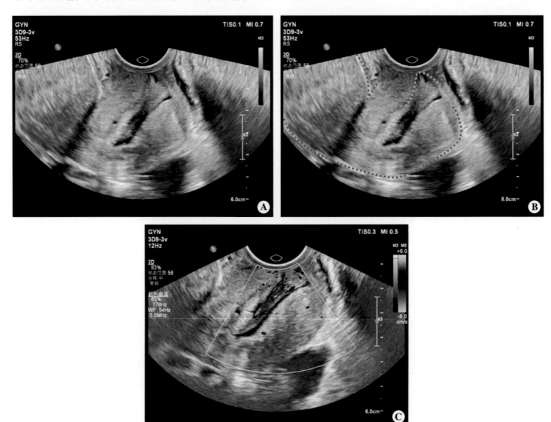

图7-56 灰阶超声可见较大宫颈息肉，脱出宫颈外口，周围液性区为宫颈管积液（A）；橙色标注为子宫与宫颈，绿色标注为宫颈息肉（B）；彩色多普勒超声显示息肉内部有血流信号（C）

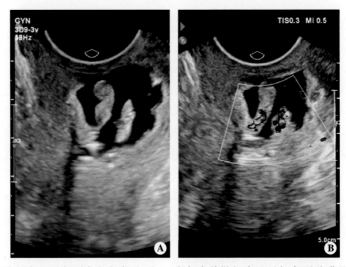

图7-57 灰阶超声显示宫颈多发息肉（A）；彩色多普勒超声显示与宫颈黏膜基底层相连的条状血流信号（B）

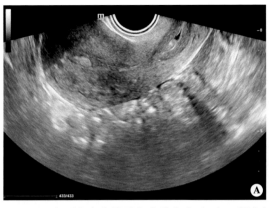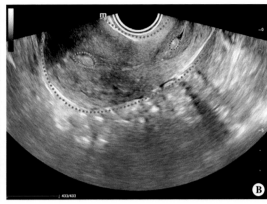

图 7-58　宫颈息肉合并子宫内膜息肉（A）；橙色标注为子宫与宫颈，绿色标注为子宫内膜息肉，粉色标注为宫颈息肉（B）

（4）鉴别诊断

1）子宫内膜增生向宫颈管隆起：子宫内膜增生向宫颈管隆起酷似息肉，但边界不清，与子宫内膜相延续，内部回声与子宫内膜回声一致，在增生晚期或分泌期扫查尤为明显，鉴别困难时可在增生早期进行复查。

2）黏膜下肌瘤脱入宫颈管：在宫颈管内可见锥形中低回声团块，内部回声多不均匀，其上方有较长的蒂部与宫体相延续，彩色多普勒超声于蒂部可显示条状血流信号。

（5）对生殖功能的影响及处理原则：宫颈息肉本身对生殖功能是无明显影响的，但其多数是宫颈慢性炎症所致，而宫颈的慢性炎症可以改变子宫内环境，进而对生殖功能产生影响；另外，少数较大的息肉会阻塞宫颈管，阻碍精子进入宫腔而影响生殖功能。息肉较小且无明显症状时无须处理，当息肉较大时可以选择宫腔镜下手术切除。

2. 宫颈囊肿（cervical cyst）

（1）临床概述：宫颈囊肿是一类常见的宫颈良性疾病，属于慢性宫颈炎的一种表现形式，囊肿可单发，也可多发，大小不一，可在宫颈的任何部位发生。其发生机制为慢性炎症等因素使宫颈腺管口阻塞，腺体分泌物流出受阻而潴留于腺体内所致，故宫颈囊肿又称为宫颈腺潴留囊肿。

（2）临床表现：多数无明显临床症状，少数合并感染时会有阴道分泌物增多的表现；极少数较大囊肿可产生压迫症状，如尿频、尿急、排尿困难、排便障碍或里急后重等。

（3）超声图像特点：单个或多个圆形或椭圆形无回声，边界清晰，后方回声增强，当合并感染或出血时无回声区内可伴有较多细小点状回声或絮状回声，见图 7-59。

（4）鉴别诊断：当宫颈囊肿合并感染或出血时其内部回声会出现改变，不再是单纯的无回声，会伴有较多细小点状回声，此时易误认为实性低回声，但探头稍加压后可见囊肿内的点状回声有漂浮感，并且彩色多普勒超声示囊肿内无血流信号。

（5）对生殖功能的影响及处理原则：对生殖功能的影响同本节"宫颈息肉"。囊肿较小且无明显症状时无须处理，囊肿较大时可进行穿刺抽液。

3. 宫颈肌瘤（cervical myoma）

（1）临床概述：同宫体肌瘤一样，宫颈肌瘤按照与宫颈肌壁的关系也可分为肌壁间宫颈肌瘤、浆膜下宫颈肌瘤、黏膜下宫颈肌瘤，其中以肌壁间宫颈肌瘤最为多见。

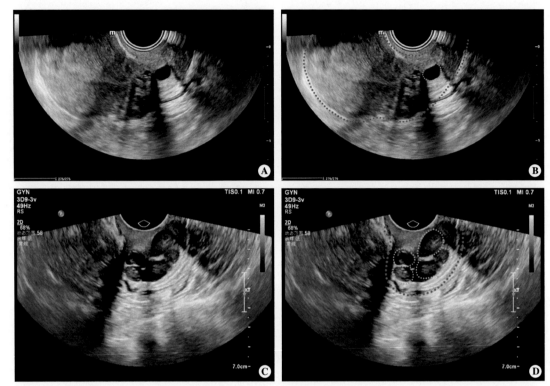

图 7-59 宫颈囊肿为圆形边界清晰的无回声区（A）；橙色标注为子宫与宫颈，绿色标注为宫颈囊肿（B）；
宫颈囊肿内伴有较多细小点状回声（C）；橙色标注为宫颈，绿色标注为宫颈囊肿（D）

（2）临床表现：小的宫颈肌瘤多无明显临床症状，仅在体检时偶然发现；较大的宫颈肌瘤可引起压迫症状，如尿频、尿急、排尿困难、排便障碍或里急后重等；阻塞宫颈管时可导致月经排出受阻。

（3）超声图像特点

1）病灶边界清，形态规则，多呈圆形或椭圆形，内部回声多为均匀或不均匀的低回声。

2）病灶多位于肌壁间，通常可以清晰显示宫颈管结构，只有病灶较大或为宫颈内黏膜下肌瘤时才会导致宫颈管结构显示不清。

3）宫颈肌瘤同样可以发生变性，图像也会随之变化，详见本节子宫肌瘤的变性及超声图像特点。

4）彩色多普勒及频谱多普勒超声显示病灶周边可检出环形或半环形血流信号并呈分支状进入瘤体内部，并可探及高阻动脉频谱，见图 7-60、图 7-61。

（4）鉴别诊断

1）黏膜下肌瘤脱入宫颈管：其与宫颈管内的黏膜下肌瘤两者在回声上不易鉴别，黏膜下肌瘤脱入宫颈管时其上方有较长的蒂部与宫体相延伸，彩色多普勒超声可显示条状血流信号。而宫颈管内的黏膜下肌瘤较少见，其蒂部较短，多与宫颈黏膜或肌壁相延续。

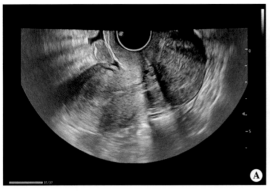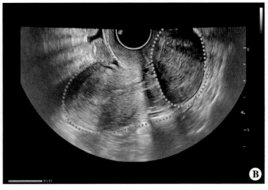

图 7-60　宫颈后唇肌瘤，呈椭圆形，边界清晰，低回声，宫颈管结构清晰（A）；橙色标注为子宫和宫颈，绿色标注为肌瘤（B）

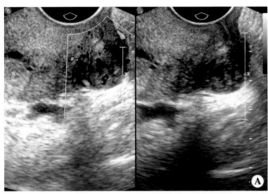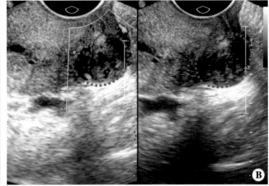

图 7-61　能量多普勒超声显示宫颈肌瘤周边有环形血流信号（A 左图），灰阶超声显示宫颈后唇肌瘤（A 右图）；橙色标注为肌瘤（B）

2）宫颈癌：多见于中老年女性，临床表现为阴道异常出血；而宫颈肌瘤多见于育龄期女性，通常没有明显临床症状。超声图像上宫颈癌病灶边界模糊，形态不规则，宫颈管结构显示不清，彩色多普勒及频谱多普勒超声于肿物内可探及异常丰富的树枝状血流信号，并可探及低阻动脉频谱。而宫颈肌瘤一般位于宫颈肌壁间，边界清，形态规整，宫颈管结构多可清晰显示，彩色多普勒及频谱多普勒超声于宫颈管周边可检出环形或半环形血流信号，多探及高阻动脉频谱。

（5）对生殖功能的影响及处理原则：较大的宫颈肌瘤可阻碍精子进入宫腔而影响生殖功能，此时应选择手术切除。

4. 宫颈癌（cervical cancer）

（1）临床概述：宫颈癌是最常见的妇科恶性肿瘤，好发于中老年女性，育龄期女性相对少见。病因以 HPV 感染最为常见。宫颈癌是来源于宫颈上皮的恶性肿瘤，宫颈上皮由宫颈阴道部的鳞状上皮细胞和宫颈管的柱状上皮细胞组成，其中鳞 - 柱交界部位是宫颈癌的好发部位。病理类型主要包括鳞癌和腺癌。其中鳞癌占宫颈癌的 75% ～ 80%，腺癌占 20% ～ 25%。大体观可分为外生型、内生型、溃疡型和颈管型，其中以外生型最为常见。宫颈癌的早期诊断主要依靠细胞学检查。宫颈癌临床分期采用国际妇产科联盟（FIGO，

2018 年）临床分期标准，见表 7-6[30]。

表 7-6　宫颈癌临床分期（FIGO，2018 年）

分期	内容
Ⅰ 期	癌严格局限于宫颈
Ⅰ A	显微镜下诊断，最大间质浸润深度 ≤ 5mm
Ⅰ A1	间质浸润深度 ≤ 3mm
Ⅰ A2	间质浸润深度 > 3mm 而 ≤ 5mm
Ⅰ B	间质浸润深度 > 5mm（病变范围大于 Ⅰ A 期）；病变局限于宫颈，测量肿瘤最大径线
Ⅰ B1	间质浸润深度 > 5mm 而最大径线 ≤ 2cm 的浸润癌
Ⅰ B2	最大径线 > 2cm 而 ≤ 4cm 的浸润癌
Ⅰ B3	最大径线 > 4cm 的浸润癌
Ⅱ 期	宫颈癌侵犯超出子宫，但未达到阴道下 1/3 或骨盆壁
Ⅱ A	累及阴道上 2/3，无宫旁浸润
Ⅱ A1	最大径线 ≤ 4cm 的浸润癌
Ⅱ A2	最大径线 > 4cm 的浸润癌
Ⅱ B	宫旁浸润，但未达骨盆壁
Ⅲ 期	累及阴道下 1/3 和（或）扩散至骨盆壁，和（或）导致肾积水或无功能肾，和（或）盆腔淋巴结转移，和（或）腹主动脉旁淋巴结转移
Ⅲ A	累及阴道下 1/3 和（或）扩散至骨盆壁
Ⅲ B	扩散至骨盆壁和（或）导致肾积水或无功能肾（除外其他原因所致）
Ⅲ C	盆腔淋巴结转移和（或）腹主动脉旁淋巴结转移（包括镜下微转移），无论肿瘤大小与范围
Ⅲ C1	仅盆腔淋巴结转移
Ⅲ C2	腹主动脉旁淋巴结转移
Ⅳ期	扩散超出真骨盆或累及膀胱和（或）直肠黏膜（活检证实）；泡样水肿不属于Ⅳ期
Ⅳ A	扩散至邻近的盆腔器官
Ⅳ B	转移至远处器官

（2）临床表现：早期宫颈癌常无明显症状和体征。随着病变进展可出现以下表现。

1）阴道出血：其中以接触性出血最常见，也可表现为不规则阴道出血、经期延长、经量增多等。

2）阴道排液：多数患者为白色或血性、稀薄如水样或米泔样、有腥臭味的阴道排液。

3）晚期随着病灶累及的范围不同可以出现不同的症状，如尿频、尿急、便秘、下肢肿痛、输尿管梗阻、肾盂积水及尿毒症、贫血等。

（3）超声图像特点：早期宫颈癌超声检查通常没有特异性表现，随着疾病进展，超声图像会有以下特点。

1）宫颈癌：①外生型宫颈癌，于宫颈外口可见实性不均匀低回声肿物，边界模糊，形态不规则，宫颈管结构尚可存在；②内生型宫颈癌，宫颈管明显膨大似桶状，宫颈管结构消失，宫颈整体呈不均匀实性低回声。病灶内可伴有多发强回声光点或光斑，见图 7-62。

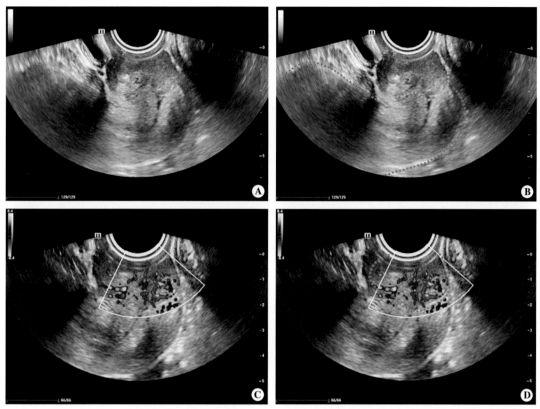

图 7-62　灰阶超声显示宫颈外口处低回声肿物，边界不清，形态不规则，宫颈管结构尚存在，此为外生型（A）；橙色标注为子宫和宫颈，绿色标注为肿物（B）；彩色多普勒超声显示宫颈癌内血流信号异常丰富，呈树枝状（C）；橙色标注为肿物（D）

2）宫颈癌浸润宫体：宫颈增大与子宫下段分界不清，子宫下段与宫颈均呈不均匀低回声，子宫下段内膜显示不清，见图 7-63。

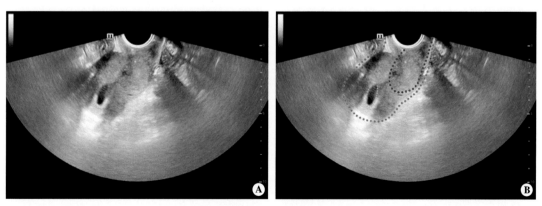

图 7-63　宫颈癌浸润宫体，癌组织阻塞宫颈管导致宫腔积液（A）；橙色标注为子宫，绿色标注为宫腔积液，粉色标注为肿物（B）

3）宫颈癌宫旁侵犯：宫颈明显增大、形态失常，与周围组织分界不清。向前可侵犯膀胱导致膀胱壁不均匀增厚，膀胱浆膜层回声不连续；向两侧可侵犯输尿管，导致输尿管扩张及肾盂积水；向后方可侵犯直肠导致直肠壁不均匀增厚。

彩色多普勒及频谱多普勒超声显示宫颈病灶内血流信号异常丰富，血流形态多呈树枝状，可探及低阻动脉频谱，见图7-64。

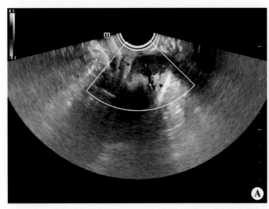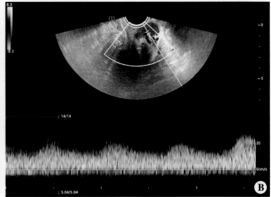

图7-64 宫颈癌

A. 彩色多普勒超声显示血流丰富，呈树枝状走行；B. 频谱多普勒显示为低阻频谱

（4）鉴别诊断

1）宫颈肌瘤：同本节宫颈肌瘤的鉴别诊断。

2）子宫内膜癌浸润宫颈：一般局限在子宫内膜或浸润至宫体肌层，当子宫内膜癌晚期浸润宫颈时，不易鉴别肿物来源，此时可通过病理学检查帮助鉴别。

（5）对生殖功能的影响及处理原则：治疗原则要考虑患者本人的意见，采用个体化治疗方案。对于有强烈生育要求的ⅠA1、ⅠA2期患者，可选择保留生育功能的手术。

第三节 卵巢相关疾病

卵巢作为女性的性腺，具有生殖和内分泌功能，任何影响卵巢排卵功能的因素都可导致不孕症。

一、卵巢子宫内膜样囊肿

1. 临床概述 子宫内膜异位症是指子宫内膜组织（腺体和间质）在宫体以外的部位出现。子宫内膜异位症是生育年龄妇女的多发病、常见病。该病是一种良性疾病，但却常常表现为恶性生物学行为，病变广泛、形态多样、极具侵袭性和复发性，并且具有性激素依赖的特点，在自然绝经或人工绝经后病灶可逐渐吸收萎缩；妊娠或应用性激素抑制卵巢功能也可暂时阻止其发展。综合文献报道，约10%的生育年龄妇女患有子宫内膜异位症；20%～50%的不孕症妇女合并子宫内膜异位症；71%～87%的慢性盆腔痛妇女患有子宫内膜异位症。子宫内膜异位症的发病机制尚不明确，目前认为与性激素、免疫、炎症、遗传等因素有关，其中以Sampson提出的经血逆流种植为主导理论，逆流至盆腔的子宫内膜需经黏附、侵袭、血管形成得以种植、生长、发生病变。异位内膜可侵犯全身任何部位，绝大多数位于盆腔脏器和壁腹膜，其中以卵巢、宫骶韧带受累最常见。卵巢的异位病灶分为微小病灶和典型病灶两种，疾病早期表现为微小病灶，随着疾病的发展形成单个或多个囊肿的典型病例，称为卵巢子宫内膜样囊肿（ovarian endometriosis cyst）。囊肿可单发，也可多发，大小不一，囊内为巧克力样陈旧性血液，也称为卵巢巧克力囊肿。卵巢巧克力囊肿约80%病变累及一侧，50%累及双侧。由于异位病灶的周期性出血导致病灶周围组织发生炎症反应和纤维化，导致卵巢与邻近的子宫、阔韧带、盆壁或乙状结肠等组织粘连显著，因此卵巢子宫内膜样囊肿通常活动度差。

2. 临床表现 ①下腹痛、痛经：疼痛是子宫内膜异位症的主要症状，典型症状为继发性痛经进行性加重；②不孕；③性交不适；④月经异常：多表现为经量增多、经期延长、月经淋漓不尽；⑤囊肿破裂时可出现突发性下腹剧痛，伴恶心、呕吐及肛门坠胀。

3. 超声图像特点 对于较小的囊肿，在囊肿周围可探及正常卵巢组织，但囊肿较大时则难以见到正常卵巢组织。囊肿多呈圆形或椭圆形，边界清晰，但内壁毛糙，囊内回声因病程长短、月经周期不同而有所改变。根据超声图像特点卵巢子宫内膜样囊肿分为以下6类。

（1）单纯囊肿型：囊肿为圆形或椭圆形无回声区，边界较清晰，壁稍厚，囊内伴有少许细小光点回声，见图7-65。

（2）多囊型：囊肿为多个圆形或不规则形无回声区，其间有粗细不等的分隔，囊壁增厚，内壁欠光滑，囊内伴细小光点回声，见图7-66。

（3）囊内均匀光点型：囊肿内充满均匀细小光点回声，囊壁增厚，内壁毛糙，见图7-67。

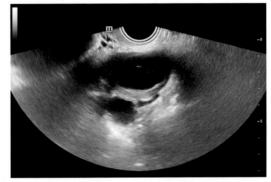

图7-65 单纯囊肿型
表现为壁稍厚的无回声区，内伴少许光点回声

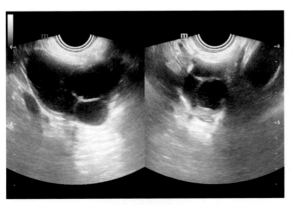

图7-66 多囊型
表现为囊肿内伴粗细不等的分隔

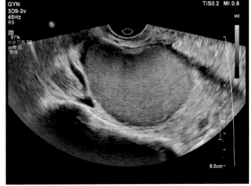

图7-67 囊内均匀光点型
囊内充满均匀的细小光点回声

（4）囊液分层型：囊壁增厚，内壁毛糙，囊内有液体平面，一侧为密集光点沉积，一侧为无回声区，见图7-68。

（5）囊内团块型：囊壁增厚，内壁毛糙，囊内伴散在细小光点回声，囊肿后壁或中部伴有形态多变的高回声光团，见图7-69。

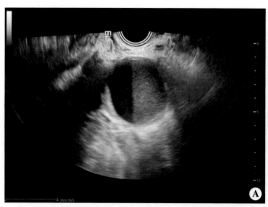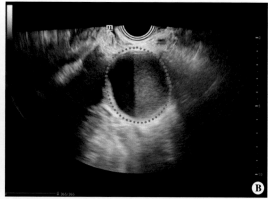

图 7-68　囊液分层型

A. 一侧为密集光点沉积，一侧为无回声区；B. 橙色标注为囊肿

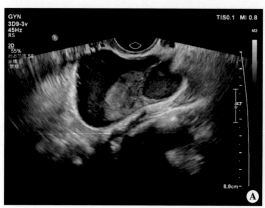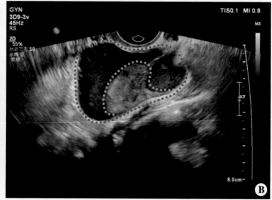

图 7-69　囊内团块型

A. 囊肿一侧壁有高回声光团；B. 橙色标注为囊肿，绿色标注为囊肿侧壁的高回声光团

（6）混合型：上述表现可重叠交叉出现。

彩色多普勒及频谱多普勒超声显示囊内无血流信号，囊壁或分隔见少许血流信号，可探及低速、中等阻力血流频谱，见图 7-70。

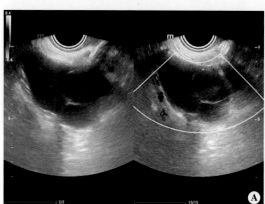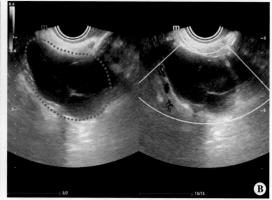

图 7-70　灰阶超声显示多囊型卵巢子宫内膜样囊肿（图 A 左侧图），彩色多普勒超声显示囊壁及分隔处有血流信号（图 A 右侧图）；橙色标注为囊肿（B）

4. 鉴别诊断

（1）卵巢单纯性囊肿：单纯性囊肿通常为壁薄的无回声区，边界清晰；卵巢子宫内膜样囊肿通常囊壁比较厚，内壁毛糙，囊内伴密集细小光点回声，囊肿活动度差，通常与周围组织明显粘连。

（2）卵巢囊腺瘤：囊腺瘤边界清楚，内壁光滑，可伴有乳头状突起，黏液性囊腺瘤通常呈多房状，并且在随访过程中图像一般不会有明显变化；而卵巢子宫内膜样囊肿多伴有慢性盆腔痛及月经改变，并且声像图可随月经周期演变。

（3）黄体囊肿：多数无明显症状，超声图像上囊肿活动度好，彩色多普勒超声对囊壁可检出环状较丰富的血流信号是其特征，并且在随访观察过程中囊肿可缩小或消失。而子宫内膜样囊肿患者多有慢性盆腔疼痛、月经改变的病史，并且超声图像上子宫内膜样囊肿多与周围组织粘连。

（4）卵巢良性畸胎瘤：畸胎瘤患者通常没有明显临床症状，而子宫内膜样囊肿患者一般有慢性盆腔痛及月经改变的病史。超声图像上畸胎瘤的光团回声较强且形态无变化，囊肿与周围组织无粘连。而子宫内膜样囊肿的囊壁稍厚，内壁不光滑，病史长者囊肿内可出现分隔及团块状稍高回声，子宫内膜样囊肿的团块状高回声较多沉积在囊肿中后部，较松散，探头加压、体位改变或随访可见其形态发生改变，囊肿与周围组织多有粘连。

（5）输卵管脓肿或输卵管卵巢脓肿：多有典型临床表现，如高热、寒战、脓性分泌物、下腹痛等。而子宫内膜样囊肿患者多有慢性盆腔痛、月经改变的病史；超声图像上脓肿的囊壁薄厚不均，并可显示管道状结构。当超声图像上两者不易区分时可先行短期抗炎治疗后复查，脓肿的图像会有明显变化，而子宫内膜样囊肿的图像不会有明显变化。

（6）卵巢恶性肿瘤：当卵巢子宫内膜样囊肿病程迁延、反复合并感染时，囊壁增厚且不规则，囊内出现不规则实性回声和粗细不等的分隔，此时灰阶超声很难与卵巢恶性肿瘤相鉴别，可应用彩色多普勒和频谱多普勒超声观察实性部分与分隔处的血流信号，卵巢恶性肿瘤的血流丰富，可探及高速低阻血流频谱；子宫内膜样囊肿的血流显示稀疏或无血流显示，可探及低速中等阻力血流频谱。

5. 对生殖功能的影响及处理原则　子宫内膜异位症对生殖功能的影响主要有以下因素，如慢性盆腔痛、盆腔解剖结构异常、输卵管异常、免疫细胞因子异常、腹腔内环境改变、卵母细胞质量下降、子宫内膜容受性改变、排卵障碍、卵巢储备功能下降等。子宫内膜异位症合并的不孕症常常是多因素共同作用的结果，应进行全面评估，并据此制定个体化治疗方案。

治疗原则是缩减和去除病灶、减轻和控制疼痛、治疗和促进生育、预防和减少复发。目前的治疗手段有药物治疗、手术治疗、介入治疗、辅助生殖治疗等。如需手术治疗，应在手术前全面评估手术对卵巢储备功能的影响，尤其是年龄超过 35 岁、双侧卵巢子宫内膜样囊肿的患者，囊肿剔除术容易造成卵巢储备功能降低。

6. 深部浸润型子宫内膜异位症（deep infiltrating endometriosis，DIE）　指病灶浸润深度 ≥ 5mm，包括宫骶韧带、直肠子宫陷凹、阴道穹隆、阴道直肠隔、直肠或结肠壁的子宫内膜异位症病灶，病灶也可侵犯至膀胱壁和输尿管。有文献报道，对于 DIE 合并不孕的患者，手术不会增加妊娠率，且创伤大、并发症多；疼痛症状不明显的患者，尤其是 DIE 复发患者，首选体外受精 - 胚胎移植治疗不孕 [31, 32]。但若患者疼痛症状严重，影响日常生活及性生活，或考虑因 DIE 导致的反复胚胎种植失败，可先行手术治疗，见图 7-71。

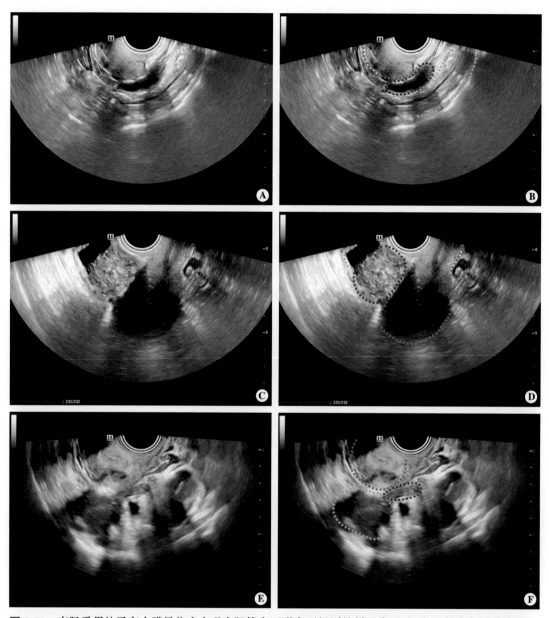

图 7-71 直肠受累的子宫内膜异位症表现为肠管表面形态不规则的低回声区（A）；橙色标注为宫颈，绿色标注为直肠，粉色标注为异位病灶（B）；膀胱受累的子宫内膜异位症表现为膀胱内不均匀低回声团块，内伴多个微小液性区（C）；橙色标注为子宫，绿色标注为膀胱，粉色标注为异位病灶（D）；宫骶韧带左侧宫骶韧带起始段可见低回声团，并与右侧卵巢粘连（E）；橙色标注为宫颈，绿色标注为右侧卵巢，粉色标注为低回声区（F）

二、多囊卵巢综合征

1. 临床概述 多囊卵巢综合征（polycystic ovary syndrome，PCOS）又称为 Stein-Leventhal

综合征，是 1935 年由 Stein 和 Leventhal 首先提出的。它是育龄期女性最常见的妇科内分泌疾病，我国育龄人群 PCOS 的患病率为 5.61%。在临床上以雄激素过高的临床或生化表现、持续无排卵、卵巢多囊样改变为特征，常伴有胰岛素抵抗和肥胖，其致病原因尚不清楚。PCOS 的诊断为排除性诊断。目前应用的诊断标准是 ESHRE 与美国生殖医学会（ASRM）2003 年提出的鹿特丹标准：①稀发排卵或无排卵；②高雄激素的临床表现和（或）高雄激素血症；③卵巢多囊样改变，超声提示一侧或双侧卵巢直径 2～9mm 的卵泡≥ 12 个和（或）卵巢体积≥ 10ml；④三项中符合两项并排除其他高雄激素病因，如库欣综合征、先天性肾上腺皮质增生及分泌雄激素的肿瘤等。

2. 临床表现 ①月经不规律：月经稀发、闭经、不规则子宫出血；②高雄激素的临床表现：多毛、痤疮、黑棘皮症；③不孕；④肥胖。

3. 超声图像特点 超声评估卵巢形态需在没有黄体、囊肿及直径≥ 10mm 的优势卵泡存在的情况下进行。超声只能提示卵巢的多囊样改变，不能诊断 PCOS。

（1）一侧或双侧卵巢均匀性增大、边界清晰，包膜回声增强，髓质增厚且回声增强，一侧或双侧卵巢内直径 2～9mm 的卵泡数≥ 12 个，卵泡围绕卵巢周边呈车轮状排列[33]，见图 7-72。

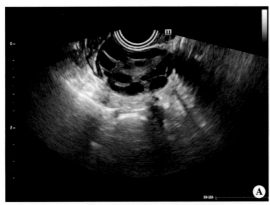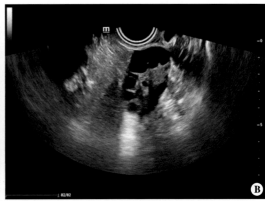

图 7-72 双侧卵巢均匀性增大，双侧卵巢内直径 2～9mm 的卵泡数≥ 12 个

（2）排卵持续监测过程中，卵巢内始终没有优势卵泡。

（3）子宫内膜由于长期受雌激素的刺激不同程度地增生。

（4）彩色多普勒及频谱多普勒超声可探及卵巢髓质内贯穿卵巢的纵行卵巢动脉为中等阻力血流频谱，见图 7-73。

4. 对生殖功能的影响及处理原则 PCOS 患者病理生理改变不仅会引起排卵障碍，还会导致子宫内膜容受性下降及卵母细胞质量异常，此外其所引发的内分泌代谢异常可能影响受孕状态，并与妊娠期并发症密切相关。但由于 PCOS 患者的临床表现存在显著异质性，患者主诉及需求各异，以及代谢紊乱程度不同，因此提倡个体化综合治疗。促进生育的治疗方法包括药物诱导排卵治疗、体外受精 - 胚胎移植、腹腔镜卵巢打孔术等。

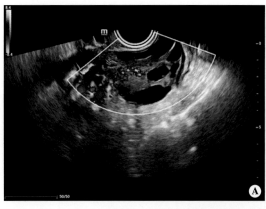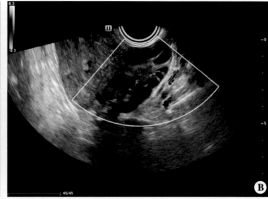

图 7-73　彩色多普勒超声于双侧卵巢髓质内探及贯穿卵巢的血管

三、卵 巢 肿 瘤

1. 组织学分类　卵巢组织成分复杂，分类方法众多，目前世界卫生组织（WHO）最新的卵巢肿瘤学分类于 2020 年制定[34]，见表 7-7。主要分六大类：上皮 - 间叶肿瘤（主要包括浆液性肿瘤、黏液性肿瘤、子宫内膜样肿瘤、透明细胞肿瘤等）、性索间质肿瘤（主要包括纤维瘤、卵泡膜细胞瘤、颗粒细胞瘤等）、生殖细胞肿瘤（主要包括良性畸胎瘤、无性细胞瘤、卵黄囊瘤等）、杂类肿瘤、肿瘤样病变 [主要包括滤泡囊肿、黄体囊肿、高反应性黄素化（黄素囊肿）等]、卵巢转移性肿瘤。了解卵巢肿瘤的组织学分类更有利于掌握肿瘤超声特征与病理类型的相关性。

表 7-7　WHO 卵巢肿瘤组织病理学分类（2020 年）

分类	良恶性	分类	良恶性
1. 上皮 - 间叶肿瘤		子宫内膜样肿瘤	
浆液性肿瘤		子宫内膜样囊腺瘤，非特指	良性
浆液性囊腺瘤，非特指	良性	子宫内膜样纤维瘤，非特指	良性
浆液性表面乳头状瘤	良性	子宫内膜样交界性肿瘤	交界性
浆液性腺纤维瘤，非特指	良性	子宫内膜样腺癌，非特指	恶性
浆液性囊腺纤维瘤，非特指	良性	透明细胞肿瘤	
浆液性交界性肿瘤，非特指	交界性	透明细胞囊腺瘤	良性
浆液性交界性肿瘤，微乳头亚型	原位癌	透明细胞腺纤维瘤	良性
非侵袭性低级别浆液癌	原位癌	透明细胞交界性肿瘤	交界性
低级别浆液性腺癌	恶性	透明细胞腺癌，非特指	恶性
高级别浆液性腺癌	恶性	浆黏液性肿瘤	
黏液性肿瘤		浆黏液性囊腺瘤	良性
黏液性囊腺瘤，非特指	良性	浆黏液性腺纤维瘤	良性
黏液性腺纤维瘤，非特指	良性	浆黏液性交界性肿瘤	交界性
黏液性交界性肿瘤	交界性	浆黏液性腺癌	恶性
黏液性腺癌	恶性	Brenner 肿瘤	

分类	良恶性	分类	良恶性
Brenner 肿瘤，非特指	良性	性索肿瘤，非特指	交界性
交界性 Brenner 肿瘤	交界性	男性母细胞瘤，非特指	交界性
恶性 Brenner 肿瘤	恶性	3. 生殖细胞肿瘤	
其他类型癌		良性畸胎瘤	良性
中肾样腺癌	恶性	未成熟畸胎瘤，非特指	恶性
未分化癌，非特指	恶性	无性细胞瘤	恶性
去分化癌	恶性	卵黄囊瘤，非特指	恶性
癌肉瘤，非特指	恶性	胚胎癌，非特指	恶性
混合细胞腺癌	恶性	绒癌，非特指	恶性
间叶源性肿瘤		混合性生殖细胞肿瘤	恶性
低级别内膜样内膜间质肉瘤	恶性	单胚层畸胎瘤和起源于皮样囊肿的体细胞型肿瘤	
高级别内膜样内膜间质肉瘤	恶性	良性卵巢甲状腺肿，非特指	良性
平滑肌瘤，非特指	良性	恶性卵巢甲状腺肿	恶性
平滑肌肉瘤，非特指	恶性	卵巢甲状腺肿类癌	交界性
恶性潜能未定的平滑肌肿瘤	交界性	畸胎瘤伴恶性转化	恶性
黏液瘤，非特指	良性	囊性畸胎瘤，非特指	良性
混合性 - 上皮性间叶源性肿瘤		生殖细胞 - 性索 - 间质肿瘤	
腺肉瘤	恶性	性腺母细胞瘤	交界性
2. 性索间质肿瘤		分割性性腺母细胞瘤	
单纯性间质肿瘤		未分化性腺组织	
纤维瘤，非特指	良性	混合性生殖细胞 - 性索 - 间质肿瘤，非特指	交界性
富细胞性纤维瘤	交界性	4. 杂类肿瘤	
卵泡膜细胞瘤，非特指	良性	卵巢网腺瘤	良性
黄素化卵泡膜细胞瘤	良性	卵巢网腺癌	恶性
硬化性间质瘤	良性	中肾管肿瘤	交界性
微囊性间质瘤	良性	实性假乳头状肿瘤	交界性
印戒细胞样间质瘤	良性	小细胞癌，高钙型	恶性
卵巢 Leydig 细胞瘤	良性	小细胞癌，大细胞亚型	
类固醇细胞瘤，非特指	良性	肾母细胞瘤	恶性
恶性类固醇细胞瘤	恶性	5. 肿瘤样病变	
纤维肉瘤	恶性	滤泡囊肿	良性
单纯性索肿瘤		黄体囊肿	良性
成年型颗粒细胞瘤	恶性	巨大孤立性黄素化卵泡囊肿	良性
幼年型颗粒细胞瘤	交界性	高反应性黄素化	良性
Sertoli 细胞瘤，非特指	交界性	妊娠黄体瘤	良性
环状小管性索间质肿瘤	交界性	间质增生	良性
混合性性索间质肿瘤		间质泡膜增生症	良性
Sertoli-Leydig 细胞瘤，非特指	交界性	纤维瘤病	良性
高分化型	良性	重度水肿	良性
中分化型	交界性	Leydig 细胞增生	良性
低分化型	恶性	6. 卵巢转移性肿瘤	恶性
网状型	交界性		

2. 卵巢癌的 FIGO 分期 采用国际妇产科联盟（FIGO）的手术病理学分期，2014 年进行了修订[35]，其分期标准见表 7-8。

表 7-8 卵巢癌 - 输卵管癌 - 原发性腹膜癌 FIGO 分期标准（2014 年）

分期	内容
Ⅰ期	肿瘤局限于卵巢或输卵管
ⅠA	肿瘤局限于一侧卵巢（包膜完整）或输卵管，卵巢和输卵管表面无肿瘤；腹水或腹腔冲洗液未找到癌细胞
ⅠB	肿瘤局限于双侧卵巢（包膜完整）或输卵管，卵巢和输卵管表面无肿瘤；腹水或腹腔冲洗液未找到癌细胞
ⅠC	肿瘤局限于一侧或双侧卵巢或输卵管，并伴有如下任何一项：
ⅠC1	术中肿瘤包膜破裂
ⅠC2	术前肿瘤包膜已破裂或卵巢、输卵管表面有肿瘤
ⅠC3	腹水或腹腔冲洗液找到癌细胞
Ⅱ期	肿瘤累及一侧或双侧卵巢或输卵管伴盆腔扩散（在骨盆入口平面以下）或原发性腹膜癌
ⅡA	肿瘤扩散或种植到子宫和（或）输卵管和（或）卵巢
ⅡB	肿瘤扩散至其他盆腔内组织
Ⅲ期	肿瘤累及一侧或双侧卵巢、输卵管或原发性腹膜癌，伴有细胞学或组织学证实的盆腔外腹膜转移，腹膜后淋巴结转移
ⅢA	腹膜后淋巴结转移，伴或不伴显微镜下盆腔外腹膜病灶转移
ⅢA1	仅有腹膜后淋巴结阳性（细胞学或组织学证实）
ⅢA1（ⅰ）	淋巴结转移灶最大径≤ 1cm（注意是肿瘤直径而非淋巴结直径）
ⅢA1（ⅱ）	淋巴结转移灶最大径＞ 1cm（注意是肿瘤直径而非淋巴结直径）
ⅢA2	显微镜下盆腔外腹膜受累，伴或不伴腹膜后淋巴结阳性
ⅢB	肉眼可见盆腔外腹膜转移，病灶最大径≤ 2cm，伴或不伴腹膜后淋巴结转移
ⅢC	肉眼可见盆腔外腹膜转移，病灶最大径＞ 2cm，伴或不伴腹膜后淋巴结转移
Ⅳ期	超出腹腔外的远处转移
ⅣA	胸腔积液细胞学检查发现癌细胞
ⅣB	转移至腹腔外器官（包括腹股沟淋巴结和腹腔外淋巴结）

3. 临床表现

（1）良性肿瘤：早期肿瘤较小，无明显临床症状，多数在妇科检查时偶然发现；肿瘤较大时可产生腹胀、腹部包块、压迫症状（如尿频、尿急、便秘）等。妇科检查于附件区可扪及肿物，呈囊性或实性，表面光滑，活动度好。

（2）恶性肿瘤：早期无明显临床症状；晚期症状包括腹痛、腹胀、腹部包块，以及恶病质的表现，如贫血、消瘦等。妇科检查于附件区可扪及肿物，多为双侧，以实性为主，表面高低不平，活动度差，常伴有盆腔积液。

4. 并发症及超声图像特点

（1）蒂扭转：妇科常见的急腹症之一，约 10% 的卵巢肿瘤可发生蒂扭转，其典型症状是体位改变后突发一侧下腹剧痛，多伴恶心、呕吐，严重者可休克。妇科检查可扪及肿物，有压痛且以蒂部最为明显。蒂扭转好发于瘤蒂长、中等大小、活动度好、重心偏于一侧的卵巢肿瘤，如卵巢良性畸胎瘤。一旦确诊需要及时手术治疗，根据术中情况尽可能保留卵巢组织以保护生殖功能。以卵巢囊肿蒂扭转为例，其超声图像特点如下：①在囊肿与子宫之间可见一实性小包块，包块靠近子宫，形态规则或不规则，轮廓清晰或欠清晰，多呈中低混合回声或中等回声伴细条样低回声，呈旋涡征。动态观察小包块走行呈螺旋状，此为扭转的血管蒂部，为蒂扭转的特征性声像图表现；②扭转后的囊肿位置较高，张力较大，通常直径＞5cm，囊肿内部呈无回声伴多发光点回声，囊壁可因水肿而增厚；③在包块及其蒂部区域用探头检查触痛试验阳性；④彩色多普勒超声可于蒂部见迂曲走行的扩张血管，见图7-74、图7-75。

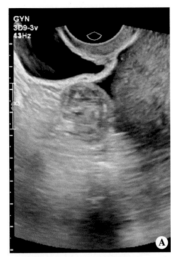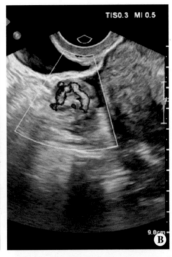

图 7-74　灰阶超声可见扭转的包块，呈旋涡征（A）；彩色多普勒超声可见扭转包块内血流呈螺旋状（B）

（2）破裂：是妇科常见急腹症之一，约3%的卵巢肿瘤会发生破裂，可为自发性或外伤性破裂。破裂后的症状轻重取决于破裂口的大小、流入腹腔内囊液的性质和数量。一般小的肿瘤破裂仅造成患者轻度下腹疼痛；如较大肿瘤破裂则表现为突发的一侧下腹剧痛，多伴恶心、呕吐，严重者可引起休克，危及生命。体格检查示原有肿物缩小或消失，腹部有明显的压痛、反跳痛、肌紧张。一旦确诊需要及时手术治疗。以卵巢囊肿破裂为例，其超声图像特点为原有囊肿皱缩变小或消失，如合并血肿时则于同侧附件区可

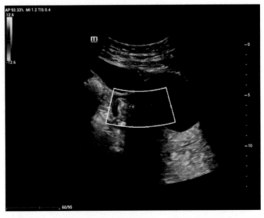

图 7-75　扭转包块位于囊肿旁，彩色多普勒超声可见扭转包块内血流呈螺旋状

探及混合回声包块，形态多不规则，多合并盆腔积液，见图7-76、图7-77。

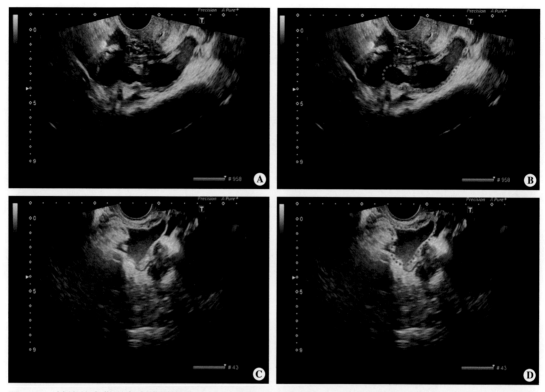

图 7-76 皱缩的卵巢子宫内膜样囊肿（A）；橙色标注为卵巢子宫内膜样囊肿（B）；卵巢子宫内膜样囊肿破裂后形成盆腔积液，内伴细小光点回声（C）；橙色标注为盆腔积液（D）

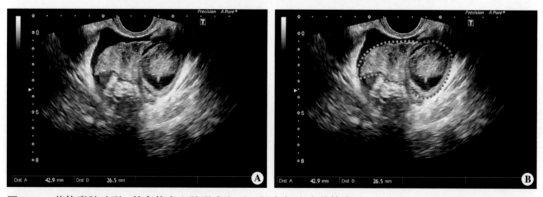

图 7-77 黄体囊肿破裂，其旁伴有血肿形成（A）；橙色标注为黄体囊肿，绿色标注为破裂形成的血肿（B）

（3）感染：较少见，多为肿瘤蒂扭转或破裂后引起。临床表现为腹痛、发热。体格检查可有压痛、反跳痛、肌紧张。先抗感染后进行手术治疗。

（4）恶变：早期无明显临床症状，如发现肿瘤短期内生长迅速，应疑恶变，需及时手术治疗。恶变后的超声图像特点：肿物短时间内迅速增大、肿物内部回声变得杂乱、实性成分回声增多、血流信号明显增加、合并盆腔积液。

5. 对生殖功能的影响及处理原则 卵巢肿瘤样病变在临床上无须特殊处理，2～3个月经周期复查时多数患者可自行消失，对生殖功能没有明显影响。

卵巢肿瘤较小时对生殖功能没有明显影响，当肿瘤较大时会影响卵子的生成和卵巢储备功能。对有生殖需求的患者要根据肿瘤的组织学分类、分期行保留生育功能的手术，如卵巢良性肿瘤、生殖细胞肿瘤、ⅠA期或ⅠC期上皮性肿瘤，以及Ⅰ期以内的性索间质肿瘤等[36-39]，但行手术治疗的同时可能会损伤正常卵巢组织，进而影响卵巢储备功能。

6. 常见的卵巢肿瘤

（1）良性畸胎瘤（benign teratoma）

1）临床概述：卵巢良性畸胎瘤是来源于卵巢原始生殖细胞的肿瘤，它是女性最常见的卵巢肿瘤之一，也是卵巢生殖细胞肿瘤中最为常见的类型。可发生于任何年龄，以育龄期女性最为常见，多为单侧。肿瘤内容物是由两个或三个胚层的多种成熟组织所形成，主要包括外胚层（包括皮肤、皮脂腺、毛发、牙齿及神经组织），亦可见中胚层组织（如脂肪、软骨等），内胚层组织少见。瘤体大小不等，呈圆形，表面光滑，有包膜，常为单房囊性，其内充满皮脂及毛发，附壁可有结节样小突起，称为头节。

2）超声图像特点：因为瘤体内不同组分所占比例不同，其声像图复杂多样，可表现为囊性、囊实混合性和实性。较特异性的超声征象如下：

a. 壁立结节征：囊肿内壁可见单个或多个隆起的强回声结节，其后可伴有声影，强回声结节多为牙齿或骨骼组织，见图 7-78。

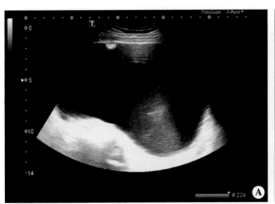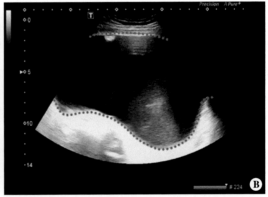

图 7-78 壁立结节征

A. 囊肿附壁伴有一强回声结节；B. 橙色标注为囊肿

b. 脂液分层征：囊肿内高回声和无回声区之间有一水平分界线，线上方为含脂质成分的高回声区，线下方为无回声区，内含上皮碎屑、毛发等，因比重较脂质大，所以沉于底层，两者之间形成了水平分界线，见图 7-79。

c. 面团征：囊肿无回声区内含高回声团，呈圆形或椭圆形，边界清晰，浮于囊肿内或位于一侧，多为脂质和毛发形成的团块，见图 7-80。

d. 瀑布征或垂柳征：囊肿内含有实性强回声团块，后方回声明显衰减，似瀑布状或垂柳状，多为骨骼或皮肤组织，见图 7-81。

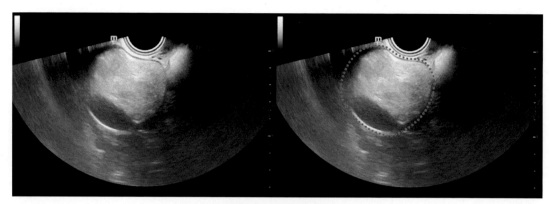

图 7-79　脂液分层征

橙色标注为囊肿

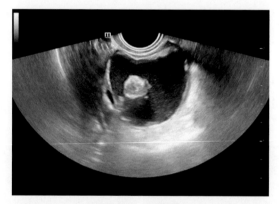

图 7-80　面团征

囊肿内可见漂浮的高回声团

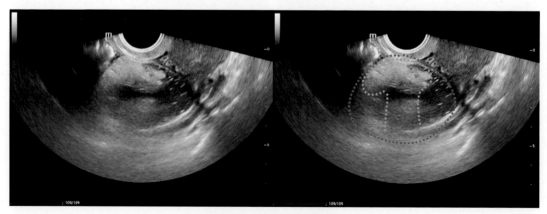

图 7-81　瀑布征或垂柳征

橙色标注为囊肿，绿色标注为瀑布征或垂柳征

　　e. 线条征：囊肿无回声区内含有多发的短线状强回声条，平行排列，多为毛发，见图 7-82。

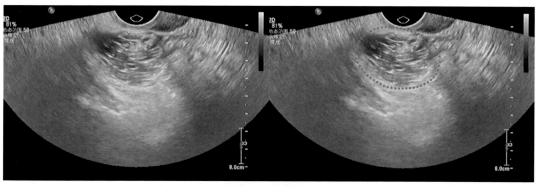

图 7-82 线条征

橙色标注为囊肿

f. 星花征：黏稠的脂质类物质呈均匀密集的高回声光点，浮于无回声区内，推动和加压光点可随之移动，见图 7-83。

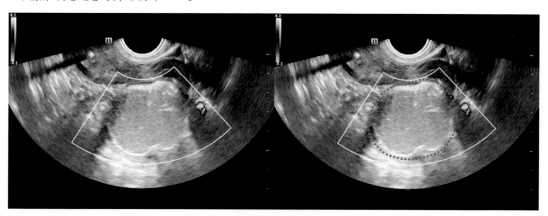

图 7-83 星花征

橙色标注为囊肿

g. 多囊征：囊肿的无回声区内可见小囊，即囊中囊的表现，见图 7-84。

h. 杂乱结构征：囊肿内含多种组织成分，表现为上述多种回声特征混杂存在，见图 7-85。

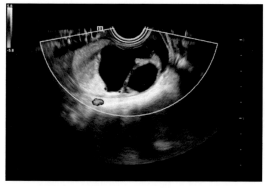

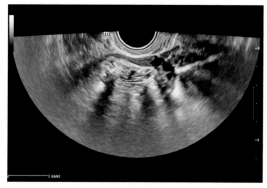

图 7-84 多囊征   **图 7-85 杂乱结构征**

彩色多普勒超声显示绝大多数良性畸胎瘤为少血流或无血流信号。个别瘤体内含特殊组织成分如神经组织、甲状腺组织等，实性成分内可检测到血流信号，见图 7-86。

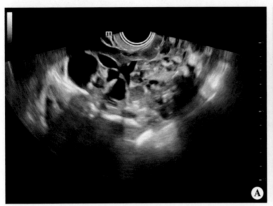 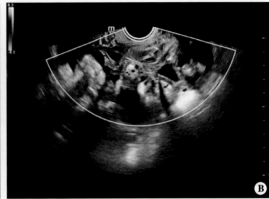

图 7-86 内部回声杂乱的畸胎瘤（病理证实为囊实性成熟型畸胎瘤，其内中枢神经含量丰富）（A）；
畸胎瘤内实性部分可检测到血流信号（B）

3）鉴别诊断

a. 卵巢子宫内膜样囊肿：同本节卵巢子宫内膜样囊肿的鉴别诊断。

b. 卵巢囊腺瘤：回声较单纯，多为无回声，可伴有细小光点回声，囊壁薄且光滑，囊内可有分隔或中低回声突起，突起后方多无声影，彩色多普勒超声在分隔处、囊壁或突起部分可探及血流信号。而畸胎瘤的内壁可见单个或多个隆起的强回声结节，其后可伴有声影，并且经彩色多普勒超声检查通常没有血流信号显示。

c. 黄体囊肿：同本节黄体囊肿的鉴别诊断。

d. 正常肠管：畸胎瘤有时需要与正常的肠道气体相鉴别，肠管会有蠕动，而畸胎瘤位置固定，当肠管蠕动缓慢、鉴别困难时可嘱患者排便后复查。

（2）卵泡膜细胞瘤 - 纤维瘤组（ovarian thecoma-fibroma group，OTFG）肿瘤

1）临床概述：卵泡膜细胞瘤 - 纤维瘤组肿瘤是一组来源于原始性腺中性索及间质组织的卵巢性索间质肿瘤，多为单侧发病，良性多见，占所有卵巢肿瘤的 1% ～ 4%。部分肿瘤能分泌雌激素或雄激素，患者会有月经不调等相关症状。另外，少数患者伴有胸腔积液、腹水，称为 Meigs 综合征，手术切除肿瘤后胸腔积液、腹水可自行消失。根据卵泡膜细胞和成纤维细胞含量的不同病理分为 3 个亚型。①卵泡膜细胞瘤：几乎均由卵泡膜细胞构成；②卵泡膜纤维瘤：由卵泡膜细胞和成纤维细胞按不同比例构成；③纤维瘤：均由成纤维细胞构成，几乎不含卵泡膜细胞。该肿瘤组织学分化特点有多向重叠，病理学也很难精确分类，WHO 建议将其称为卵泡膜细胞瘤 - 纤维瘤组肿瘤[40]。

2）超声图像特点：卵泡膜细胞瘤 - 纤维瘤组肿瘤是由具有卵泡膜细胞和成纤维分化特征的肿瘤细胞组成，两种细胞成分通常同时出现于同一肿瘤内并且相互移行，两种成分含量不同造成超声图像特点的差异，卵泡膜细胞含量越多，后方回声增强也越明显，而成纤维细胞含量越多，其后方的声衰减就越明显。超声表现为一侧附件区见实性或以实性为主的肿物，

圆形，边界清晰，有包膜，内呈低回声，多伴有颗粒状或条索状高回声，后方回声增强或衰减，彩色多普勒超声显示肿物内有少量至中等量的血流信号。少数患者可伴胸腔积液、腹水。部分具有雌激素分泌功能的肿瘤会有子宫内膜增厚的超声表现，见图 7-87、图 7-88。

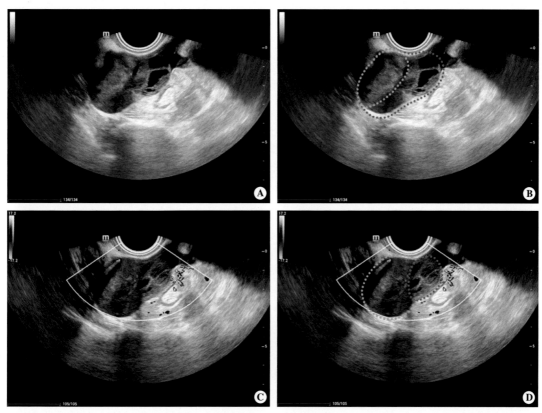

图 7-87　肿物周边可见部分卵巢组织，肿物边界清晰，形态规则，内部为低回声（A）；橙色标注为卵巢，绿色标注为肿物（B）；彩色多普勒超声显示肿物内少许血流信号（病理证实为卵泡膜细胞瘤）（C）；橙色标注为卵巢，绿色标注为肿物（D）

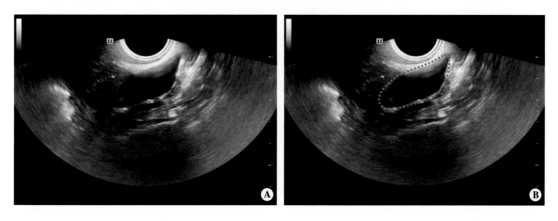

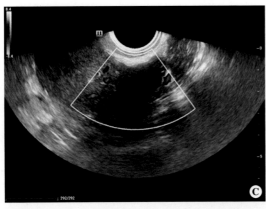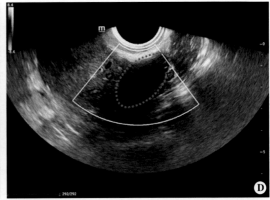

图 7-88 卵巢完全被肿物占据，表现为附件区的实性肿物，边界清晰，形态规则，内部为低回声伴后方回声衰减（A）；橙色标注为肿物（B）；经彩色多普勒超声检查在肿物内未检出血流信号（病理证实为纤维瘤）（C）；橙色标注为肿物（D）

3）鉴别诊断

a. 子宫浆膜下肌瘤：两者在超声图像上有交叉重叠，有时不易鉴别。浆膜下肌瘤的同侧卵巢可正常显示；肌瘤与子宫之间可见瘤蒂显示；彩色多普勒超声在瘤蒂部可检出条状血流信号，在肌瘤内部可检出条状或点状血流。而卵泡膜细胞瘤 - 纤维瘤组肿瘤同侧卵巢无法探及或肿瘤周边可见少量卵巢组织呈半月形附于肿物周边，彩色多普勒超声检查在肿物内部及周边显示少量至中等量血流信号，可呈星点状。

b. 颗粒细胞瘤：以多房囊性或囊实混合性最为常见，彩色多普勒及频谱多普勒超声在肿物实性部分可检出较丰富的血流信号，并可探及低阻动脉频谱。而卵泡膜细胞瘤 - 纤维瘤组肿瘤以实性低回声多见，后方回声可增强或衰减，彩色多普勒超声显示肿物内血流信号不丰富。

c. 卵巢恶性肿瘤：肿瘤形态不规则，边界不清，其内回声杂乱，多伴散在液性区，彩色多普勒及频谱多普勒超声显示肿瘤内部血流信号丰富，并可探及高速低阻动脉频谱。

（3）颗粒细胞瘤（granulosa cell tumor，GCT）

1）临床概述：GCT 是起源于卵巢性索间质的低度恶性肿瘤，占所有卵巢肿瘤的 2%～5%，是最常见的卵巢性索间质肿瘤。这是一种具有内分泌功能的肿瘤，并且以分泌雌激素为主，少数患者分泌雄激素，临床表现以雌激素刺激引起的内分泌紊乱症状较常见。青春期前儿童可表现为性早熟，育龄期妇女可出现月经紊乱。该病在各个年龄段均可发生，多为单侧发病，具有惰性生长及晚期复发的特点，预后较好。病理分型分为成人型和幼年型，以成年型最为多见；幼年型较少见，多发生于 30 岁以下的年轻女性或青少年。

2）超声图像特点

a. 肿物边界清晰、包膜完整、形态规则。

b. 内部回声：肿物以多房囊性或囊实混合性最为常见，囊实混合性的囊性部分常伴有多个分隔，呈多房样，囊壁较厚、分隔多且薄厚不均，见图 7-89。

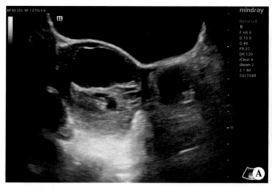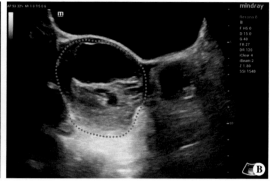

图 7-89　肿物边界清晰、包膜完整、形态规则，为囊实混合性回声（A）；橙色标注为肿物（B）

　　c. 常合并子宫内膜增厚、子宫内膜息肉，甚至子宫内膜癌。

　　d. 彩色多普勒及频谱多普勒超声显示肿物内部实性部分血流信号丰富，可探及低阻动脉频谱，图 7-90。

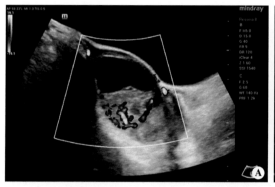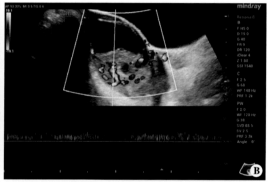

图 7-90　肿物内可检出较丰富的血流信号（A）；可检出低阻动脉频谱（B）

　　3）鉴别诊断
　　a. 子宫浆膜下肌瘤：多为实性低回声伴有栅栏样声衰减；肌瘤与子宫之间可见瘤蒂；彩色多普勒超声在瘤蒂部可检出条状血流信号，肌瘤内可检出条状或点状血流；同侧卵巢可正常显示。颗粒细胞瘤多为多房囊性或囊实混合性回声；同侧卵巢无法探及；彩色多普勒及频谱多普勒超声于实性部分可检出丰富的血流信号，并可探及低阻动脉频谱。
　　b. 卵泡膜细胞瘤 - 纤维瘤组肿瘤：同本节卵泡膜细胞瘤 - 纤维瘤组肿瘤的鉴别诊断。
　　c. 卵巢囊腺瘤：以囊性为主，多表现为无回声，其内可伴有细小点状回声，囊壁薄且光滑，囊内可有纤细分隔或中低回声乳头状突起，彩色多普勒超声于分隔处、囊壁或乳头状突起内可探及少许点状血流信号。颗粒细胞瘤囊壁厚、分隔多且薄厚不均，彩色多普勒超声于囊壁及分隔处可探及丰富血流信号。
　　（4）卵巢囊腺瘤（ovarian cystadenoma）
　　1）临床概述：卵巢囊腺瘤是常见的卵巢良性肿瘤，可发生于任何年龄，以育龄期女性多见。该病有良性、恶性和交界性之分。病理上可分为浆液性囊腺瘤和黏液性囊腺瘤两种类型。①浆液性囊腺瘤：约占所有卵巢良性肿瘤的25%，囊肿大小不一，直径为5～10cm，囊肿表面光滑，囊内充满淡黄色清澈液体，可分为单纯性、乳头状两种。单纯性囊腺瘤内壁光滑，多为单房。乳头状囊腺瘤有乳头状物向囊内突出，在显微镜下可见钙化物——砂粒体偶向囊壁外生长，常为多房性。②黏液性囊腺瘤：约占所有卵巢良性肿瘤的20%，多为单侧，体积较大，直径可达10～30cm，可占据整个盆腹腔，囊内充满黏液性或胶冻状液体。黏液性囊腺瘤多呈多房性，囊肿表面光滑，约10%可见乳头生长于囊壁处，如破裂可引起腹膜种植，产生大量腹膜黏液瘤。

2）超声图像特点

a. 浆液性囊腺瘤：①单纯性浆液性囊腺瘤的轮廓清晰，呈圆形或卵圆形，多为单房，内壁光滑；②乳头状浆液性囊腺瘤以多房常见，附壁可见大小不一的中低回声乳头状突起或局限性光斑突向囊内，可单发或多发，乳头状突起间常有砂样钙化小体，呈强回声光点，乳头较小时仅表现为囊壁或分隔的局部增厚，乳头越大越多，基底部越宽，恶性的可能性就越高；③瘤内呈无回声或伴有稀疏点状回声；④彩色多普勒及频谱多普勒超声显示肿瘤的囊壁、分隔及乳头状突起内可探及点状血流信号，并可探及低速、中阻血流频谱；囊壁、分隔或乳头状突起内血流信号丰富时要考虑交界性或恶性的可能，见图7-91、图7-92。

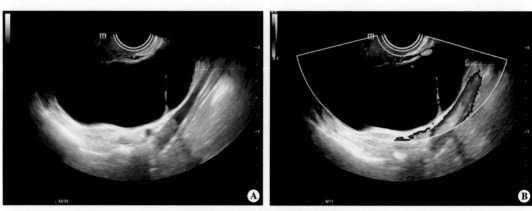

图 7-91　单纯性浆液性囊腺瘤

A.肿瘤轮廓清晰，呈卵圆形，内壁光滑，伴分隔；B.彩色多普勒超声显示在分隔处可检出血流信号

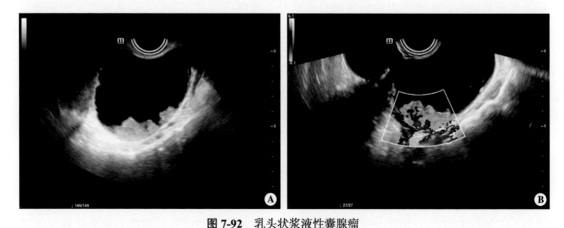

图 7-92　乳头状浆液性囊腺瘤

A.肿瘤附壁可见大小不一的中低回声乳头状突起；B.彩色多普勒超声显示在实性突起内可探及血流信号

　　b. 黏液性囊腺瘤：①肿瘤轮廓清晰，呈圆形或卵圆形，多为单侧多房，也可为单房，偶可见蜂窝样结节，肿瘤体积较大，直径多＞10cm，囊壁均匀增厚（＞5mm）。②囊内透声差，无回声区内伴有密集细小光点回声。③瘤内伴有 10 个以上子囊、蜂窝样结节、实性乳头时考虑交界性的可能；若为多房囊实混合回声，则要考虑恶性的可能[41]。④彩色多普勒及频谱多普勒超声显示肿瘤的囊壁、分隔部可探及点状血流信号，并可探及低速、中阻血流频谱；如囊壁、分隔或乳头状突起内血流信号丰富，则要考虑交界性或恶性的可能，见图 7-93 ～图 7-95。

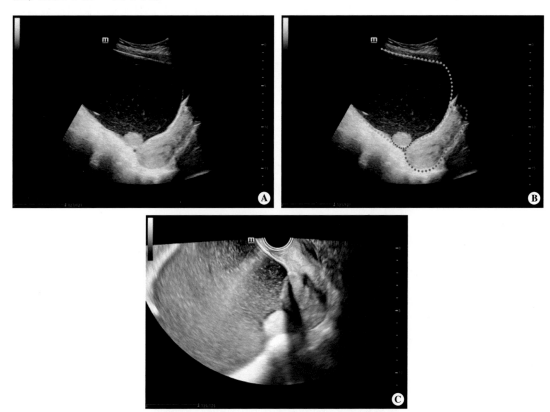

图 7-93　单房黏液性囊腺瘤经腹超声图像（A）；橙色标注为子宫，绿色标注为囊肿，粉色标注为黏液沉积（B）；该患者经阴道超声图像（C）

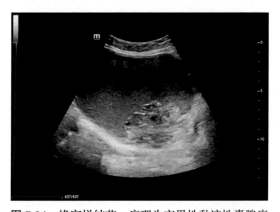

图 7-94　蜂窝样结节，病理为交界性黏液性囊腺瘤

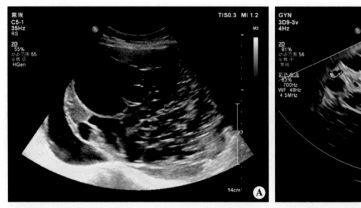
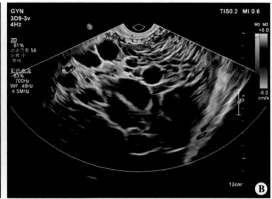

图 7-95 黏液性囊腺瘤表现为肿瘤巨大，囊内透声差，内伴多个分隔，呈多房状（A）；彩色多普勒超声显示分隔处点状血流信号（B）

3）鉴别诊断

a. 卵巢子宫内膜样囊肿：见卵巢子宫内膜样囊肿的鉴别诊断。

b. 卵巢良性畸胎瘤：见卵巢良性畸胎瘤的鉴别诊断。

c. 卵巢单纯性囊肿：卵巢单纯性囊肿与单纯性浆液性囊腺瘤首次超声检查不易鉴别，可随访观察囊肿大小变化以鉴别。

（5）卵巢囊腺癌（ovarian cystadenocarcinoma）

1）临床概述：卵巢囊腺癌同卵巢囊腺瘤一样，根据病理检查分为浆液性囊腺癌和黏液性囊腺癌。其中浆液性囊腺癌是最常见的卵巢恶性肿瘤，占卵巢上皮性恶性肿瘤的50%，可自始即为恶性或由浆液性囊腺瘤恶变而来，好发于中老年女性，肿瘤半数为双侧性，切面为多房样，其内充满乳头状突起，常伴有出血坏死，囊液浑浊。黏液性囊腺癌约占卵巢上皮癌的40%，多由黏液性囊腺瘤恶变而来，预后较浆液性囊腺癌好，肿瘤多为单侧，瘤体较大，切面为多房样，其内可见不规则实性区或乳头状突起，实性区常见出血坏死，囊腔内见血性胶冻状黏液。

2）超声图像特点：超声图像上浆液性囊腺癌和黏液性囊腺癌不易区分，均表现为囊性为主、囊实混合性或实性为主的肿物。

a. 囊性为主的肿物通常表现为囊壁不规则增厚，囊内有较厚分隔且分隔薄厚不均，囊液呈无回声，可伴有细小光点回声。

b. 实性为主的肿物形态不规则，多呈不均匀低回声，肿物内可因出血坏死形成不规则液性区。

c. 通常合并腹水，晚期可见子宫、肠管浸润或腹膜广泛性转移。

d. 彩色多普勒及频谱多普勒超声显示肿瘤囊壁、分隔及实性部分可检出丰富的血流信号，并可探及高速、低阻动脉频谱，见图 7-96、图 7-97。

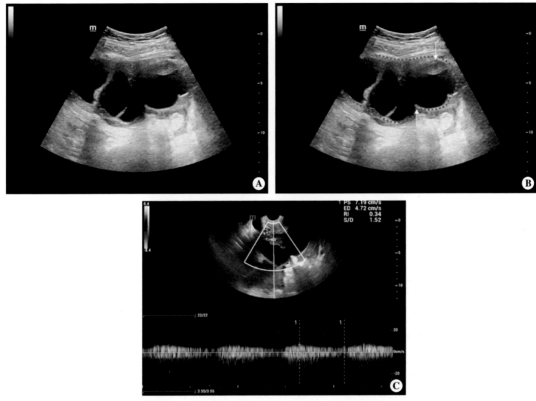

图 7-96　肿物内部回声以囊性为主，囊壁不规则增厚，囊内有较厚分隔且分隔薄厚不均（A）；橙色标注为肿物，上方箭头所示为厚壁，下方箭头所示为薄壁（B）；频谱多普勒超声显示低阻动脉频谱（C）

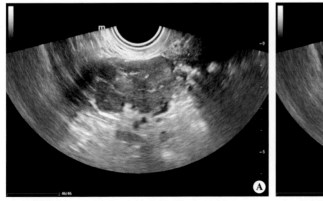

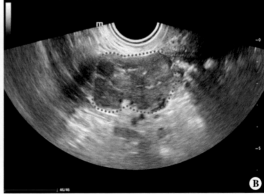

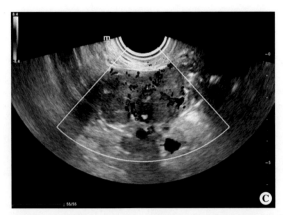

图 7-97 肿物内部为实性低回声，边界不清，形态不规则（A）；橙色标注为肿物（B）；彩色多普勒超声显示肿物内可检出丰富的血流信号（C）

3）鉴别诊断：与卵巢良性肿瘤相鉴别，详见表 7-9。

表 7-9 卵巢囊腺癌与卵巢良性肿瘤的鉴别要点

对比项	卵巢良性肿瘤	卵巢囊腺癌
临床表现		
病程	长，进展缓慢	短，进展迅速
体征	单侧、表面光滑、多为囊性或规则实性、活动度好、无腹水	多为双侧、表面结节状、实性或囊实性、血性腹水
一般情况	良好	逐渐出现恶病质
超声图像特点		
内部回声	囊性为主或均匀实性	实性为主或囊实混合性、实性部分回声杂乱、囊性部分透声差伴细小光点回声
形态、边缘	规整、光滑	不规整、结节状
囊壁及分隔	薄且均匀、内壁光滑	厚且不均匀、内壁凸凹不平
乳头	小、少、形态规则	大、多、形态不规则
彩色多普勒超声	无或少量血流	实性部分血流丰富
频谱多普勒超声	低速、高阻（＞0.4）	高速、低阻（≤0.4）
腹水	多无，但 OTFG 肿瘤可伴积液	有且多为血性积液
远处转移	无	有

四、卵巢肿瘤样病变

卵巢肿瘤样病变（ovarian tumor like condition）又称卵巢非赘生性囊肿，是卵巢最常见的疾病，是卵巢病理或生理性因素造成的潴留囊肿，常见的如滤泡囊肿、黄体囊肿、黄素囊肿、卵巢过度刺激综合征等。大部分卵巢肿瘤样病变能自行消退，临床上不需要特殊处理，但有时常易与卵巢赘生性肿瘤相混淆。

1. 滤泡囊肿（follicular cyst）

（1）临床概述：滤泡囊肿是滤泡在发育过程中由于生理或病理性因素产生闭锁，或是垂体对滤泡刺激过度造成的滤泡内液体潴留或增多。滤泡囊肿多为单发，也可多发，呈水泡样突出于卵巢表面，囊壁菲薄，内壁光滑，囊内液清亮透明，呈淡黄色，直径常不超过5cm，多数在4～6周逐渐吸收或自行破裂。

（2）超声图像特点：卵巢内圆形或椭圆形无回声区，边界清晰，囊壁菲薄且光滑，常为单发，多突出于卵巢表面，内径为1～3cm，最大不超过5cm，随诊检查囊肿可缩小或消失，见图7-98。

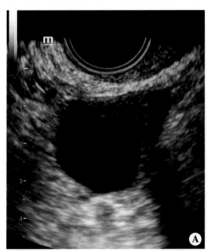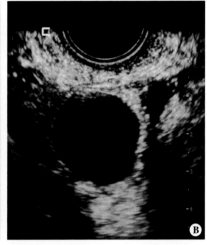

图7-98 卵巢内单发椭圆形无回声区，边界清晰，囊壁菲薄且光滑（A）；声诺维造影模式显示囊肿内无血流灌注（B）

（3）鉴别诊断：要与卵巢囊腺瘤、卵巢子宫内膜样囊肿等相鉴别，如单次超声图像鉴别有困难，可随访观察，滤泡囊肿随诊会缩小或消失。

2. 黄体囊肿（corpus luteum cyst）

（1）临床概述：正常女性排卵后卵泡膜层破裂出血，当出血比较多，血液潴留在卵泡或黄体腔内时则形成黄体血肿。黄体囊肿的形成是黄体血肿液化所致，多为单发，一般内径不超过5cm，偶可达10cm，囊液为透亮或褐色浆液。黄体囊肿一般发生在月经中后期或妊娠期。

（2）超声图像特点：由于受出血量和出血时间的影响，黄体囊肿在超声图像上的回声也呈现多样性。

早期：表现为卵巢内近圆形囊肿，边界清，囊壁厚，内壁粗糙，囊内透声性差，多呈杂乱不均质低回声，见图7-99。

中期：黄体血肿内血液开始凝固、机化，囊壁变薄且规则，内壁光滑，囊内回声减低，多有粗细不等网状结构，见图7-100。

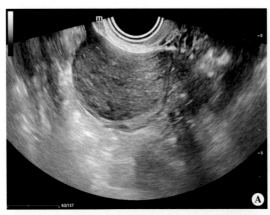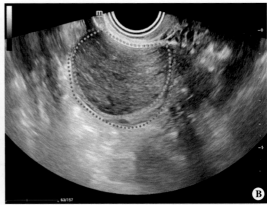

图 7-99　早期黄体

A.表现为卵巢内近圆形囊肿，边界清，囊内透声性差，呈杂乱不均质低回声；B.橙色标注为卵巢，绿色标注为囊肿

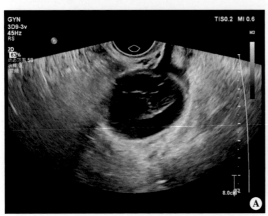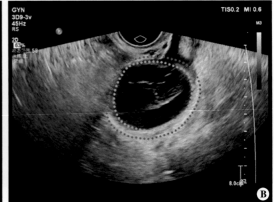

图 7-100　中期黄体

A.表现为囊内有粗细不等的网状结构；B.橙色标注为卵巢，绿色标注为囊肿

晚期：血液吸收后囊肿变小，转变为白体，内部呈实性稍高回声，与周围卵巢组织分界不清，见图 7-101。

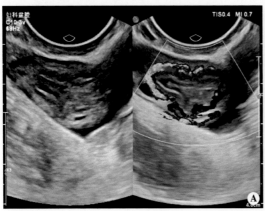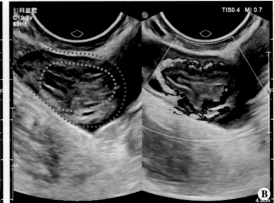

图 7-101　灰阶超声显示的晚期黄体，表现为内部实性不均质稍高回声，与周围卵巢组织分界不清（图 A 左侧图）；彩色多普勒超声显示囊壁处环状血流信号（图 A 右侧图）；橙色标注为卵巢，绿色标注为晚期黄体（B）

彩色多普勒及频谱多普勒超声显示黄体囊肿的囊壁可检出环状较丰富的血流信号，血流频谱呈高速低阻型，这一表现是其特征，见图 7-101。

（3）鉴别诊断

1）卵巢子宫内膜样囊肿：同本节卵巢子宫内膜样囊肿的鉴别诊断。

2）卵巢良性畸胎瘤：畸胎瘤超声图像可表现多样，有时与黄体囊肿图像相似，但彩色多普勒超声于畸胎瘤内通常无血流信号显示；而黄体囊肿囊壁较厚，内壁毛糙，囊壁可检出环状较丰富的血流信号是其特征，并且在随访观察过程中囊肿可缩小或消失。

3）卵巢囊腺瘤：有些卵巢囊腺瘤内部回声与黄体囊肿相似，但通常囊腺瘤边界清楚，包膜完整，囊内可有乳头状突起，彩色多普勒超声于突起内部可检出血流信号；而黄体囊肿囊壁较厚，内壁毛糙，囊内回声具有多样性，彩色多普勒超声于囊壁可检出环状较丰富的血流信号是其特征，并且在随访观察过程中囊肿可缩小或消失。

3. 黄素囊肿（theca lutein cyst）

（1）临床概述：黄素囊肿又称卵巢高反应性黄素化，其发生主要与高浓度的绒毛膜促性腺激素（hCG）有关，一般认为其发生于妊娠滋养细胞疾病、多胎妊娠、促排卵或服用雌激素等情况下，常为双侧性，也可为单侧，一般无明显症状。

（2）超声图像特点：双侧卵巢增大，呈多房样，其内见多个无回声区，边界清晰，壁薄且均匀，见图 7-102。

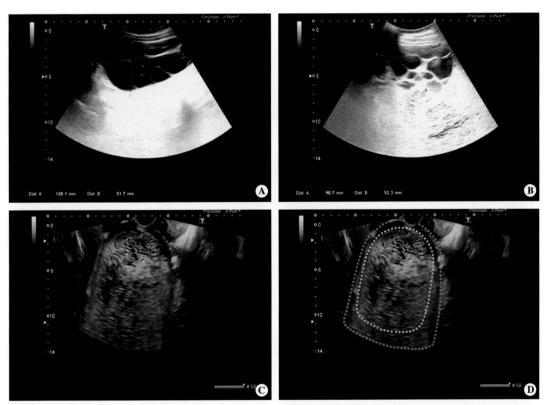

图 7-102　右侧卵巢增大，呈多房样（A）；左侧卵巢增大，呈多房样（B）；患者同时伴有宫腔内葡萄胎（C）；橙色标注为子宫，绿色标注为葡萄胎（D）

（3）鉴别诊断：卵巢过度刺激综合征与卵巢黄素囊肿的发病机制相同，有学者认为是同一种疾病[42]。但也有学者认为是两种不同的疾病[42]。卵巢过度刺激综合征与卵巢黄素囊肿的超声图像不易鉴别，但卵巢过度刺激综合征基本发生于人工诱发排卵后，而黄素囊肿多与滋养细胞疾病伴随。

第四节　输卵管相关疾病

一、输卵管炎症性疾病

1. 输卵管积水（hydrosalpinx）

（1）临床概述：输卵管积水是由输卵管感染等因素导致输卵管与周围组织粘连闭锁，浆液性渗出物聚集，或输卵管积脓吸收后转变为慢性输卵管炎。引起输卵管感染阻塞的因素有盆腔感染、子宫内膜异位症、盆腔手术后粘连等，以盆腔感染最常见。多为双侧发病。

（2）临床表现：多为下腹痛、月经不调、白带增多、不孕等。妇科检查时子宫一侧或双侧扪及增粗的输卵管，有压痛。

（3）超声图像特点：当输卵管积水量较少时超声不易显示，也可仅表现为输卵管的单纯增粗。当积水较多时会表现为宫旁一侧或双侧的囊性包块，呈迂曲管状、腊肠状或曲颈瓶状，边界清，管壁较厚，囊内透声尚可，双侧卵巢正常。彩色多普勒超声于囊壁上可检出少许条状血流信号。也有文献更加形象地指出输卵管积液可表现出以下 3 种特征性征象[43, 44]：①腰围征，指管状囊性结构出现环绕管壁一周的凹痕，该凹痕在外观上就像人类的腰围。该征象出现于输卵管某一段的矢状切面，是由于输卵管壶腹部比峡部管径更大，两个节段过渡处直径发生突然变化，从而形成腰围征，见图 7-103。②齿轮征，指附件区管状囊性结构横切面上沿壁内缘出现环绕一周的小凸起回声，形态像齿轮，是由输卵管黏膜皱褶形成，见图 7-104。③不全分隔征，是指管状囊性包块内出现从一侧壁内缘发出的指向对侧壁但不与对侧壁连接的隔带结构，是扩张的输卵管弯曲处的一侧由两层管壁折叠形成声像图上的一条不完全性隔带，形成不完全分隔征，见图 7-105。

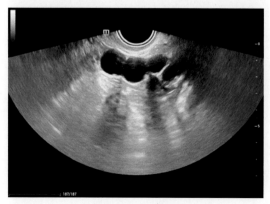

图 7-103　腰围征

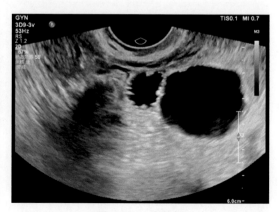

图 7-104　齿轮征

（4）鉴别诊断

1）卵巢单纯性囊肿：没有盆腔炎病史，囊肿形态规整，呈圆形，壁薄且光滑，多为单侧发病。而输卵管积水的包块呈迂曲管状、腊肠状或曲颈瓶状，囊壁较厚，囊内见不全分隔，双侧卵巢正常。

2）输卵管系膜囊肿：没有盆腔炎病史，囊肿形态规整，呈圆形，壁薄且光滑，当囊肿旁能探及同侧正常输卵管时更加有助于超声诊断。而输卵管积水的包块呈迂曲管状、

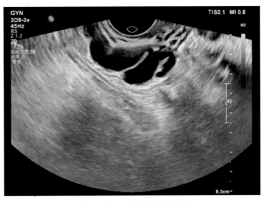

图 7-105 不全分隔征

腊肠状或曲颈瓶状，囊壁较厚，囊内见不全分隔或串珠样突起。

3）盆腔包裹性积液：形态不规则，包绕子宫和附件，积液内多伴有分隔，有时双侧输卵管在积液映衬下可被清晰显示，见图 7-106。而输卵管积水位于子宫一侧，呈迂曲管状、腊肠状或曲颈瓶状，囊壁较厚。

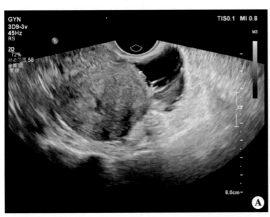
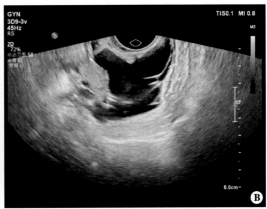

图 7-106 同一患者不同切面下的包裹性积液，形态不规则，积液内有多个分隔，积液包绕子宫（A）；积液包绕卵巢（B）

（5）对生殖功能的影响及处理原则：输卵管积水通过各种机制降低自然妊娠率，影响体外受精-胚胎移植的结局，应积极治疗。对于积水少、粘连轻、超声下不可见，不孕时间短、年轻、有自然妊娠要求的患者，可选择行输卵管成形术或造口术。对于超声可见、积水重、年龄大的患者，建议在积水处理后直接行体外受精-胚胎移植。

2. 输卵管脓肿（pyosalpinx）**和输卵管卵巢脓肿**（tubo-ovarian abscess，TOA）

（1）临床概述：盆腔脓肿是育龄期女性常见的急腹症之一，多为盆腔炎症性疾病未得到及时诊治，脓液聚集超过自身吸收能力，最终导致脓肿形成。盆腔脓肿主要包括输卵管脓肿、卵巢脓肿、输卵管卵巢脓肿及急性盆腔结缔组织炎所致的脓肿。临床以输卵管脓肿和输卵管卵巢脓肿较常见，单纯的卵巢脓肿极少见，是因为卵巢白膜为卵巢提供了良好的防御功能，卵巢单独发炎的概率较小，但输卵管炎症若蔓延至卵巢则可形成输卵管卵巢脓肿。

（2）临床表现：多见于性生活活跃期女性，常见的临床表现为急性下腹痛或下腹坠胀感；高热、寒战、恶心、呕吐；阴道分泌物明显增多，多为脓性分泌物，有时可伴恶臭；脓肿较大累及膀胱或直肠时可出现尿频、尿急、尿潴留或腹泻、里急后重、排便习惯改变等[45, 46]。妇科检查通常可见阴道脓性分泌物，宫颈举痛，脓肿位置较低时可在阴道后穹隆触及包块，触痛阳性。体格检查：下腹部压痛、反跳痛、肌紧张。

（3）超声图像特点：在脓肿形成的过程中，于病程的不同阶段，其声像图表现也是多种多样的，缺乏特异性。在脓肿尚未形成时可仅表现为单纯的输卵管增粗，随着疾病进展，逐渐形成输卵管脓肿乃至输卵管卵巢脓肿。此外，患者多伴有盆腔积液表现，以及超声探头检查触痛试验阳性的表现。

1）输卵管脓肿：附件区出现的迂曲管状、腊肠状或曲颈瓶状囊性包块边界较清晰，囊内可伴有不全分隔，囊壁增厚且内壁毛糙，由于包块内的脓液碎屑漂浮，透声性差，可见密集的细小光点回声或絮状回声漂浮，探头加压或变换体位可见点状回声翻动，当有产气性细菌感染时，包块内可有微小气泡形成强回声点。包块旁可探及同侧与其明显粘连的卵巢组织，当卵巢受到炎症轻度波及时可仅表现为卵巢增大，内部回声不均，卵泡结构模糊，但尚未形成脓肿。彩色多普勒超声于囊壁及分隔处可检出星点状血流信号，同侧卵巢内血流信号显示较丰富，见图 7-107。

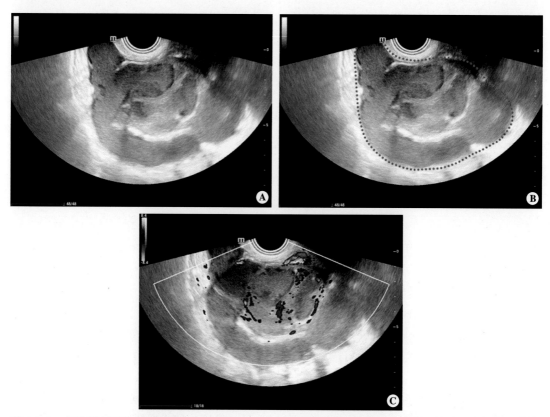

图 7-107 灰阶超声显示输卵管脓肿，呈迂曲管状，边界清晰，囊内伴有不全分隔，囊内透声差伴有密集细小光点回声（A）；橙色标注为输卵管脓肿（B）；彩色多普勒超声显示不全分隔处可检出丰富的血流信号（C）

2）输卵管卵巢脓肿：在上述输卵管脓肿的基础上同侧卵巢内亦可见囊性包块，呈圆形或椭圆形，囊壁较厚且内壁毛糙，囊内透声差，可见密集的细小光点回声或絮状回声漂浮，通常卵巢脓肿与输卵管脓肿两者粘连明显，难以区分，常融合为一个混合回声包块。彩色多普勒超声于囊壁、分隔、实性区域内可检出较丰富的血流信号，见图7-108。

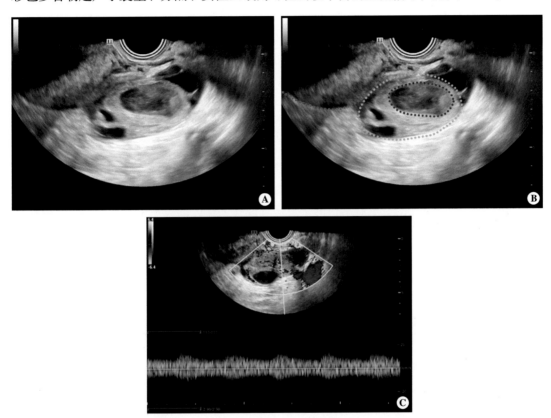

图7-108　灰阶超声显示卵巢脓肿，囊壁较厚，囊内透声差伴密集细小光点回声（A）；橙色标注为子宫，绿色标注为卵巢，粉色标注为卵巢脓肿（B）；彩色多普勒超声于囊壁处可检出动脉频谱（C）

（4）鉴别诊断

1）卵巢囊腺瘤：起病隐匿，多无明显临床表现；超声图像上囊肿边界清晰，形态规则，多呈圆形，囊壁薄且光滑，囊内可伴有分隔或乳头状突起。而输卵管脓肿或输卵管卵巢脓肿多有典型临床表现，如高热、寒战、脓性分泌物、下腹痛等；超声图像上囊肿形态不规则，局部呈迂曲管状、腊肠状或曲颈瓶状，囊壁较厚且内壁毛糙，探头检查触痛试验阳性。

2）卵巢恶性肿瘤：多见于中老年女性，起病隐匿，多无明显临床表现；超声图像上肿物边界不清、形态不规则，多呈实性或囊实混合回声。而输卵管脓肿或输卵管卵巢脓肿多有典型临床表现，如高热、寒战、脓性分泌物、下腹痛等；超声图像上多为囊性或囊性为主的混合回声，局部呈迂曲管状、腊肠状或曲颈瓶状，囊壁较厚且内壁毛糙，囊内可伴有强回声光点，探头检查触痛试验阳性。

3）卵巢子宫内膜样囊肿：同第三节卵巢子宫内膜样囊肿的鉴别诊断。

（5）对生殖功能的影响及处理原则：脓肿可导致输卵管粘连或闭锁，破坏卵巢功能，从而导致患者不孕不育、异位妊娠等，并且随着病程的延长，患者出现不孕症的概率明显增加，因此该病一经确诊应尽早治疗，对于病情不重、盆腔包块不明显的患者可采用抗生素治疗，脓肿较大时可引流或采取手术治疗。

3. 女性生殖器结核（genital tuberculosis）

（1）临床概述：女性生殖器结核是全身结核的一个表现，常继发于肺结核。在女性生殖器结核中以输卵管结核最为多见，占女性生殖器官结核的 85% ～ 95%，以双侧居多，输卵管壶腹部最易受累，输卵管结核是输卵管感染中的一种特殊类型[47, 48]。因其致病菌为结核杆菌，因此该病具有人群传染性。结核杆菌感染盆腔后会引起Ⅳ型超敏反应，由于炎症反复刺激，输卵管及周围器官组织水肿、粘连或形成包裹性积液，继而出现局部包块[49]。

（2）临床表现：该病好发于育龄期女性，由于病程较长、临床表现缺乏特异性，主要表现为腹痛、腹胀、腹部包块、不孕及月经改变，但全身结核中毒症状如午后低热、盗汗等多不明显。腹腔镜下组织活检是确诊的主要依据。

（3）超声图像特点：生殖器结核的主要病理改变为盆腔的炎性渗出、粘连及干酪样坏死，结核病灶中三种病理变化常交叉重叠出现，同时又由于受累的脏器不同，超声图像表现复杂而多样。

1）积液型：盆腔内可见形态不规则的液性暗区，伴有细小点状回声及网格状分隔，分隔处多伴有强回声光点或光团，彩色多普勒超声于分隔处可检出血流信号，见图 7-109。

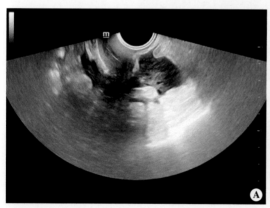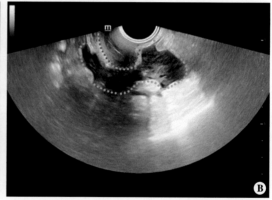

图 7-109 盆腔积液内伴有网状分隔及细小点状回声（A）；橙色标注为宫颈，绿色标注为盆腔积液（B）

2）包块型：按内部回声不同又分为囊性、实性和囊实混合性，表现为宫旁出现的形态不规则包块，边界模糊，与周围组织明显粘连。实性包块多呈不均匀中高混合回声，可伴强回声光点或光团；囊性包块则囊壁较厚且囊内多伴有细小光点回声。彩色多普勒超声于实性部分或囊壁处可检出血流信号，见图 7-110。

3）混合型：此类型较多见，为积液和包块同时存在。

当为单纯的输卵管结核时可表现为输卵管增粗、管壁增厚伴管腔扩张，管腔内因充满干酪样物而呈现类似实性肿物的低回声，但探不到血流信号[50]。当伴有结核性腹膜炎时，可表现为腹膜和网膜增厚，并可伴有小结节形成，见图 7-111。当伴有子宫内膜结核时，可表现为子宫内膜变薄，回声不均伴多个强回声光点或光斑，以及宫腔粘连等。

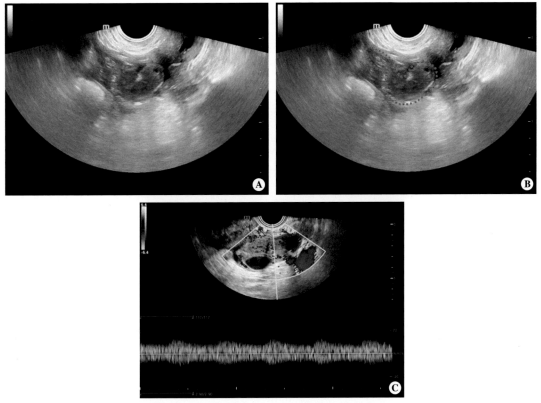

图7-110　宫旁一侧包块,形态不规则,内呈低回声,周边可见多个强回声光点(A);橙色标注为包块(B);
彩色多普勒超声于包块内可见较丰富的血流信号(C)

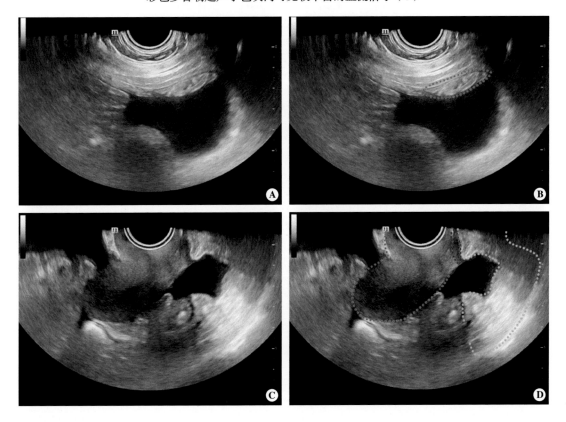

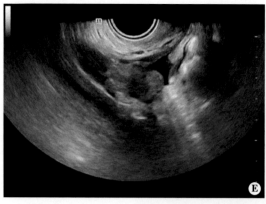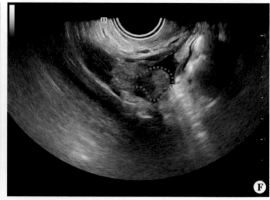

图 7-111　盆腔结核伴有结核性腹膜炎

A、B. 腹膜呈结节状增厚，橙色标注为腹膜；C、D. 子宫与后方直肠粘连，橙色标注为子宫，绿色标注为直肠，粉色标注为粘
连；E、F. 一侧输卵管增粗，橙色标注为增粗的输卵管

（4）鉴别诊断：该病应与卵巢恶性肿瘤相鉴别。①卵巢恶性肿瘤的发病年龄多为中老年女性，而结核患者多为育龄期女性；②卵巢恶性肿瘤通常较大，且彩色多普勒超声显示肿物内血流信号较丰富；③结核患者的包块相对小，但盆腔脏器的粘连较为严重；④与卵巢恶性肿瘤患者相比，结核患者积液内的分隔较为明显且强回声光点及光团较常见。

（5）对生殖功能的影响及处理原则：女性生殖器结核可破坏生殖系统的结构和功能，导致输卵管、子宫内膜、卵巢等脏器不可逆性破坏，同时合并免疫功能紊乱，导致不孕、异位妊娠、流产和卵巢功能低下等不良结局[51]。早期抗结核治疗可完全治愈，治愈后妊娠率约为 23%；而晚期病变需要抗结核联合手术治疗，尽管结核可以治愈，但总体妊娠率较低，约为 19.2%，不良妊娠结局导致活产率最高只有 7.2%[52]。

二、原发性输卵管癌

1. 临床概述　原发性输卵管癌（primary fallopian tube carcinoma，PFTC）的病因不明，目前多数学者认为该病与炎症刺激和遗传因素的相关性较大。肿瘤多为单侧发病，多发生于输卵管远段，好发于壶腹部，起源于输卵管黏膜层，肿瘤位于输卵管管腔内，开始为结节状，逐渐发展至管壁增厚，形如输卵管炎，继续发展呈菜花样，充填输卵管管腔。输卵管外观肿大，似积水或积脓，漏斗部多封闭，管腔中为灰白色质脆菜花状组织，常有少量黄色或血性积液。最常见的组织学类型是浆液性癌，其余较少见的类型包括黏液性癌、子宫内膜样癌、透明细胞癌等，大多数肿瘤分化较差[53]。

2. 临床表现　Koo 等[54]提出的由阴道流液或出血、腹痛、腹部包块组成的"三联征"被认为是其特征性的临床表现，其中最常见的临床表现是阴道流液。

3. 超声图像特点

（1）按内部回声可分为 3 种类型。①囊性：肿物使输卵管伞端闭塞，输卵管因积水或积血而扩张，病变输卵管表现为迂曲管状、腊肠状或曲颈瓶状液性区，可伴有不全分隔，囊壁不均匀增厚，附壁可见乳头状突起；②实性：附件区实性低回声肿物，呈腊肠状或不规则形，轮廓不光整，回声不均匀，见图 7-112；③囊实混合性：附件区囊实混合性肿物，多为腊肠状或不规则形，实性部分呈菜花状，内部呈不均匀低回声，见图 7-113。

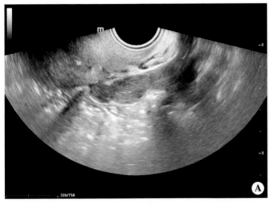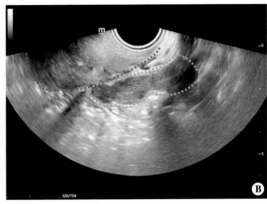

图 7-112 附件区实性低回声肿物，呈腊肠状，轮廓不光整（A）；橙色标注为子宫，绿色标注为实性低回声肿物（B）

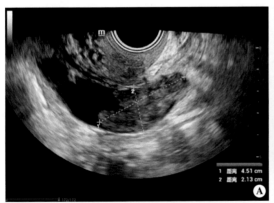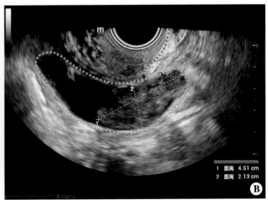

图 7-113 囊实混合性输卵管癌（A）；橙色标注为宫颈，绿色标注为囊实混合性输卵管癌（B）

（2）未浸润同侧卵巢时可探及同侧正常卵巢回声。

（3）常伴宫腔积液的表现，宫腔内液性无回声区内可伴细小光点。

（4）彩色多普勒及频谱多普勒超声：肿物实性部分、囊壁及分隔处可检出丰富的血流信号，并可探及低阻动脉血流频谱。

4. 鉴别诊断

（1）输卵管积水：输卵管积水在超声图像上与囊性输卵管癌相似，但输卵管积水的囊壁均匀、光滑，附壁乳头状突起少且小，彩色多普勒及频谱多普勒超声显示囊壁或突起上血流信号稀少且血流阻力指数多表现为高阻；而囊性输卵管癌囊壁不均匀增厚，附壁乳头状突起多且大，彩色多普勒及频谱多普勒超声显示囊壁或突起血流信号丰富且血流阻力指数多表现为低阻。

（2）输卵管脓肿：多有典型的临床表现，如高热、寒战、脓性分泌物、下腹痛等病史；而输卵管癌多表现为阴道流液或出血、腹痛、腹部包块三联征。从超声图像上两者不易区分，但抗炎治疗对脓肿有效，肿物可缩小，而对输卵管癌无效，肿物无缩小。

（3）卵巢恶性肿瘤：输卵管癌多呈腊肠状，回声与卵巢恶性肿瘤不易区分，但当输卵管癌未浸润卵巢时可探及同侧正常卵巢。

5. 对生殖功能的影响及处理原则　对于病灶局限于一侧输卵管、渴望生育的妇女，只有在原位癌的情况下，经过仔细评估才可以行单侧附件切除术。如果为浸润癌或是双侧输卵管受累的可能性大，则不考虑保守性手术。

三、输卵管系膜囊肿

1. 临床概述　输卵管系膜囊肿（mesosalpingal cyst）又称卵巢冠囊肿或阔韧带囊肿，是妇科常见的疾病，可以发生于任何年龄，但以育龄期女性多见。囊肿位于输卵管与卵巢门的两叶阔韧带之间的输卵管系膜内，囊腔与输卵管不通，与卵巢也无关。该病多属良性病变，极少发生恶变。它的胚胎学基础是在胚胎发育过程中胚胎组织向女性分化时中肾管逐渐退化，副中肾管则发育成女性生殖管道，而在中肾管退化的过程中未退化完全的残余组织形成了输卵管系膜囊肿。

2. 临床表现　输卵管系膜囊肿一般较小，多无明显临床症状；当囊肿较大且直径≥5cm 时，可有腹胀、腹痛、周围脏器压迫症状，或因扭转、破裂出现急腹症的表现；当囊肿位于输卵管伞端时可能阻碍拾卵或影响输卵管蠕动，继而造成不孕。

3. 超声图像特点　根据囊内回声不同分为单纯性囊肿与复杂性囊肿两大类。

（1）单纯性囊肿：较常见，在超声图像上表现为附件区单发或多发、圆形、壁薄且光滑的无回声暗区。同侧卵巢可正常显示且能与囊肿分离，见图 7-114。

（2）复杂性囊肿：较少见，囊腔内伴有分隔或细小光点回声，附壁可见单个或多个乳头状突起，彩色多普勒超声于突起内可探及短棒状血流信号。同侧卵巢可正常显示且能与囊肿分离。

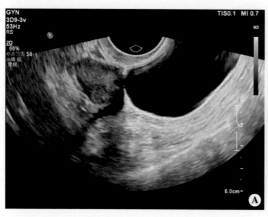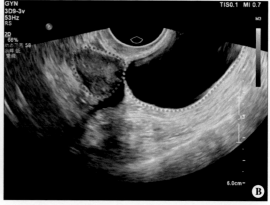

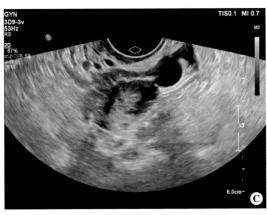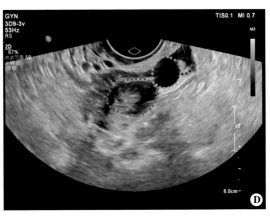

图 7-114　输卵管系膜囊肿

A. 卵巢旁的液性区；B. 橙色标注为卵巢，绿色标注为系膜囊肿；C. 位于卵巢旁，周边可见输卵管伞部；D. 橙色标注为卵巢，
绿色标注为输卵管系膜囊肿，粉色标注为输卵管伞

4. 鉴别诊断

（1）卵巢囊肿：当附件区囊肿无法显示同侧正常卵巢时要首先考虑为卵巢囊肿，只有当可以显示同侧卵巢且卵巢与囊肿没有关系时方可考虑输卵管系膜囊肿。

（2）输卵管积水：包块呈迂曲管状、腊肠状或曲颈瓶状，管壁稍厚，囊内见不全分隔。而系膜囊肿多为圆形、壁薄且光滑的无回声区。

5. 对生殖功能的影响及处理原则　囊肿通常不能自行消退，但囊肿较小时，对生殖功能无影响，无须处理。当囊肿位于输卵管伞端影响输卵管正常功能，以及囊肿较大并发蒂扭转、破裂或产生压迫症状时可考虑手术治疗。

参 考 文 献

[1] Chan YY，Jayaprakasan K，Zamora J，et al. The prevalence of congenital uterine anomalies in unselected and high-risk populations：a systematic review. Hum Reprod Update，2011，17（6）：761-771.

[2] Prior M，Richardson A，Asif S，et al. Outcome of assisted reproduction in women with congenital uterine anomalies：a prospective observational study. Ultrasound Obstet Gynecol，2018，51（1）：110-117.

[3] Saravelos SH，Zhang T，Chung JP，et al. Monochorionic quadramniotic and triamniotic pregnancies following single embryo transfers：two case reports and a review of the literature. J Assist Reprod Genet，2016，33（1）：27-32.

[4] 冷金花，郎景和，连利娟，等 . 阴道闭锁 16 例临床分析 . 中华妇产科杂志，2002，37（4）：217-219.

[5] Chevalier N，Letur H，Lelannou D，et al. Materno-fetal cardiovascular complications in Turner syndrome after oocyte donation：insufficient pre-pregnancy screening and pregnancy follow-up are associated with poor outcome. J Clin Endocrinol Metab，2011，96（2）：E260-E267.

[6] Sanderson PA，Critchley HO，Williams AR，et al. New concepts for an old problem：the diagnosis of endometrial hyperplasia. Hum Reprod Update，2017，23（2）：232-254.

[7] Sobczuk K，Sobczuk A. New classification system of endometrial hyperplasia WHO 2014 and its clinical implications. Prz Menopauzalny，2017，16（3）：107-111.

[8] Lacey JV，Sherman ME，Rush BB，et al. Absolute risk of endometrial carcinoma during 20-year follow-up among women with endometrial hyperplasia. J Clin Oncol，2010，28（5）：788-792.

[9] Chandra V，Kim JJ，Benbrook DM，et al. Therapeutic options for management of endometrial hyperplasia. J Gynecol Oncol，2016，27（1）：e8.

[10] Zhao S，Li G，Yang L，et al. Response-specific progestin resistance in a newly characterized Ishikawa human endometrial cancer

subcell line resulting from long-term exposure to medroxyprogesterone acetate. Oncol Lett, 2013, 5（1）: 139-144.

[11] 曹泽毅, 郎景和, 等. 中华妇产科学（下册）. 北京: 人民卫生出版社, 2004.

[12] Pecorelli S. Revised FIGO staging for carcinoma of the vulva, cervix, and endometrium. Int J Gynecol Obstet, 2009, 105（2）: 103-104.

[13] Rodolakis A, Biliatis L, Morice P, et al. European Society of Gynecological Oncology Task Force for Fertility Preservation: clinical recommendations for fertility-sparing management in young endometrial cancer patients. Int J Gynecol Cancer, 2015, 25（7）: 1258-1265.

[14] Chen L, Zhang H, Wang Q, et al. Reproductive outcomes in patients with intrauterine adhesions following hysteroscopic adhesiolysis: experience from the largest Women's hospital in China. J Minim Invasive Gynecol, 2017, 24（2）: 299-304.

[15] Hui CY, Lau M, Ng G, et al. Clinical and Reproductive Outcomes Following Hysteroscopic Adhesiolysis for Asherman Syndrome in an Asian Population. Ann Acad Med Singap, 2018, 47（1）: 36-39.

[16] 黄绍敏, 高金芳, 史丽静, 等. 子宫结合带与宫腔粘连预后的初步研究. 解放军医学杂志, 2016, 41（4）: 301-306.

[17] 田玥, 任琛琛, 杨立, 等. 子宫结合带异常对中、重度宫腔粘连预后的影响. 实用妇产科杂志, 2021, 37（1）: 72-74.

[18] 王嘉薇, 陈灿明. 经阴道三维彩色多普勒超声对宫腔粘连的诊断研究. 中外女性健康研究, 2018, 26（16）: 41-42.

[19] 李雪凤, 闫雅妮, 冯艳霞, 等. 经阴道超声对宫腔粘连患者宫腔容积和血流变化的临床评价及诊断价值. 河北医科大学学报, 2017, 38（9）: 1072-1075.

[20] 周莹, 夏飞, 茅彩萍, 等. 腔内三维超声在宫腔粘连诊断中的价值. 中国妇幼保健, 2015, 30（33）: 5917-5919.

[21] Munro MG, Critchley HOD, Fraser IS.The two FIGO systems for normal and abnormal uterine bleeding symptoms and classification of causes of abnormal uterine bleeding in the reproductive years: 2018 revisions.Int J Gynaecol Obstet, 2018, 143（3）: 393-408.

[22] Carranza-Mamane B, Havelock J, Hemmings R, et al. The management of uterine fibroids in women with otherwise unexplained infertility. J Obstet Gynaecol Can, 2015, 37（3）: 277-288.

[23] Parrott E, Butterworth M, Green A, et al. Adenomyosis—a result of disordered stromal differentiation. Am J Pathol, 2001, 159（2）: 623-630.

[24] Bergeron C, Amant F, Ferenczy A. Pathology and physiopathology of adenomyosis. Best Pract Res Clin Obstet Gynaecol, 2006, 20（4）: 511-521.

[25] Exacoustos C, Brienza L, Di Giovanni A, et al. Adenomyosis: three dimensional sonographic findings of the junctional zone and correlation with histology. Ultrasound Obstet Gynecol, 2011, 37（4）: 471-479.

[26] Hamimi A. What are the most reliable signs for the radiologic diagnosis of uterine adenomyosis? An ultrasound and MRI prospective. Egypt J Radiol Nucl Med, 2015, 46（4）: 1349-1355.

[27] Sofic A, Husic-Selimovic A, Carovac A, et al. The significance of MRI evaluation of the uterine junctional zone in the early diagnosis of adenomyosis. Acta Inform Med, 2016, 24（2）: 103-106.

[28] Rasmussen CK, Hansen ES, Dueholmm. Two-and-three dimensional ultrasonographic features related to histopathology of the uterine endometrial-myometrial junctional zone. Acta Obstet Gynecol Scand, 2019, 98（2）: 205-214.

[29] Di Donato N, Seracchioli R. How to evaluate adenomyosis in patients affected by endometriosis? Minim Invasive Surg, 2014, 2014: 507230.

[30] Bhatla N, Aoki D, Sharma DN, et al. Cancer of the cervix uteri. Int J Gynaecol Obstet, 2018, 143（2）: 22-36.

[31] 中国医师协会妇产科医师分会子宫内膜异位症专业委员会, 中华医学会妇产科学分会子宫内膜异位症协作组. 子宫内膜异位症长期管理中国专家共识. 中华妇产科杂志, 2018, 53（12）: 836-841.

[32] Dunselman GA, Vermeulen N, Becker C, et al. ESHRE guideline: management of women with endometriosis. Hum Reprod, 2014, 29（3）: 400-412.

[33] ESPCW Group. Revised 2003 consensus on diagnostic criteria and long-term health risks related to polycystic ovary syndrome （PCOS）. Fertil Steril, 2004, 81（1）: 19-25.

[34] WHO Classification of Tumors Editorial Board. Female Genital Tumors. Lyon（France）: International Agency for Research on Cancer. WHO Classification of Tumors Series, 5th ed. 2020, 4.

[35] Mutch DG, Prat J. 2014 FIGO staging for ovarian, fallopian tube and peritoneal cancer. Gynecol Oncol, 2014, 133（3）: 401-404.

[36] Wright JD, Shah M, Mathew L, et al. Fertility preservation in young women with epithelial ovarian cancer. Cancer, 2009, 115

（18）：4118-4126.

[37] Nasioudis D，Mastroyannis SA，Latif NA，et al. Trends in the surgical management of malignant ovarian germ cell tumors. Gynecol Oncol，2020，157（1）：89-93.

[38] Al Harbi R，McNeish IA，EI-Bahrawy M. Ovarian sex cord-stromal tumors：an update on clinical features，molecular changes，and management. Int J Gynecol Cancer，2021，31（2）：161-168.

[39] Sathoh T，Hatae M，Watanabe Y，et al. Outcomes of fertility-sparing surgery for stage Ⅰ epithelial ovarian cancer：a proposal for patient selection. J Clin Oncol，2010，28（10）：1727-1732.

[40] Bremmer F，Behnes CL，Radzun HJ. Sex cord gonadal stromal tumors. Pathologe，2014，35（3）：245-251.

[41] Moro F，Zannoni GF，Arciuolo D，et al. Imaging in gynecological disease（11）：clinical and ultrasound features of mucinous ovarian tumors. Ultrasound Obstet Gynecol，2017，50（2）：261-270.

[42] Suzuki S. Comparison between spontaneous ovarian hyperstimulation syndrome and hyperreactio luteinalis. Arch Gynecol Obstet，2004，269（3）：227-229.

[43] Chen F，Jain MK，Bhatt S. The "waist sign" of a dilated fallopian tube. Abdom Radiol（NY），2021，46（6）：2985-2986.

[44] Della Grotta LM，Dyer RB，Holbert BL. The "cogwheel" sign of hydrosalpinx. Abdom Radiol（NY），2019，44（10）：3486-3487.

[45] Gray-Swain MR，Peipert JF. Pelvic inflammatory disease in adolescents. Curr Opin Obstet Gynecol，2006，18（5）：503-510.

[46] Lareau SM，Beigi RH. Pelvic inflammatory disease and tubo-ovarian abscess. Infect Dis Clin North Am，2008，22（4）：693-708.

[47] 中国防痨协会临床专业委员会. 结核病临床诊治进展年度报告（2012 年）（第一部分结核病临床诊断）. 中国防痨杂志，2012，35（6）：405-426.

[48] 乐杰. 妇产科学. 北京：人民卫生出版社，2008.

[49] 彭桂云，万旭宏.36 例结核性腹水超声图像分析. 中国社区医师：医学专业，2004，6（14）：1.

[50] Sharma JB. Sharma's python sign：A new tubal sign in female genital tuberculosis. J Lab Physicians，2016，8（2）：120-122.

[51] Malik S. Genital tuberculosis and implantation in assisted reproduction. Rev Gynecol Pract，2003，3（3）：160-164.

[52] Tripathy SN，Tripathy SN. Infertility and pregnancy outcome in female genital tuberculosis. Int J Gynaecol Obstet，2002，76（2）：159-163.

[53] Gadducci A，Landoni F，Sartori E，et al. Analysis of treatment failures and survival of patients with fallopian tube carcinoma：a cooperation task force（CTF）study. Gynecol Oncol，2001，81（2）：150-159.

[54] Koo YJ，Im KS，Kwon YS，et al. Primary fallopian tube carcinoma：a clinicopathological analysis of a rare entity. Int J Clin Oncol，2011，16（1）：45-49.

第八章

正常早期妊娠及相关疾病的超声评估

人类辅助生殖技术（ART）的最终目标是获得单胎、健康的婴儿。通过超声检查观察到一个或多个妊娠囊即可诊断为临床妊娠。临床妊娠包括正常早期妊娠、异位妊娠、宫内外同时妊娠等。辅助生殖技术最常用于评估数据质量控制的临床关键指标有移植率、临床妊娠率、早期流产率、多胎妊娠率、持续妊娠率及活产率，其中最重要的是临床妊娠率。本章主要介绍辅助生殖患者早孕期相关的正常妊娠、流产、异位妊娠及多胎妊娠的超声表现。

第一节　正常早期妊娠

孕妇妊娠达第 12 周末前称为早期妊娠。早期妊娠患者的临床表现可有停经、恶心、呕吐等早孕反应及尿妊娠试验阳性等。

一、超声表现

正常妊娠囊位于宫腔中上部，周边为一完整、厚度均匀的强回声环，厚度不小于2mm，这一强回声环由正在发育的绒毛和邻近的蜕膜组成。妊娠早期，妊娠囊的声像图特征为宫腔内圆形或椭圆形光环，边界清晰，其内为无回声暗区，有学者将此称为"蜕膜内征"。随着妊娠囊的增大，形成特征性的双绒毛膜环征或双环征，妊娠囊周围的高回声绒毛形成内环，外周为低回声的外环（图 8-1）。这一征象在妊娠囊平均内径为 10mm 或以上时能恒定显示[1]。

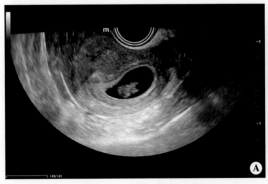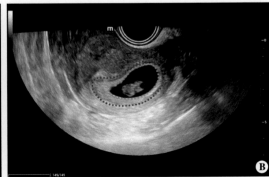

图 8-1　早期妊娠囊双环征（A）；绿色标注为内环，橙色标注为外环（B）

卵黄囊是妊娠囊内经超声检查能发现的第一个解剖结构。经阴道超声检查，停经 35 ～ 37 天常能显示卵黄囊。经腹超声检查，停经 42 ～ 45 天常能显示卵黄囊。正常妊娠时，卵黄囊呈球形，囊壁薄而呈细线状，中央为无回声区，透声好（图 8-2）。卵黄囊直径正常值为 3 ～ 8mm，平均 5mm，至妊娠 12 周时消失。卵黄囊直径＞ 10mm 或＜ 3mm 时提示预后不良[2]。

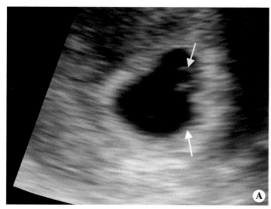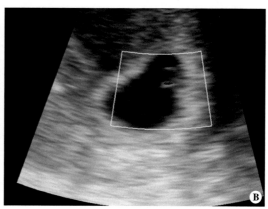

图 8-2　卵黄囊声像图
A. 黄色箭头所示为妊娠囊内类圆形卵黄囊，白色箭头所示为胚胎；B. CDFI 示胚芽内可见胎心搏动血流信号

妊娠 6 周经阴道超声检查可显示长度为 2 ～ 4mm 的胚胎，位于卵黄囊一侧，见到胚胎时多数可同时观察到心管搏动。妊娠 6 ～ 6.5 周经阴道超声检查可探及心管搏动。妊娠 8 周胎头开始钙化。妊娠 10 周颅骨开始骨化，已具备人形，妊娠 10 周四肢可活动[3]。

二、早孕期标准化测量

在妊娠囊（而非子宫）的最大纵切面和横切面上测量妊娠囊的内径（不包括强回声环）。最大前后径、左右径、上下径之和除以 3 即为妊娠囊平均内径；头臀长应在胚胎最大长轴切面测量或在胎儿正中矢状切面测量，此时胎儿为自然伸展姿势，无过伸或过屈。

三、孕　周　推　算

1. 正常妊娠早期孕龄估计　妊娠 30 天检验外周血 hCG 判断是否妊娠；妊娠 40 天可行超声检查观察宫内妊娠囊，除外异位妊娠可能；妊娠 50 天行超声检查观察胎芽大小及胎心搏动情况。

妊娠 7 周内（尤其是早期妊娠尚未见胚芽时）采用妊娠囊平均内径法估测孕龄。妊娠囊平均内径（mm）=（最大纵径＋横径＋前后径）/3，即妊娠龄（天）= 妊娠囊平均内径（mm）+30（图 8-3）。

妊娠 6 ～ 12 周可见胎芽或胎儿时，测

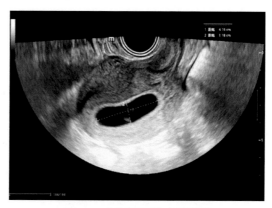

图 8-3　妊娠囊平均直径测量
测量妊娠囊最大左右径线及上下径线

量头臀长（CRL）是估计胎龄最准确的方法（图 8-4）。取 3 次 CRL 测量的平均值，则孕龄（周）= CRL（cm）+6.5。此外，也可通过头臀长与孕龄关系表查找相对应的孕周。

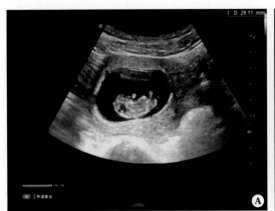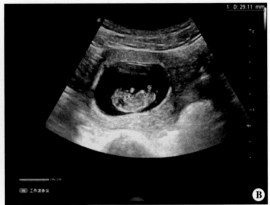

图 8-4　头臀长度测量
橙色标注为头臀长度

2. 辅助生殖患者妊娠早期孕龄估计　对于人工授精周期，以排卵日为基准推算末次月经。对于月经周期规律的患者，其计算孕周的方法可以使用其实际的末次月经日来计算。对于多囊卵巢综合征患者，其人工授精周期需诱导排卵及促排卵，卵泡期长度因人而异，部分患者整个促排卵阶段持续 1 个月甚至更长，以实际末次月经日计算孕周势必会使孕周计算增大，此时需以其排卵日为基准推算末次月经日。一般排卵日前推 14 ~ 15 天为推算的末次月经日，以此作为计算孕周的方法。

对于体外受精 - 胚胎移植患者，因其月经周期中多数受到了人为干预（如卵泡期或子宫内膜增殖期延长或缩短），其孕周不以其实际末次月经计算，一般以移植日为基准推算末次月经日。对于进行细胞胚移植的患者，其末次月经推算方法为移植日前推 17 天，进行囊胚移植的患者其末次月经的推算方法为移植日前推 19 天。对于进行体外受精 - 胚胎移植的患者，一般于移植后 14 天验孕（相当于细胞胚妊娠 31 天，囊胚妊娠 33 天），移植后 20 天行超声检查观察宫内是否存在妊娠囊（相当于细胞胚妊娠 37 天，囊胚妊娠 39 天），移植后 30 ~ 35 天观察宫内胎芽是否存在胎心搏动（相当于细胞胚妊娠 47 ~ 52 天，囊胚妊娠 49 ~ 54 天）。

四、鉴 别 诊 断

宫内妊娠囊需与宫腔积液相鉴别。宫腔积液无明显双环征，内无胚芽和卵黄囊，有时可见少许点状回声，周边强回声为分离的子宫内膜，有宫腔积液且宫内无妊娠囊时需警惕异位妊娠，应仔细检查双附件情况。

第二节　胚胎停止发育及流产

ART 妊娠时有较高的早期妊娠丢失率，主要包括生化妊娠和流产。1999 ~ 2002 年美国受孕的 148 494 例 ART 治疗孕妇的数据表明，ART 妊娠的流产率高达 29%[4]。但是否高于自然受孕的妊娠丢失率，目前仍有一定的争议。ART 后妊娠丢失的原因有胚胎染色体异常；不孕夫妇的生物学特征，如年龄、卵巢储备功能、肥胖、子宫腔内膜情况、黄体功能等；ART 操作及药物；其他母体因素包括免疫因素、血栓前状态、内分泌因素、感染因素、心理因素等[5]。

一、胚胎停止发育

1. 临床概述　患者有停经史，尿妊娠试验阳性，早孕反应由重到轻或消失，可伴有少量阴道出血。

2. 典型声像图　子宫小于正常孕周，宫腔内可见周边呈强回声的妊娠囊，形态可不规则，妊娠囊内未见卵黄囊或可见变形增大的卵黄囊，未见胚芽或胚芽内未探及胎心搏动（图 8-5）。

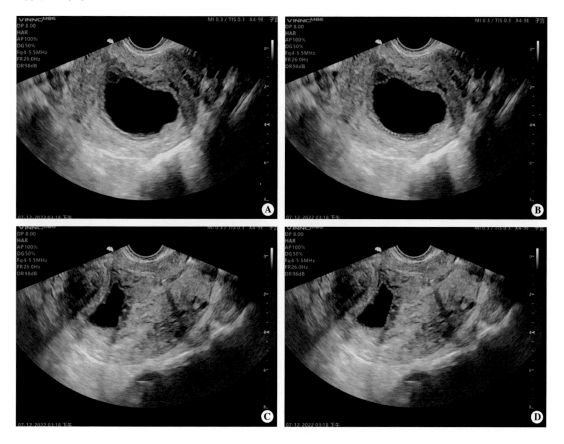

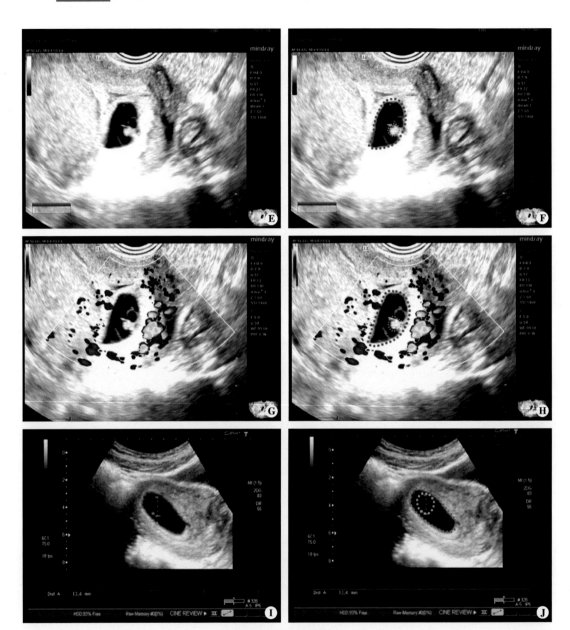

图 8-5 胚胎停止发育

A. 宫腔内妊娠囊形态欠规则，其内未见卵黄囊及胎芽影像；B. 橙色标注为妊娠囊；C. 妊娠囊内未见血流信号；D. 橙色标注为妊娠囊；E. 宫腔内可见妊娠囊，其内可见胎芽；F. 橙色标注为妊娠囊，绿色标注为胎芽；G. 胎芽内未见胎心搏动；H. 橙色标注为妊娠囊，绿色标注为胚芽；I. 宫腔内可见妊娠囊，其内可见增大的卵黄囊；J. 橙色标注为妊娠囊，绿色标注为增大的卵黄囊

3. 超声判断胚胎停止发育的标准 见图 8-6。

4. 临床处理 进行术前检验与凝血功能测定，根据妊娠周数选择药物流产、人工流产或引产。

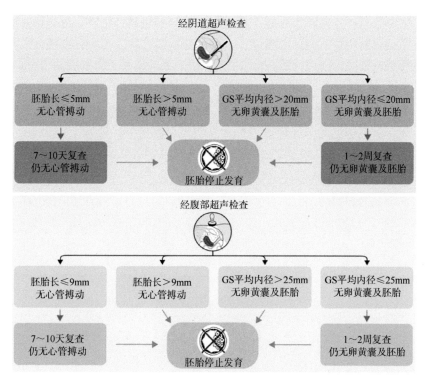

图 8-6 超声判断胚胎停止发育的标准

二、流　产

妊娠不满 28 周或胎儿体重不足 1000g 而终止者称为流产，妊娠终止于第 12 周前称为早期流产，而妊娠终止于 12 周至不足 28 周者称为晚期流产。

流产可分为自然流产和人工流产。自然流产是人类自然选择的一种方式，此时胎儿无独立生存的能力，其发生率为 10%～15%；致自然流产的因素很多，包括子宫畸形、染色体异常、孕妇内分泌失调、免疫因素、宫颈功能不全、母体传染性疾病、服用抗癌类药物、酗酒、外伤等，但有报道表明 68% 的自然流产病因不明 [6, 7]。人工流产则是指由于某种原因而使用人工方法终止妊娠者。

流产的主要临床特点为停经史、妊娠试验阳性、阴道出血、腰背部酸痛、腹部阵发性疼痛。早期流产一般先出现阴道出血，而后出现腹痛。晚期流产多先出现腹痛，后出现阴道出血。

根据流产发展的不同阶段和临床症状，可分为先兆流产、难免流产、不全流产、稽留流产和完全流产。

1. 先兆流产

（1）临床概述：先兆流产是流产过程的起点，患者多有少量阴道出血、血性分泌物或轻微下腹痛等症状，宫颈口未开，羊膜囊未破裂，胚胎及胎心正常，一般见于黄体功能不全或子宫敏感性增强的孕妇，经保胎处理后，可继续妊娠。如阴道出血量增加、腹部疼痛加剧，则有可能加重发展为难免流产。

（2）典型声像图：先兆流产在超声检查时常无异常表现，子宫、妊娠囊、囊内胚芽或胎儿大小与停经孕周相符，有胎心搏动，宫颈内口呈闭合状。部分先兆流产者可表现为妊娠囊一侧局限性新月形无回声区或云雾样低回声区（绒毛膜与子宫壁剥离、局部积血所致），见图 8-7。

CDFI：妊娠囊周围可见高速、低阻型血流信号，胚胎或胎儿内可见心管搏动样彩色血流信号，妊娠囊周围低至无回声区内部未见明显血流信号。妊娠 6.5 周前胎心搏动小于100 次 / 分，妊娠 9 周可达 180 次 / 分，妊娠 14 周约 140 次 / 分。若低于 85 次 / 分有流产倾向。

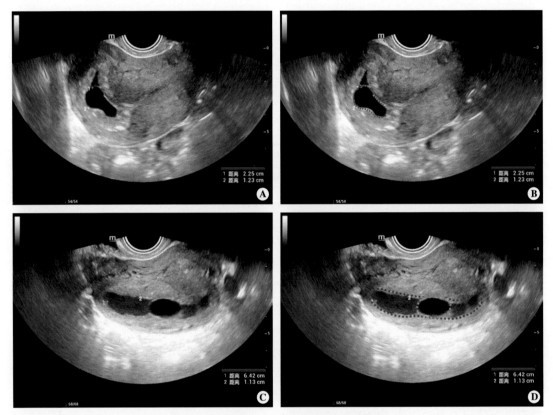

图 8-7 先兆流产（合并宫腔积液）声像图

A. 子宫矢状切面可见宫内妊娠囊，其前方可见一角形无回声区；B. 橙色标注为妊娠囊，绿色标注为角形无回声区；C. 横切面可见妊娠囊旁大面积的液性区伴点状回声；D. 绿色标注为妊娠囊，橙色标注为液性区

（3）鉴别诊断

1）早孕尚未出现胚芽时发生先兆流产，易误诊为难免流产或不全流产。如阴道出血不多，可在 1 周后复查加以鉴别。

2）先兆流产伴宫内积血时需与双胎妊娠相鉴别。双绒毛膜双胎妊娠可见 2 个妊娠囊声像，均呈强回声环，形态规则，每个妊娠囊内均可见卵黄囊、胚芽。先兆流产时宫腔内的积血多呈新月形分布，强回声壁不明显，无回声区内无卵黄囊及胚芽。

（4）临床处理：有生育要求的，给予保胎处理；无生育要求的，可行药物流产或人工流产。

2. 难免流产

（1）临床概述：难免流产是指在先兆流产的基础上，流产已不可避免，其临床症状加重，患者常合并阵发性疼痛，部分患者宫口已开，阴道出血量增多，多为新鲜出血，腹痛加剧；此时妊娠囊下移，羊膜囊已破或未破，宫颈内口已开，可见羊膜囊膨出或胚胎组织阻塞于宫颈管或阴道内。

（2）典型声像图：子宫大小与妊娠周数基本符合，宫腔内妊娠囊无增长或增长缓慢，形态不规则，宫颈内口已开，妊娠囊可部分下移至宫颈内口或宫颈管，妊娠囊变形呈葫芦状（图8-8）。子宫壁与胎膜间多可见不规则的低至无回声区。胚胎停止发育后，流产迟早会发生，也属于难免流产。

CDFI：妊娠囊内部未见彩色血流信号，存在积液时妊娠囊周围可见低至无回声区，内部未见彩色血流信号。

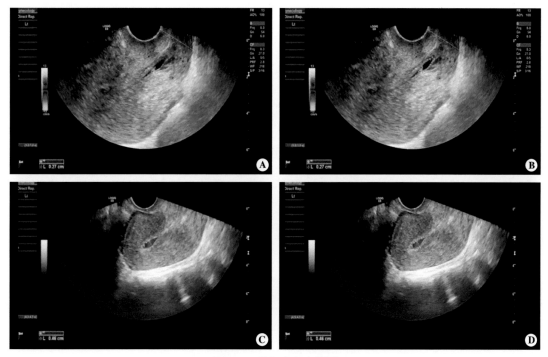

图8-8 难免流产声像图

A. 妊娠囊位于宫腔下段，形态不规则，张力欠佳，胚芽长约3mm，CDFI显示胚芽内无血流信号；B. 橙色标注为妊娠囊；
C. 宫腔上段内可见积液，内伴点状回声；D. 橙色标注为积液

（3）鉴别诊断：难免流产妊娠囊下移至宫颈时应与宫颈妊娠相鉴别。宫颈妊娠时，宫颈膨大，与宫体比例近1：1，甚至大于宫体，位于宫颈的妊娠囊内可见胚芽和胎心搏动。绒毛种植处宫颈肌层可检出丰富的血流信号。宫颈内口是否闭合亦是鉴别要点。

3. 不全流产

（1）临床概述：不全流产常由难免流产进一步发展而来，是指已有部分妊娠物排出体外，但仍有部分组织物及血块残留于宫腔内，临床表现为阴道出血增多合并阵发性腹痛加剧。不全流产患者子宫小于正常停经月份，但当宫腔内充满血块时，子宫仍可与正常停经

月份相符或大于正常停经月份。妊娠 8 周前，胎盘组织与母体结合不牢固，妊娠物常可被完整地排出体外，但妊娠 8 周后绒毛已发育良好，与母体组织结合紧密，流产一旦发生，常为胎儿先排出，胎盘及蜕膜部分或全部滞留于宫腔内。妇科检查可见宫颈口扩张，有血液自宫口流出，妊娠组织物阻塞于宫颈口或部分组织物已排入阴道内，另一部分仍残留于宫腔内。

（2）典型声像图：子宫小于停经周数，胎儿已排出，胎盘或胎膜仍滞留在宫腔内或嵌顿于宫颈口，宫腔内见不规则的斑状、团状回声（图 8-9A、B），为胎盘、蜕膜组织及宫腔内积血。宫颈管可扩张，内可见妊娠组织物阻塞。

CDFI：宫腔内残留物常可见血流信号（图 8-9C、D），PW 可探及类似滋养层细胞的低阻型血流频谱，当残留物仅为胎膜或蜕膜组织时则无血流信号。

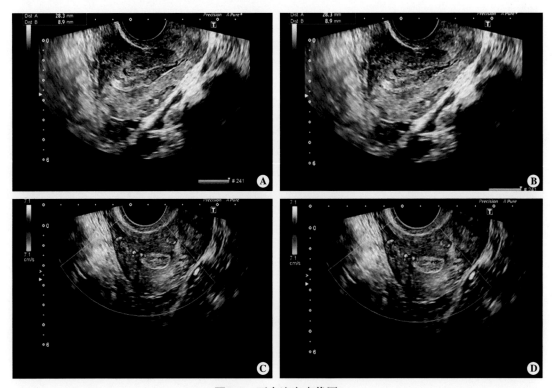

图 8-9 不全流产声像图

A. 宫腔内见不规则高回声团及积液；B. 橙色标注为高回声团及积液；C. CDFI 示高回声团周边及内部有点状血流信号；D. 橙色标注为高回声团

（3）鉴别诊断：与异位妊娠时宫腔内假妊娠囊相鉴别，异位妊娠时也存在阴道不规则出血，宫腔内假妊娠囊表现为中央无回声（积血）、周围高回声（蜕膜），需要与不全流产相鉴别。假妊娠囊常位于宫腔中央，其内无血流信号，需认真扫查，以排除异位妊娠。

4. 完全流产

（1）临床概述：完全流产指妊娠物已全部排出体外，阴道出血逐渐停止，腹痛症状缓解，妇科检查宫颈口关闭，子宫收缩良好，恢复至接近正常大小，阴道内仅见少量出血或出血已停止。

（2）典型声像图：子宫大小已恢复正常或略显饱满，妊娠物已全部排出，子宫内膜呈线状，宫腔内可有少许积血声像表现，无斑状或团块状回声。

5. 稽留流产

（1）临床概述：胎儿在子宫内死亡已超过 2 个月，滞留于宫腔内尚未自行排出者称为稽留流产。有停经及早孕反应，多曾有先兆流产的症状，此后子宫不再增大，小于正常停经月份或子宫反而缩小。妊娠反应逐渐消失，妊娠试验可转为阴性。妇科检查可发现宫颈口闭合，子宫质地不软。

（2）典型声像图：子宫小于相应孕周，宫颈内口未开；胚胎或胎儿已死亡，无胎心搏动；妊娠囊存在者，妊娠囊皱缩变形，囊壁回声减弱、变薄，内壁毛糙，见图 8-10；妊娠囊消失者，宫腔内回声杂乱，不能分辨妊娠囊和胚胎结构，呈团块状实质性回声和低或无回声区杂乱分布。

CDFI：可见肌层局灶性血流信号，可记录到类滋养层血流频谱。

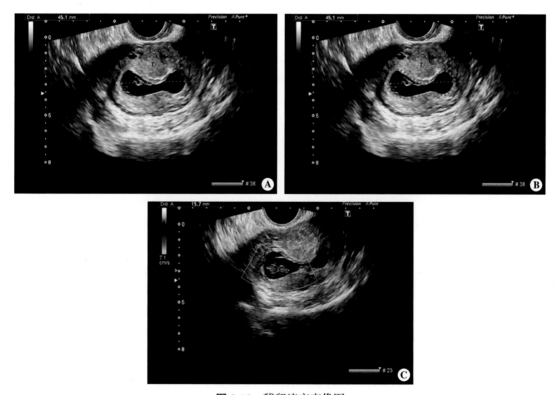

图 8-10　稽留流产声像图

A. 宫腔内见不规则形妊娠囊；B. 橙色标注为不规则形妊娠囊；C. CDFI 示胚胎内未见明显血流信号

（3）鉴别诊断：稽留流产需与葡萄胎相鉴别，葡萄胎子宫大于停经月份，质地软，宫腔内可见蜂窝状液性暗区，CDFI 显示血流信号不明显。血 hCG 水平较高。

注意：流产是一个动态的过程，超声检查仅可对检查时的状态进行描述，不能对流产做出临床分型诊断。需要提示宫腔内有无妊娠囊，妊娠囊位置，囊内有无胚胎，胚胎是否存活，妊娠囊有无变形，绒毛膜有无剥离，以及有无组织物残留等。

第三节 异位妊娠

受精卵在宫腔以外的部位着床发育，称为异位妊娠（ectopic pregnancy）[8]。约 90% 的异位妊娠发生于输卵管，以壶腹部最为多见，其次为峡部、伞部及间质部。壶腹部管壁较薄，随着妊娠囊的生长发育，容易破裂发生大出血，严重者可危及生命。异位妊娠亦可发生在宫角、子宫瘢痕、宫颈、卵巢或腹腔等部位。患者的主要临床表现有停经史、阴道不规则出血、腹痛、晕厥或休克等。实验室检查尿妊娠试验阳性、血 hCG 值升高。

与异位妊娠有关的原因主要有盆腔炎症、输卵管结核、子宫内膜异位、输卵管手术、输卵管发育异常、受精卵游走、盆腔手术、放置宫内节育器、使用性激素与避孕药、血吸虫病、辅助生殖技术、吸烟、多次流产史等[9]。

有文献报道，ART 可导致异位妊娠的发生率增加，其是自然受孕异位妊娠发生率的 2 ～ 5 倍，并且复合妊娠的发生率明显上升，因此 ART 助孕的患者应严格定期进行超声检查，并结合血清 β-hCG 测定减少异位妊娠的漏诊率[10]。

一、输卵管妊娠

1. 临床概述 输卵管妊娠即受精卵种植于输卵管。与宫内妊娠不同，输卵管黏膜不能形成完整的蜕膜层，受精卵直接侵蚀输卵管肌层，绒毛侵及肌层微血管，引起局部出血，进而由蜕膜细胞、肌纤维及结缔组织形成包膜，妊娠囊被包于其中[11]。因输卵管壁薄弱，管腔狭小，不能适应胎儿的生长发育，当输卵管膨大到一定程度时，即可引起输卵管妊娠流产或破裂。输卵管妊娠的主要临床表现为有停经史、腹痛、阴道出血、晕厥等；未破裂型输卵管妊娠无明显腹痛；流产型输卵管妊娠有腹痛但不剧烈；破裂型腹痛较剧烈，伴贫血；陈旧型输卵管妊娠不规则阴道出血时间较长，曾有剧烈腹痛，后呈持续性隐痛。

2. 典型声像图 子宫形态饱满，子宫内膜回声增厚，宫腔内无妊娠囊，少数患者宫腔内可见假妊娠囊；附件区可见不同类型的包块，与卵巢具有相对运动，包块处探头压痛明显，可合并盆腔积液。

根据附件区包块二维声像的不同可将输卵管妊娠分为以下类型[12-14]。

（1）妊娠囊型：附件区卵巢旁可见妊娠囊结构，壁厚、回声强，中央无回声，似甜面圈，故称甜面圈征（Donut 征）。CDFI 于妊娠囊周边可见半环形血流信号，频谱多普勒超声显示中至低速低阻型动脉血流频谱，RI 值常小于 0.40；停经 6 周以上经阴道超声扫查发现部分人群可以观察到卵黄囊、胚胎和原始心管搏动。此期盆腔和腹腔多无积液声像（图 8-11）。

（2）流产型：附件区可观察到边界欠清、形态不规则的混合回声包块，包块内有时可以辨认 Donut 征，CDFI 显示病灶内有局限性血流信号，频谱多普勒超声显示为低阻型血流频谱；盆腔内可见积液，量较少。

（3）破裂型：附件区可见较大、形态不规则的混合回声包块，边界模糊，内部回声杂乱，难以辨认 Donut 征；CDFI 于包块内部可见点状彩色血流信号，偶可记录到类滋养层周围血流；盆腔、腹腔内见大量游离性积液，内伴密集点状或云雾样回声（图 8-12）。

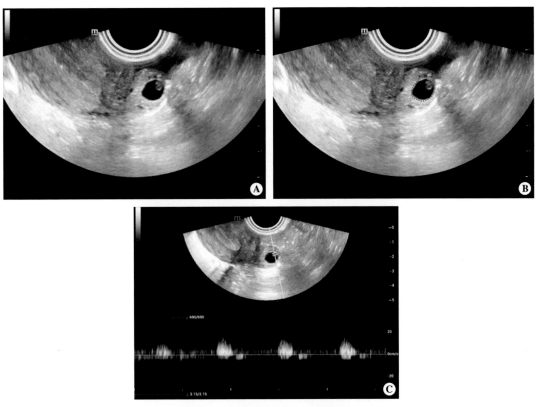

图 8-11 输卵管妊娠（未破裂型）

A.附件区可见妊娠囊回声，其内可见卵黄囊、胚胎；B.橙色标注为妊娠囊回声；C.频谱多普勒超声显示妊娠囊内有胎心搏动

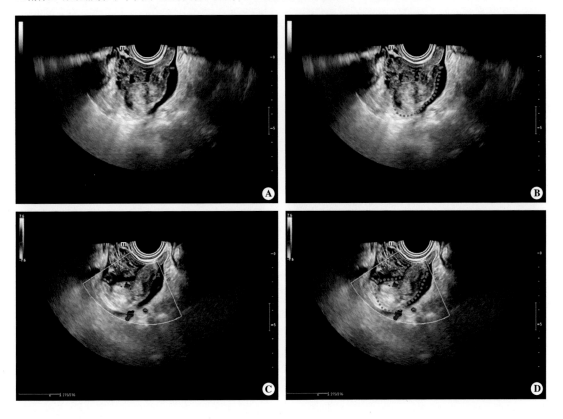

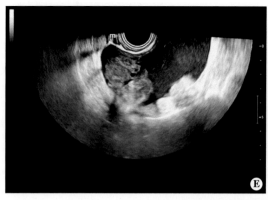
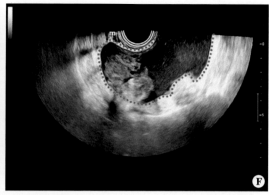

图 8-12 输卵管妊娠（破裂型）

A. 附件区不均质混合回声包块，体积较大，形态不规则，内部回声杂乱，边界模糊；B. 橙色标注为不均质混合回声包块；
C. CDFI 于包块内可见少量彩色血流信号；D. 橙色标注为包块；E. 盆腔内游离性积液；F. 橙色标注为积液

（4）陈旧型：附件区可见实质性不均匀的中、高回声包块，边界模糊，包块内不能辨认 Donut 征；盆腔内可见少量积液。CDFI 显示包块内血流信号不丰富，包块边缘可检出少许血流信号。

3. 输卵管间质部妊娠 超声表现为子宫内膜增厚，宫腔内无妊娠囊，宫底一侧向外突出一包块，内见妊娠囊结构，囊内可见胚芽或胚胎，妊娠囊周围无子宫肌层包绕，并且子宫内膜线在角部呈闭合状，子宫内膜与包块无连续关系（图 8-13）。

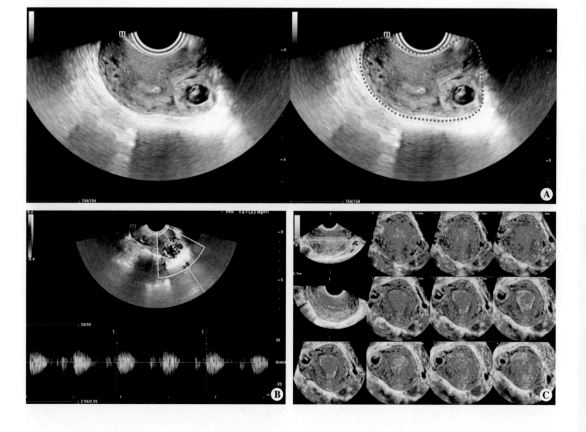

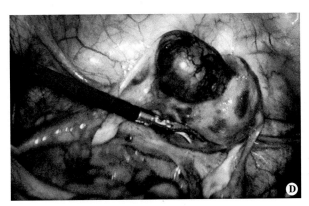

图 8-13 左侧输卵管间质部妊娠声像图

A. 妊娠囊位于左侧宫角旁,外周未见明显肌层包绕;绿色标注为妊娠囊,橙色标注为子宫;B. CDFI 示妊娠囊周边有条状血流信号,胚胎内可检出胎心搏动;C. 断层超声显示妊娠囊与宫角区肌层的关系;D. 术中可见左侧输卵管间质部的妊娠囊,局部呈紫黑色,周围未见子宫肌层包绕

4. 鉴别诊断

(1)破裂型异位妊娠需要与黄体破裂相鉴别:黄体破裂多发生在月经周期后期,一般无停经史,临床上表现为大量内出血、突起腹痛。超声表现为子宫未见明显增大,子宫内膜无明显增厚,患侧卵巢增大,可见不规则混合回声包块,盆、腹腔可见积液。血与尿妊娠试验阴性。

(2)输卵管间质部妊娠需要与宫角妊娠相鉴别:宫角妊娠的妊娠囊位于宫腔的一侧宫角,妊娠囊与宫腔相连。详见本节宫角妊娠。

(3)输卵管妊娠宫腔积血需要与难免流产相鉴别:难免流产时宫腔内妊娠囊变形,强回声环变薄,回声减低,与输卵管妊娠宫腔积血形成的假妊娠囊相似,但难免流产的妊娠囊内有时可见变形的卵黄囊(直径多＞ 7mm)及胚芽,双附件区无包块表现。

二、宫颈妊娠

1. 临床概述 宫颈妊娠是指妊娠囊在宫颈管内(即宫颈组织学内口以下宫颈管内)着床和发育[13]。宫颈妊娠多见于经产妇,有停经史和早孕反应。宫颈妊娠的临床特征是无痛性出血。阴道出血,起初为血性分泌物或少量出血,继而大量阴道出血。出血多自妊娠5 周开始,在妊娠 7 ～ 10 周常为大量出血。妇科三合诊检查可发现宫颈明显增大。

2. 典型声像图 宫体内无妊娠囊,子宫内膜增厚,宫腔线清晰,宫颈内口闭合,宫颈增大,宫颈和宫体呈葫芦样改变,高回声绒毛附着于宫颈管壁,CDFI 于妊娠囊周边可检出环状血流信号,频谱多普勒超声显示低阻型血流频谱(图 8-14)。少数妊娠囊内可见卵黄囊、胚胎及胎心搏动,可明确宫颈妊娠。妊娠早期,宫颈可无明显增大而缺乏葫芦样特征。

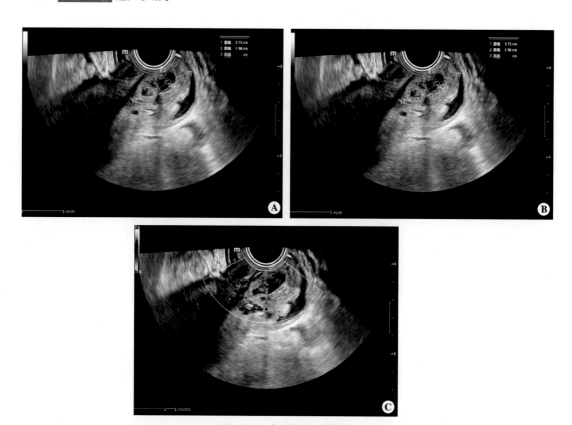

图 8-14 宫颈妊娠声像图

A. 宫颈处可见妊娠囊回声；B. 橙色标注为妊娠囊；C. CDFI 示妊娠囊周边有条状血流信号

3. 鉴别诊断 宫颈妊娠容易与难免流产妊娠囊脱落至宫颈管内相混淆。难免流产时宫腔内妊娠囊变形、下移，胚胎无胎心搏动，宫颈大小正常，宫颈内口张开，宫颈肌层无低阻的滋养血流信号。

三、瘢痕妊娠

1. 临床概述 瘢痕妊娠是指胚胎着床于剖宫产术后子宫前壁下段的瘢痕处，属于宫内异位妊娠[15]。患者有剖宫产史、停经史，血、尿妊娠试验阳性，停经后有不规则阴道出血伴或不伴下腹痛。临床表现主要包括无痛性阴道出血、药物流产时无绒毛或胎盘排出、人流或清宫时阴道大量出血、子宫壁异常包块、hCG 持续高值或腹腔内出血、休克等。

2. 典型声像图 根据 2016 年中华医学会《剖宫产术后子宫瘢痕妊娠诊治专家共识》，剖宫产术后子宫瘢痕妊娠（CSP）患者分为 4 型。

Ⅰ型：妊娠囊部分着床于子宫瘢痕处，部分或大部分位于宫腔，妊娠囊与膀胱间肌层厚度＞ 3mm。

Ⅱ型：妊娠囊部分着床于子宫瘢痕处，部分或大部分位于宫腔，妊娠囊与膀胱间肌层厚度≤ 3mm。

Ⅲ型：妊娠囊完全着床于子宫瘢痕处肌层并向膀胱方向外凸，宫腔及宫颈管内空虚，妊娠囊与膀胱间肌层厚度 ≤ 3mm。

Ⅳ型（Ⅲ型特殊包块型）：位于子宫下段瘢痕处的混合回声包块。

CDFI：妊娠囊或包块内部及周边有较丰富的血流信号，可探及高速低阻的动脉血流频谱及静脉样血流频谱（图 8-15）。

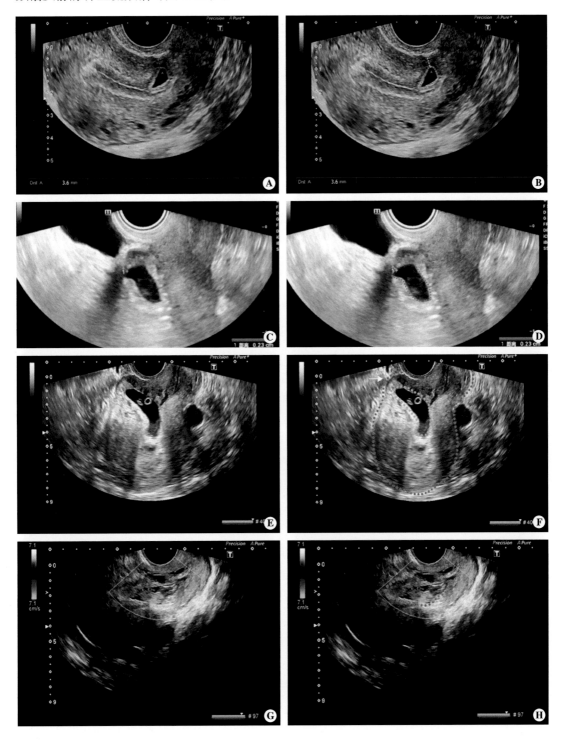

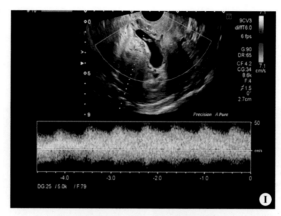

图 8-15 不同类型瘢痕妊娠

A. 妊娠囊部分着床于子宫瘢痕处，部分或大部分位于宫腔，妊娠囊与膀胱间肌层厚度为 3.6mm；B. 橙色标注为妊娠囊，绿色标注为妊娠囊与膀胱间肌层厚度；C. Ⅱ型，妊娠囊部分着床于子宫瘢痕处，部分或大部分位于宫腔，妊娠囊与膀胱间肌层厚度为 2.3mm；D. 橙色标注为妊娠囊，绿色标注为妊娠囊与膀胱间肌层厚度；E. Ⅲ型，妊娠囊完全着床于子宫瘢痕处肌层并向膀胱方向外凸，无妊娠囊与膀胱间肌层；F. 橙色标注为子宫，绿色标注为妊娠囊，箭头所示膀胱方向的外凸；G. Ⅳ型（Ⅲ型特殊包块型），位于子宫下段瘢痕处的混合回声包块，形态不规则，瘢痕处可见成角；H. 橙色标注为包块；I. 妊娠囊周边可探及高速低阻的动脉血流频谱

3. 鉴别诊断 瘢痕妊娠需要与子宫峡部妊娠、宫颈妊娠、难免流产及不全流产相鉴别，主要依据临床病史，包括有无剖宫产手术史、妊娠囊位置及与剖宫产瘢痕的密切程度等进行鉴别诊断。

4. 临床处理 CSP 的治疗原则是早诊断、早终止、早清除[16]。目前国内外对 CSP 的治疗尚无统一规范的指南，文献报道的治疗方法有以下几类：期待治疗、药物治疗、手术治疗及介入治疗[17-21]。药物治疗中甲氨蝶呤（MTX）是首选药，研究结果显示，药物治疗 CSP 具有一定的效果，但治疗总时间长，并且有治疗失败的可能，成功率在 71% ～ 83%[22]。手术治疗常采用超声引导清宫术，即直接清除妊娠物而达到治疗目的，其次是妊娠物清除＋子宫瘢痕修补术，目的是清除妊娠物的同时，切除子宫瘢痕组织，并行子宫前壁修补术，修复薄弱的前壁肌层，恢复正常的解剖结构[23]。介入治疗中子宫动脉栓塞术有独特的优势，创伤少、风险小、疗效好、并发症少，为避免侧支循环建立，建议在子宫动脉栓塞术后 72 小时内完成 CSP 妊娠物的手术清除操作[24]。

四、宫角妊娠

1. 临床概述 宫角妊娠是指受精卵种植在子宫角部。严格说宫角妊娠只是一个暂时性诊断，如果大部分绒毛种植于功能层内膜，随着妊娠囊增大，其向宫腔内生长，成为正常妊娠。如大部分绒毛种植于输卵管开口处，妊娠囊向输卵管间质部生长，则发展为异位妊娠[25, 26]。

2. 典型声像图 超声下可见妊娠囊偏向宫腔一角，宫腔一角可略有突出，但妊娠囊周围仍有完整肌层包绕（图 8-16）。

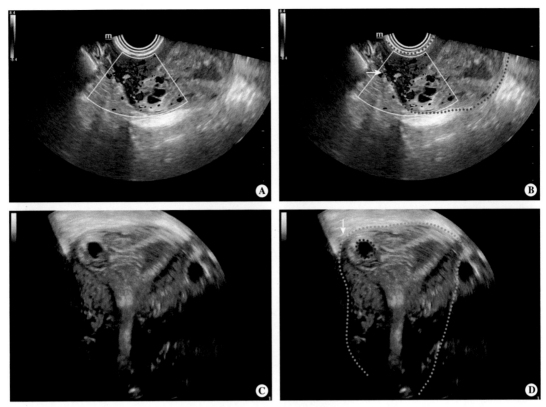

图 8-16 宫角妊娠声像图

A.妊娠囊位于右侧宫角区，外周可见肌层包绕；CDFI示妊娠囊周边有条状血流信号；B.橙色标注为子宫，箭头所示为右侧宫角；
C.三维超声成像显示妊娠囊位于右侧宫角；D.绿色标注为子宫，粉色标注为妊娠囊，箭头所示为右侧宫角

3.临床处理 早期妊娠当发现妊娠囊种植在一侧宫角时，应于 1～2 周后复查，观察妊娠囊是否向宫腔内生长，如向输卵管生长，妊娠囊周围局部肌层不完整，则成为输卵管间质部妊娠。

五、腹 腔 妊 娠

1.临床概述 腹腔妊娠是指位于输卵管、卵巢、阔韧带以外的腹腔内妊娠，可分为原发性和继发性两类。原发性腹腔妊娠是指受精卵直接种植于腹膜、肠系膜、大网膜等处，其诊断标准为：①输卵管卵巢必须正常，无输卵管、卵巢妊娠的证据；②无子宫腹膜瘘形成；③妊娠只存在于腹腔内，无输卵管妊娠的可能。继发性腹腔妊娠多发生于输卵管妊娠及卵巢妊娠流产或破裂。患者有停经史，呈贫血貌，有早期妊娠时突然腹部剧痛或伴有少量阴道出血病史，由于腹腔妊娠胎盘附着异常，血供不足，胎儿不易存活至足月。如存活至足月，检查时难以扪清子宫轮廓，却可较清楚地扪到胎儿肢体，且胎心清晰。

2. 典型声像图 宫腔内无妊娠囊或妊娠中晚期宫颈纵切面难以显示宫颈与增大宫体肌壁组成的倒喇叭口样声像。早期腹腔妊娠较难定位，因为妊娠囊可以异位到腹腔内任何部位。较大孕周的腹腔妊娠，妊娠囊或羊膜囊周围无光滑、较厚的低回声子宫肌壁包绕，胎儿与孕妇腹壁贴近。若胎儿死亡，胎体边界不清；由于羊水量不足，胎盘多处粘连及部分被肠管覆盖，胎盘呈边界不清的不均质性回声包块。

3. 鉴别诊断

（1）输卵管妊娠：早期腹腔妊娠与输卵管妊娠不易鉴别。位于盆腔以外如脾肾之间、肝肾之间的腹腔妊娠较易与输卵管妊娠相鉴别。

（2）残角子宫妊娠：较大孕周的残角子宫妊娠由于妊娠囊周边的低回声肌层十分薄，难以与腹腔妊娠时妊娠囊周边的腹膜、大网膜包裹相鉴别，易误诊为腹腔妊娠。但残角子宫妊娠包块经多切面扫查能够显示其与子宫相连的某些特征，腹腔妊娠包块不与子宫相连。

4. 临床处理 早期腹腔妊娠难以与其他类型异位妊娠相鉴别，胎儿较大时需进行手术剖宫取胎。

六、卵 巢 妊 娠

1. 临床概述 卵巢妊娠是指受精卵在卵巢组织内种植、生长及发育。卵巢妊娠罕见，与输卵管异位妊娠表现相似，同样有停经、腹痛、阴道出血、腹腔内出血、腹腔压痛和反跳痛、后穹隆触痛等临床表现，由于卵巢与输卵管紧贴，无论临床还是超声鉴别均有困难，术前诊断率极低。由于卵巢组织疏松，血运丰富，一旦胚胎植入，无论皮质还是髓质均不能承受滋养细胞的侵蚀，极易早期破裂。

2. 典型声像图 子宫饱满，蜕膜组织较厚，卵巢妊娠未破裂时，该侧卵巢增大、形态不规则，其内可见一小的环状强回声，中心部呈液性，并且卵巢周围无肿物。破裂后形成形态不规则的杂乱回声包块，边界模糊，与输卵管妊娠破裂难以鉴别（图 8-17）。

CDFI：卵巢内妊娠囊周围可见较丰富的低阻血流信号。

3. 鉴别诊断

（1）输卵管妊娠：卵巢妊娠表现为在各个切面，包块与卵巢始终紧密连在一起（无滑动征），未破裂型输卵管妊娠则相反。卵巢妊娠破裂后与输卵管妊娠破裂难以鉴别，但输卵管妊娠破裂后经阴道超声可显示正常卵巢，卵巢妊娠破裂者则不能显示。

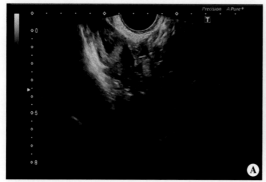
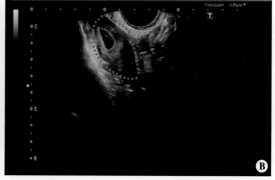

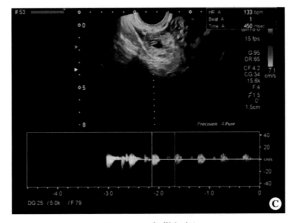

图 8-17　卵巢妊娠

A. 卵巢内可见妊娠囊，边界清晰，可见卵黄囊及胎芽；B. 橙色标注为卵巢，绿色标注为妊娠囊；C. 频谱多普勒超声显示在胎芽内可检出胎心搏动

（2）黄体：妊娠黄体以周边为环状或半环状血流分布为主，RI 为 0.5 左右，而卵巢妊娠以局灶性血流分布为主，二者 RI 存在较大重叠。应注意观察包块内部回声，如高于卵巢实质回声，更支持卵巢妊娠，妊娠黄体以低回声包块为主（图 8-18）。

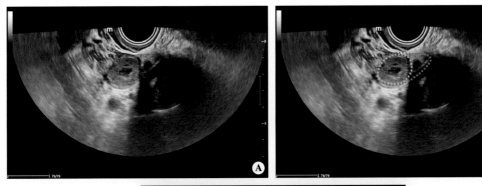

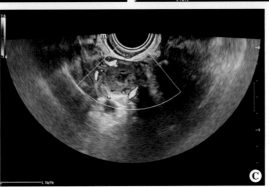

图 8-18　妊娠黄体

A. 卵巢内可见一类圆形包块，边界清晰，周边呈中等回声，中心呈液性；B. 橙色标注为卵巢，绿色标注为包块；C. CDFI 于周边可检出环形血流信号

4. 临床处理　卵巢妊娠主要通过手术切除卵巢进行治疗，部分妊娠未破裂患者可进行

药物保守治疗。

<h1 style="text-align:center">七、复合妊娠</h1>

1. 临床概述 复合妊娠（heterotopic pregnancy，HP）指宫内妊娠合并异位妊娠。在自然妊娠人群中，HP 的发病率为 1/（2600 ~ 30 000）[27, 28]，在药物促排卵指导自然受孕或行人工授精妊娠的人群中，HP 的发病率升高至 1/100[29, 30]，在采用体外受精 - 胚胎移植妊娠的人群中，由于多胚胎移植，HP 的发病率略上升，但随着选择性单胚胎移植策略的逐步推广，HP 的发病率有所下降[31, 32]。HP 的临床表现各异，与孕周、宫内外胚胎的发育情况、异位妊娠的部位及有无破裂有关[33]。

2. 典型超声图像 HP 中异位妊娠部位不同，可以有不同的超声表现，如宫角妊娠、宫颈妊娠、瘢痕妊娠等。需要特别注意的是，即使宫内发现妊娠囊时，也要高度警惕发生异位妊娠的可能，不能忽视宫角或附件区的扫查，宫外妊娠囊发育也可能会落后于宫腔内。另外，当患者合并卵巢黄体囊肿或卵巢过度刺激综合征时，易掩盖异位妊娠的包块。有研究发现，HP 患者的血清 β-hCG 水平高于宫内单胎妊娠，低于宫内双胎妊娠。因此，对于使用辅助生殖技术的患者，检查者既要了解采用的技术类型，也要结合患者的血清 β-hCG 水平减少异位妊娠的漏诊。

<h1 style="text-align:center">第四节　双胎及多胎妊娠</h1>

多胎妊娠是指一次妊娠同时有 2 个或 2 个以上胎儿的妊娠。以双胎多见，三胎少见，四胎或四胎以上罕见。近年来，随着辅助生殖技术在临床上的广泛使用，双胎妊娠的发生率越来越高。根据受精卵的个数及分化时间的早晚，双胎妊娠可分为双绒毛膜囊双羊膜囊（dichorionic diamniotic，DCDA）双胎，约占 76%（图 8-19 ~ 图 8-21）；单绒毛膜囊双胎妊娠，约占 24%，其中单绒毛膜囊双胎妊娠又进一步分为单绒毛膜囊双羊膜囊（monochorionic diamniotic，MCDA）双胎和单绒毛膜囊单羊膜囊（monochorionic monoamniotic，MCMA）双胎，分别约占 22% 和 2%[34, 35]（图 8-22）。

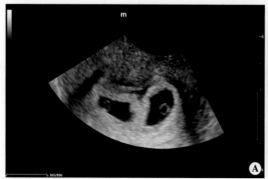
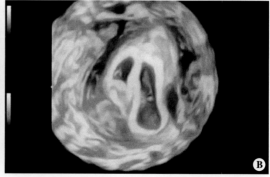

图 8-19 移植 24 天双绒毛膜囊双羊膜囊双胎妊娠，宫腔内可见两个妊娠囊，每个妊娠囊内可见一个卵黄囊（A）；三维图像可见两个妊娠囊回声（B）

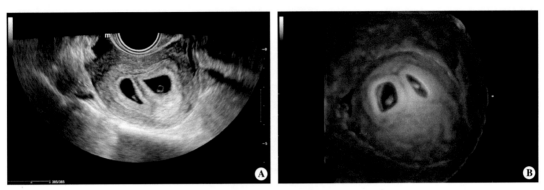

图 8-20 自然妊娠 40 天双绒毛膜囊双羊膜囊双胎

A.宫腔内可见两个妊娠囊，每个妊娠囊内可见一个卵黄囊；B.三维超声宫腔内可见两个妊娠囊

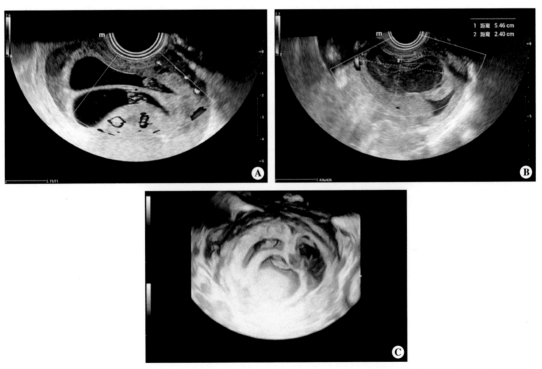

图 8-21 移植 35 天双绒毛膜囊双羊毛膜囊双胎妊娠伴宫腔出血，宫腔内可见两个妊娠囊，每个妊娠囊内皆可见一胎芽，CDFI 于其内可检出胎心（A）；宫腔另可见积液，积液内伴点状及絮状回声，CDFI 于其内未检出血流信号（B）；三维超声在宫腔内可见两个妊娠囊及宫腔积液（C）

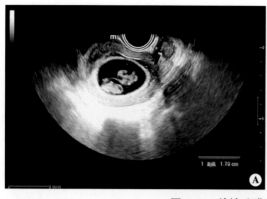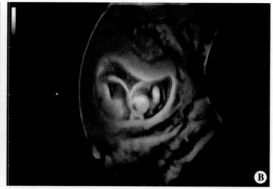

图 8-22 单绒毛膜囊双羊膜囊双胎妊娠

A. 宫腔内可见一个妊娠囊，其内可见两个羊膜囊，每个羊膜囊内可见一个胎芽；B. 三维超声可见宫腔内有一个妊娠囊，妊娠
囊内可见两个羊膜囊

双胎妊娠可以由两个独立的卵子或单个卵子受精而形成，约 2/3 的双胎是双卵双胎，1/3 是单卵双胎[36]。所有双卵双胎均形成 DCDA。单卵双胎根据受精卵分化的早晚可形成 DCDA、MCDA 或 MCMA。如在受精第 4 天前分离成独立两份，则形成 DCDA；如在受精后 4～8 天细胞群形成时分离成独立两份，则形成 MCDA；如在受精后第 8 天以后分离成独立两份，则形成 MCMA；如在受精第 13 天以后胚盘分化不完全，则形成各种形式的连体双胎，所有连体双胎均发生在 MCMA 中。

由于单绒毛膜囊双胎比双绒毛膜囊双胎妊娠具有更高的围生儿发病率和病死率，因此明确双胎类型对产前咨询和临床处理有非常重要的指导意义。

超声诊断双胎妊娠的类型主要通过观察羊膜囊和绒毛膜囊数目来确定，超声区分双胎妊娠的羊膜囊和绒毛膜囊在早期妊娠最准确。超过早期妊娠，精确区分绒毛膜囊和羊膜囊的难度增加。

一、绒毛膜囊计数

第 6～9 孕周时，行超声计数妊娠囊数目较为准确，妊娠囊数即为绒毛膜囊数。单胎妊娠而言，经阴道超声于第 5 孕周即能显示。但在多胎妊娠中，第 6 孕周以前超声可能会少计数妊娠囊数目，这种情况大约出现在 15% 的病例中。如超声检查可见两个独立的妊娠囊，表示为 DCDA，但需要在后期的检查中正确判断其绒毛膜性。由于试管婴儿是直接将囊胚期的受精卵输入宫腔，故试管婴儿则肯定为 DCDA。

二、羊膜囊计数

1. 双绒毛膜囊双胎妊娠的羊膜囊计数　由于羊膜分化发生于绒毛膜之后，双绒毛膜囊一定有双羊膜囊。超声评估羊膜囊的个数可通过在第 6 孕周时，计数每个妊娠囊内胎心搏动来估计，如果两个妊娠囊各自有单个胚芽或胎心搏动则可诊断为双绒毛膜囊双羊膜囊双胎妊娠。

2. 单绒毛膜囊双胎妊娠的羊膜囊计数 若超声检查显示 1 个妊娠囊内含有 2 个胚芽，则可能为 MCDA 或 MCMA，这时须清楚显示羊膜囊数目才能诊断。妊娠第 7 ～ 8 周时，超声能常规显示羊膜囊，经阴道超声比经腹部超声更易清楚显示羊膜腔，常能清楚显示 2 个分开的羊膜囊，则可明确诊断为 MCDA。如 2 个胚芽间未见分隔羊膜，则可考虑为 MCMA，但在后期孕检时仍需仔细查找双胎分隔膜，以排除 MCDA。

3. 羊膜囊数等于卵黄囊数 超声显示卵黄囊较显示羊膜囊早 2 周，卵黄囊数对应羊膜囊数，因此单绒毛膜囊双胎妊娠在显示羊膜囊以前，可通过超声显示卵黄囊的数量来确定羊膜囊。单绒毛膜囊单羊膜囊双胎妊娠多只有一个卵黄囊，极少数可能存在部分分开的卵黄囊，这取决于早期受精卵的分裂时期。对于妊娠 8 周前超声显示的一个卵黄囊的双胎妊娠妇女应追踪观察，再次评估卵黄囊的个数，以进一步明确是否为单羊膜囊双胎妊娠。

参 考 文 献

[1] 李胜利，罗国阳. 胎儿畸形产前超声诊断学. 北京：科学出版社，2004.

[2] 陈智毅. 生殖超声诊断学. 北京：科学出版社，2018.

[3] 中华医学会超声医学分会妇产超声学组，国家卫生健康委妇幼司全国产前诊断专家组医学影像组. 超声产前筛查指南. 中华超声影像学杂志，2022，31（1）：1-12.

[4] Assefa N，Berhane Y，Worku A，et al.Pregnancy rates and pregnancy loss in eastern Ethiopia. Acta Obstet Gynecol Scand，2013，92（6）：642-647.

[5] 欧玉华，张建平. 辅助生殖技术妊娠期疾病诊疗进展. 中华产科急救电子杂志，2019，8（3）：129-132.

[6] Expert Panel on Women's Imaging，Brown DL，Packard A，et al. ACR Appropriateness Criteria® first trimester vaginal bleeding. J Am Coll Radiol，2018，15（5S）：S69-S77.

[7] Scibetta EW，Han CS. Ultrasound in early pregnancy：viability，unknown locations，and ectopic pregnancies. Obstet Gynecol Clin North Am，2019，46（4）：783-795.

[8] ESHRE working group on Ectopic Pregnancy，Kirk E，Ankum P，et al. Terminology for describing normally sited and ectopic pregnancies on ultrasound：ESHRE recommendations for good practice. Hum Reprod Open，2020，2020（4）：55.

[9] Dooley W，DeBraud L，Memtsa M，et al. Physical resolution of tubal ectopic pregnancy on ultrasound imaging following successful expectant management. Reprod Biomed Online，2020，40（6）：880-886.

[10] Refaat B，Dalton E，Ledger WL. Eetopic pregnancy secondary to in vitro fertilisation—embryo transfer：pathogenic mechanisms and management strategies. Reprod Biol Endocrinol，2015，13：30.

[11] Elson CJ，Salim R，Potdar N，et al. On behalf of the Royal College of Obstetricians and Gynaecologists. Diagnosis and Management of Ectopic Pregnancy：Green-top Guideline No.21. BJOG，2016，123（13）：e15-e55.

[12] 中国医师协会超声医师分会. 中国妇科超声检查指南. 北京：人民卫生出版社，2017.

[13] 翟虹. 彩色多普勒超声诊断异位妊娠的临床价值研究. 现代医用影像学，2021，30（9）：1761-1763.

[14] 寇文江，吴天宁. 经阴道超声联合腹部超声诊断异位妊娠患者的超声图像特征探究. 影像研究与医学应用，2021，5（21）：171-172.

[15] 林惠芬，李祝有，张桃桃，等. 经腹和经阴道超声在剖宫产瘢痕妊娠分型诊断中的价值分析. 现代医用影像学，2021，30（8）：1564-1566.

[16] 金力，陈蔚琳，周应芳. 剖宫产术后子宫瘢痕妊娠诊治专家共识（2016）. 全科医学临床与教育，2017，15（1）：5-9.

[17] Wang M，Yang Z，Li Y，et al. Conservative management of cesarean scar pregnancies：a prospective randomized controlled trial at a single center. Int J clin Exp Med，2015，8（10）：18972-18980.

[18] 孙丽锋，吴秀琴，刘玲芳，等. 瘢痕妊娠超声诊断分型对临床治疗方案选择的价值. 中国超声医学杂志，2021，37（7）：811-814.

[19] 李源，向阳，万希润，等. 包块型剖宫产术后子宫瘢痕妊娠 39 例临床分析. 中华妇产科杂志，2014，49（1）：10-13.

[20] 向阳. 关于剖宫产瘢痕妊娠的分型与治疗方法的选择. 中华妇产科临床杂志，2012，13（6）：401-404.

[21] 熊明涛，王亚梅，王慧，等.不同超声分型剖宫产术后子宫瘢痕妊娠的预后分析.中国超声医学杂志，2019，35（11）：1027-1029.

[22] Mehmet SK，Gulsum U，Mehmet D，et al. Successful medical treatment of cesarean scar ectopic pregnancies with systemic multidose methotrexate：single center experience. J Obstet Gynaecol Res，2014，40（6）：1700-1706.

[23] Liu S，Sun J，Cai B，et al. Management of cesarean scar pregnancy using ultrasound guided dilation and curettage. J Minim Invasive Gynecol，2016，23（5）：707-711.

[24] 李洪滨，程勇华，李晓辉，等.子宫动脉栓塞术对剖宫产术后子宫瘢痕妊娠患者临床疗效及生育功能的影响.中国妇幼保健，2018，33（15）：3488-3490.

[25] 何丽英.经阴道超声对体外受精-胚胎移植术后宫角妊娠与输卵管间质部妊娠的鉴别分析.中国实用医药，2019，14（27）：53-54.

[26] 蒋晓玲.宫角妊娠、宫角合并间质部妊娠与间质部妊娠的早期经阴道彩色多普勒超声的诊断及鉴别.中国医师杂志，2014，16（2）：272-275.

[27] Devoe RW，Pratt JH. Simultaneous intrauterine and extrauterine pregnancy. Am J Obstet Gynecol，1948，56（6）：1119-1126.

[28] Richards SR，Stempel LE，Carlton BD. Heterotopic pregnancy：reappraisal of incidence. Am J Obstet Gynecol，1982，142（7）：928-930.

[29] Berger MJ，Taymor ML. Simultaneous intrauterine and tubal pregnancies following ovulation induction. Am J Obstet Gynecol，1972，113（6）：812-813.

[30] Gemzell C，Guillome J，Wang CF. Ectopic pregnancy following treatment with human gonadotropins. Am J Obstet Gynecol，1982，143（7）：761-765.

[31] Clayton HB，Schieve LA，Peterson HB，et al. Ectopic pregnancy risk with assisted reproductive technology procedures.Obstet Gynecol，2006，107（3）：595-604.

[32] Perkins KM，Boulet SL，Kissin DM，et al. Risk of ectopic pregnancy associated with assisted reproductive technology in the United States 2001-2011. Obstet Gynecol，2015，125（1）：70-78.

[33] 中国优生科学协会生殖道疾病诊治分会，中国优生科学协会肿瘤生殖学分会.复合妊娠诊治中国专家共识（2022年版）.中国实用妇科与产科杂志，2022，38（12）：1207-1214.

[34] 周艳，徐丽玲，汪平，等.双绒毛膜及单绒毛膜双胎与妊娠期并发症及围生儿结局分析.实用妇产科杂志，2012，28（5）：347-350.

[35] 张春风，吴堂珍，梁丽华.妊娠早期超声筛查不同绒毛膜性双胎妊娠的价值.中国医药科学，2015，5（13）：167-168.

[36] 中国妇幼保健协会双胎妊娠专业委员会.双胎早产诊治及保健指南（2020年版）.中国实用妇科与产科杂志，2020，36（10）：949-956.

缩写列表

缩写	英文	中文
A	androgen	雄激素
AFC	antral follicle count	窦卵泡计数
AFS	american fertility society	美国生殖协会
AMH	anti-Müllerian hormone	抗米勒管激素
ART	assisted reproductive technology	人类辅助生殖技术
bE_2	basal oestradiol	基础雌二醇
bFSH	basal follicle-stimulating hormone	基础卵泡刺激素
bLH	basal luteinizing hormone	基础黄体生成素
CC	clomiphene citrate	氯米芬
CDFI	color Doppler flow imaging	彩色多普勒血流成像
CE-MRA	contrast enhanced magnetic resonance angiography	磁共振对比增强血管造影
CEUS	contrast-enhanced ultrasound	超声造影
COH	controlled ovarian hyperstimulation	控制性超促排卵
COS	controlled ovarian stimulation	控制性卵巢刺激
CRL	crown-rump length	胎儿头臀长
CSP	caesarean scar pregnancy	剖宫产瘢痕部位妊娠
CT-HSG	computerize tomographic hysterosalpingography	CT 子宫输卵管造影
CW	continuous wave Doppler	连续多普勒
DCDA	dichorionic diamniotic	双绒毛膜囊双羊膜囊
DES	diethylstilbestrol	己烯雌酚
DIE	deep infiltrating endometriosis	深部浸润型子宫内膜异位症
DOR	diminished ovarian reserve	卵巢储备功能减退
E	estrogen	雌激素
EC	endometrial carcinoma	子宫内膜癌
EDV	end-diastolic velocity	舒张末期血流速度
EH	endometrial hyperplasia	子宫内膜增生
EMP	endometrial polyp	子宫内膜息肉
ER	endometrial receptivity	子宫内膜容受性
ERA	endometrial receptivity analysis	子宫内膜容受性分析
ESGE	European Society for Gynaecological Endoscopy	欧洲妇科内镜学会

缩写	英文	中文
ESHRE	European Society of Human Reproduction and Embryology	欧洲人类生殖与胚胎学会
FI	flow index	血流指数
FIGO	International Federation of Gynecology and Obstetrics	国际妇产科联盟
FSH	follicle-stimulating hormone	卵泡刺激素
GCT	granulosa cell tumor	颗粒细胞瘤
GN	gonadotropin	促性腺激素
GnRH	gonadotropin-releasing hormone	促性腺激素释放激素
hCG	human chorionic gonadotropin	绒毛膜促性腺激素
HDT	hydrotubation	输卵管通液术
HH	hypogonadotropic hypogonadism	低促性腺激素性腺功能减退
HP	heterotopic pregnancy	复合妊娠
HPO	hypothalamic-pituitary-ovarian axis	下丘脑 - 垂体 - 性腺轴
HPRF	high pulsed repetition frequency Doppler	高脉冲重复频率多普勒
HPV	human papilloma virus	人乳头瘤病毒
HRT	hormone replacement therapy	激素替代治疗
HSG	hysterosalpingography	子宫输卵管造影术
HyCoSy	hysterosalpingo-contrast sonography	子宫输卵管超声造影
IHH	idiopathic hypogonadotropic hypogonadism	特发性低促性腺激素性腺功能减退
INH-B	inhibin B	抑制素 B
IUA	intrauterine adhesions	宫腔粘连
IUI	intra-uterine insemination	人工授精
IVF-ET	in vitro fertilization and embryo transfer	体外受精 - 胚胎移植
IVM	in vitro maturation	未成熟卵体外成熟
JZ	junctional zone	结合带
LE	letrozole	来曲唑
LH	luteinizing hormone	黄体生成素
LUFS	luteinized unruptured follicle syndrome	未破裂卵泡黄素化综合征
MCDA	monochorionic diamniotic	单绒毛膜囊双羊膜囊
MCMA	monochorionic monoamniotic	单绒毛膜囊单羊膜囊
MRH	magnetic resonance hydrography	磁共振水成像技术
MR-HSG	magnetic resonance hysterosalpingography	磁共振子宫输卵管造影
MTX	methotrexate	甲氨蝶呤
OHSS	ovarian hyperstimulation syndrome	卵巢过度刺激综合征
OTFG	ovarian thecoma-fibroma group	卵泡膜细胞瘤 - 纤维瘤组肿瘤
OVSS	oblique vaginal septum syndrome	阴道斜隔综合征
PCOM	polycystic ovarian morphology	多囊卵巢形态
PCOS	polycystic ovary syndrome	多囊卵巢综合征

缩写	英文	中文
PDI	power Doppler imaging	能量多普勒显像
PFTC	primary fallopian tube carcinoma	原发性输卵管癌
PI	pulse index	子宫动脉搏动指数
POF	premature ovarian failure	卵巢早衰
POI	premature ovarian insufficiency	早发性卵巢储备功能不全
POR	poor ovarian response	卵巢低反应
PRF	pulse repetition frequency	脉冲重复频率
PSV	peak systolic velocity	收缩期峰值血流速度
PW	pulsed wave Doppler	脉冲多普勒
RI	resistance index	阻力指数
ROS	resistant ovary syndrome	卵巢抵抗综合征
S/D	systolic-diastolic ratio	收缩期血流速度 / 舒张期血流速度
SSG	selective salpingography	选择性输卵管造影术
TOA	tubo-ovarian abscess	输卵管卵巢脓肿
TUI	tomographic ultrasound image	断层超声成像
TVS 3D-HyCoSy	transvaginal three-dimensional hysterosalpingo-contrast sonography	阴道三维超声造影技术
UCA	ultrasound contrast agent	超声造影剂
VCI	volume contrast imaging	容积对比成像
VFI	vascularity flow index	血管化血流指数
VI	vascularity index	血管化指数
WHO	World Health Organization	世界卫生组织
WOI	window of implantation	种植窗
X-ray HSG	X-ray hysterosalpingography	X 线子宫输卵管造影

子宫输卵管超声造影知情同意书

子宫输卵管超声造影检查是在超声监视下，经宫腔置管注入超声造影剂的检查方法，主要用于了解输卵管的通畅情况，是一种初步评估输卵管通畅度的筛查手段，可同时观察子宫、卵巢及盆腔情况。

造影中亦可能出现同放射线下碘剂子宫输卵管造影类似的风险，具体如下：

（1）检查中可能发生"人流综合征"（恶心、呕吐或腹痛等）。

（2）检查中造影剂逆流进入血管可能出现过敏反应，如皮疹、头痛等。

（3）由于该项检查本身固有的局限性，检查结果可能出现假阳性及假阴性，且造影本身对输卵管具有疏通的治疗作用，可能前后两次检查不一致。

（4）其他意想不到的情况。

注意事项：

（1）请在月经干净后3～7天前来检查，并要求有一家属陪同。

（2）检查前3天请不要同房。

（3）检查前请排空膀胱。检查后几天内出现少量阴道血性分泌物为正常现象。

（4）检查后口服消炎药预防感染，两周内不能同房、坐浴、游泳，门诊随诊。

对于以上可能出现的意外情况和并发症，我们已给予了充分关注并做好了各种预防和应对措施，并将在检查中尽一切可能避免其发生。如果出现这些问题，我们会及时采取适当的处理和治疗，以将其危害降到最小。希望您能充分理解、消除顾虑、充满信心、积极配合输卵管造影检查，提高诊疗效果和您的生活质量。

医生签名：

患者签名：

患者电话：

签名日期：　　　　年　　　　月　　　　日

××医院输卵管造影患者资料表

一、患者基本资料信息

编号（X-YYYYYY-ZZZ）

出生年月   年   月

民族

职业

身高   cm

体重   kg

BMI kg/m^2

电话号码

家庭住址

不孕时间   年

不孕类型   □原发   □继发

二、既　往　史

末次月经时间：　　　年　　　月　　　日

月经周期：　　　天/　　　量

月经初潮时间：　　　岁

有无全身性疾病：

　□无

□有何种疾病（甲状腺疾病、免疫系统疾病、结核、高血压、糖尿病等）

有无妇科疾病：

　□无

　□有何种疾病（子宫内膜疾病、多囊卵巢、子宫肌瘤、子宫内膜样囊肿等）

有无盆腔手术史：

　□无

　□有：

　　□妇科（手术方式：子宫内膜息肉切除术、子宫肌瘤剔除术、附件包块手术、其他）

　　□普通外科（阑尾炎、肠道疾病等）

三、孕　产　史

□未曾妊娠

□曾经妊娠次数：

　□流产次数：

　　□生化妊娠或自然流产时间

　　□药流时间

　　□无痛人工流产时间

　□异位妊娠次数：

　　时间：

　　部位：

　　　□保守治疗

　　　□手术治疗

　□产次：

　　生产时间：

　　　□自然妊娠

　　　□非自然妊娠　　　受孕方式：

四、配偶生殖情况

精子：

生殖器异常情况：

五、实验室检查结果

白带：

血常规：

尿常规：

性激素六项：

六、其他影像学检查方法

☐无

☐有

    ☐输卵管通液

    ☐X线输卵管造影

    ☐磁共振输卵管造影

    ☐腹腔镜

七、超声输卵管造影结果

造影前：

造影剂：

注射剂量：

疼痛：

宫腔　　　☐规整

       ☐不规整（息肉、粘连、畸形）

左侧输卵管　　☐通畅

          ☐通而不畅

          ☐阻塞

右侧输卵管　　☐通畅

          ☐通而不畅

          ☐阻塞

反流　　☐无

      ☐有

八、预　　后

随访时间：

自然受孕：

    时间：　　　年　　　月　　　日

非自然受孕：

    时间：　　　年　　　月　　　日

    方法：

超声仪器造影参数设置（GE E8/E10）

模式	参数	参考值
二维造影	机械指数（MI）	0.14～0.17
	声输出（AO）	63%～75%
	增益（Gain）	–7
	深度（Depth）	7cm
	角度（Angle）	≥180°
	动态范围（Dyn. Contr.）	8bit
	灰阶图（Gray Map）	11
	伪彩（Tint Map）	Sepial
	帧平均（Persistent）	2
	脉冲重复间期（S./PRI）	1.5
	造影模式（Mode）	Coded PI
三维/四维造影	容积角度（Vol. Angle）	120°
	采集质量（Quality）	Mid2
	观察方向（Direction）	A平面，从前往后看（Front/Back）
	对比度/亮度（Contrast/Brightness）	56/54
	阈值（TH low）	25～35
	透明度（Transparency）	30
	三维 SRI	1
	三维伪彩（Tint 3D）	Sepial

超声报告模板

1. 正常双侧输卵管通畅

1.1 造影前检查：

前/后倾位子宫，宫腔见水囊回声。水囊长径_____mm，子宫内膜厚约_____mm。

左侧卵巢位于子宫左后侧，靠近/远离宫体，活动度好，右侧卵巢位于子宫右侧，靠近/远离宫体，活动度好。

1.2 造影操作步骤：

推注造影剂_____ml，反流_____ml，无明显阻力/前10ml无明显阻力，后10ml稍有阻力，患者无明显不适/轻微疼痛。

1.3 造影表现：

宫腔显影清晰，光整，形态规则，左侧输卵管全程/间断显影，走行自然，形态柔顺，伞端见造影剂溢出。左侧卵巢周围造影剂弥散较/欠均匀，呈环/半环状。

右侧输卵管全程/间断显影，走行自然，形态柔顺，伞端见造影剂溢出。右侧卵巢周围造影剂弥散较/欠均匀，呈环/半环状。

肌层未见造影剂回声。

子宫直肠窝见造影剂积聚，盆腔造影剂弥散均匀。

1.4 超声造影提示：

（1）宫腔光整、形态正常。

（2）双侧输卵管通畅。

（造影后建议：①术后两周禁止同房、坐浴、游泳；②建议在临床医生指导下服用抗生素；③几天内出现血性分泌物为正常现象，出血未净者忌剧烈运动，忌酒类及辛辣食品。）

2. 输卵管积水

2.1 造影前检查：

前/后倾位子宫，宫腔见水囊回声。水囊长径_____mm，子宫内膜厚约_____mm。

左侧卵巢位于子宫左侧，靠近宫体，活动度可；右侧卵巢位于子宫右侧，靠近宫体，活动度可。

2.2 造影操作步骤：

推注造影剂＿＿＿＿ml，反流＿＿＿＿ml，无明显阻力 / 前 10ml 无明显阻力，后 10ml 稍有阻力，患者无明显不适 / 轻微疼痛。

2.3 造影表现：

宫腔光整，形态规则，略膨大。

左侧输卵管全程 / 间断显影，走行自然，形态柔顺，伞端见造影剂溢出。左侧卵巢周围造影剂弥散较 / 欠均匀，呈环 / 半环状。

右侧输卵管显影延迟，走行稍弯曲，远段膨大，较宽处直径约＿＿＿＿cm，伞端未见造影剂溢出。右侧卵巢周围未见造影剂呈环状强回声弥散。

盆腔造影剂弥散不均，盆腔右侧少于盆腔左侧。

肌层未见造影剂回声。

2.4 超声造影提示：

（1）宫腔光整、形态正常。

（2）右侧输卵管远段不通，注意输卵管积水。

（3）左侧输卵管通畅。

（造影后建议：①术后两周禁止同房、坐浴、游泳；②建议在临床医师指导下服用抗生素；③几天内出现血性分泌物为正常现象，出血未净者忌剧烈运动，忌酒类及辛辣食品。）

3. 二次造影

3.1 造影前检查：

前 / 后倾位子宫，宫腔见水囊回声。水囊长径＿＿＿＿mm，子宫内膜厚约＿＿＿＿mm。

左侧卵巢位于子宫左侧，靠近宫体，活动度可；右侧卵巢位于子宫右侧，靠近宫体，活动度可。

3.2 造影操作步骤：

（1）推注造影剂＿＿＿＿ml，反流＿＿＿＿ml，推注压力大，适度加压不可推进，患者疼痛。

（2）休息约 15 分钟后推注造影剂＿＿＿＿ml，反流＿＿＿＿ml，推注压力中等，适度加压可缓慢推进，患者稍疼痛。

（3）推注生理盐水＿＿＿＿ml，反流＿＿＿＿ml。患者轻度疼痛。

3.3 造影表现：

宫腔光整，形态规则，略膨大。双侧输卵管未显影。

二次造影后，右侧输卵管未显影，左侧输卵管全程显影，走行稍弯曲，形态柔顺，伞端见造影剂溢出。

右侧卵巢周围未见造影剂呈环状强回声弥散。

左侧卵巢周围造影剂呈环状强回声弥散。

盆腔造影剂弥散不均，盆腔右侧少于盆腔左侧。

肌层见大量造影剂回声，呈不规则团块状，宫旁未见造影剂回声。

3.4 超声造影提示：

（1）宫腔光整、形态正常。

（2）右侧输卵管不通。

（3）左侧输卵管通畅。

（4）子宫肌层造影剂反流。

（造影后建议：①术后两周禁止同房、坐浴、游泳；②建议在临床医师指导下服用抗生素；③几天内出现血性分泌物为正常现象，出血未净者忌剧烈运动，忌酒类及辛辣食品。）